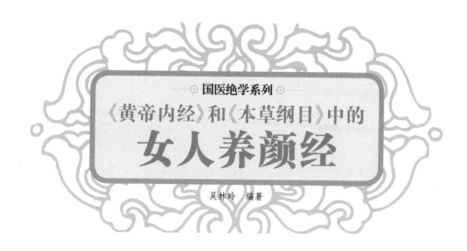

国医绝学系列

《黄帝内经》和《本草纲目》中的

女人养颜经

吴林玲 编著

U0304622

告别化妆品和整容术，绽放由内而外的美丽
专属中国女性的养生、养心、养颜的新时尚抗衰秘籍
呵护一生、优雅一生、美丽一生的美丽宝典

天津出版传媒集团

天津科学技术出版社

图书在版编目（CIP）数据

《黄帝内经》和《本草纲目》中的女人养颜经 / 吴林玲编著 . — 天津 : 天津
科学技术出版社 , 2014.4（2023.11 重印）

ISBN 978-7-5308-8875-9

Ⅰ . ①黄… Ⅱ . ①吴… Ⅲ . ①《内经》– 女性 – 美容 – 基本知识 ②《本草纲
目》– 女性 – 美容 – 基本知识 Ⅳ . ① R221 ② R281.3 ③ TS974.1

中国版本图书馆 CIP 数据核字（2014）第 086043 号

《黄帝内经》和《本草纲目》中的女人养颜经

HUANGDI NEIJING HE BENCAO GANGMU ZHONGDE NUREN YANGYANJING

策划编辑：刘丽燕　张　萍

责任编辑：张　跃

责任印制：兰　毅

出　　版：天津出版传媒集团
　　　　　天津科学技术出版社

地　　址：天津市西康路 35 号

邮　　编：300051

电　　话：（022）23332490

网　　址：www.tjkjcbs.com.cn

发　　行：新华书店经销

印　　刷：德富泰（唐山）印务有限公司

开本 720×1 020　1/16　印张 15　字数 330 000

2023 年 11 月第 1 版第 3 次印刷

定价：58.00 元

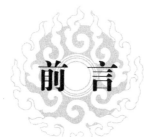

前　言

　　爱美之心，人皆有之。对于女人而言，美丽更是一个长久的追求。自古代起，人们就在追求美丽容颜的道路上开始了自己的探索，并在不断地尝试和实践中，得出了许多有益的经验。如今的女性，在追求美丽的过程中，更是不惜花费金钱和精力，付出百般努力，使用各种现代美容方法来改善肌肤问题或推迟更年期，并通过整形手术除去岁月在脸上留下的痕迹。现代的科学技术和医药水平确实有着惊人的效果，但是现代美容引发的各类损伤人体功能和健康的问题也层出不穷，令诸多爱美人士望而却步，人们开始认识到现代美容具有一定的风险性，转而追求健康、自然、安全、无毒副作用的美容方式。于是，中医美容方法受到越来越多人的追捧。只有安全有效而无负担地让女性美丽起来，才是真正的健康美容。这样的美丽途径，在我国博大精深的中医传统理论里面，俯拾即是。

　　早在几千年前，我们的祖先就已经学会了用捣碎的草药和草药的汁液来帮助伤口愈合，抵御外界对肌肤的伤害，并发现许多促进健康、美容美体和永葆青春的巧妙方法。在我国古代的医药学书籍中，就有很多关于美容养颜方法和理论的记载。如在我国古代医学经典巨著《黄帝内经》中，蕴涵很多通过补养、调养身体使人由内而外美丽起来的养颜护肤智慧；而另一部在中国医药学史上同样有着举足轻重地位的著作《本草纲目》中，也载有很多美容养颜方面的知识。这两部医学典籍中所包含的美容养颜知识，足够让我们学习和品味了。

　　《黄帝内经》是中华医学之宗，奠定了后世中医理论基础。它关于美容、养颜的相关理论论述蕴藏着无穷的智慧。它告诉人们一些最为朴素的道理：养颜先要养阳气，要养精气神，要补足气血，要安抚五脏，要顺应天时，要调理饮食……这一切都是在教你从根本上调理身体，使经络畅通，养足气血，由内而外地美丽起来。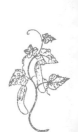

　　《本草纲目》为我国医药学之集大成之作，它不仅仅是一部药典、一部植物百科全书，更是一部养颜美体的秘籍，书中荟萃汉方本草之精华，收录和记载了7000余条护肤、养颜、减肥、增寿的医论和妙方，指导女性用传统养生的方法来祛病养颜，比如黑芝麻可以明目、乌发、养颜，人参可驻颜防衰，桃花可使人面色红润、月泽如桃，灵芝堪称美容仙草等。本草的功效不是任何化妆品可以相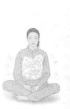

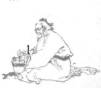

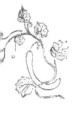
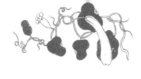

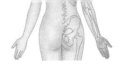

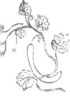

比的，而且本草养颜是通过由内而外调理气血和体质来实现的，效果持久，没有毒副作用，以自然为本，将天然之灵气与精华和女人的身心完美融为一体，使女人不知不觉地收获健康和美丽。

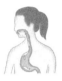

《黄帝内经》和《本草纲目》是中国人的医学典籍，更适合中国人的体质，也是值得现代爱美女性探索的养颜智慧宝库。为使更多的女性朋友获得安全有效的美容养颜方案，我们深入挖掘其中有关美容养颜的理论精髓，多角度多层次进行现代解读，收录古今美容养颜的秘方和古今医家的养颜秘籍，与现代养颜理论相结合，针对当前女性常见的美容养颜方面的问题做了详尽而科学的讲解。本书分为上下两篇，上篇"《黄帝内经》中的女人养颜经"，详细讲述了养护阳气、精神、气血，通经活络的具体方法和养颜意义，养护腹部及五脏六腑的美容作用，全身十二经脉对美容的影响，护理皮肤、减轻皱纹、保持身材的具体操作方法，四季护肤、早晚养颜、不同时期美容的注意事项，通过饮食、睡眠、运动来调理身体的细节要领。帮助读者读懂《黄帝内经》中的养颜智慧，学会在日常生活中调养身体、打通经络、补养气血，从内而外地美丽起来。下篇"《本草纲目》中的女人养颜经"，讲解了美白肌肤、祛斑护肤，以及各种问题肌肤的本草护理方案，利用本草来抵抗衰老、排毒塑体、内外全方位护理女性的具体措施，针对女性不同时期、不同部位、不同季节的本草保养方，《本草纲目》中各部食物的养颜秘方。这些天然、有效、温和、可靠的养颜方式，可以使女性朋友由内而外养护自己的容颜，从上到下绽放美丽。

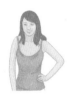

希望女性读者可以通过本书找到适合自己的养颜方案，真正由内而外地绽放美丽，呵护一生，优雅一生，美丽一生。

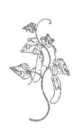

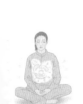

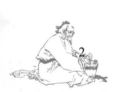

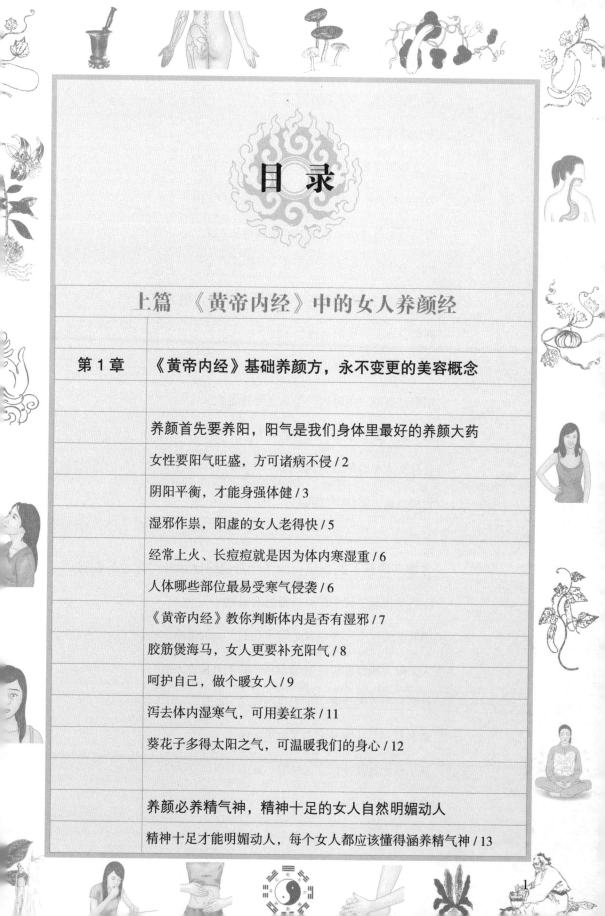

目　录

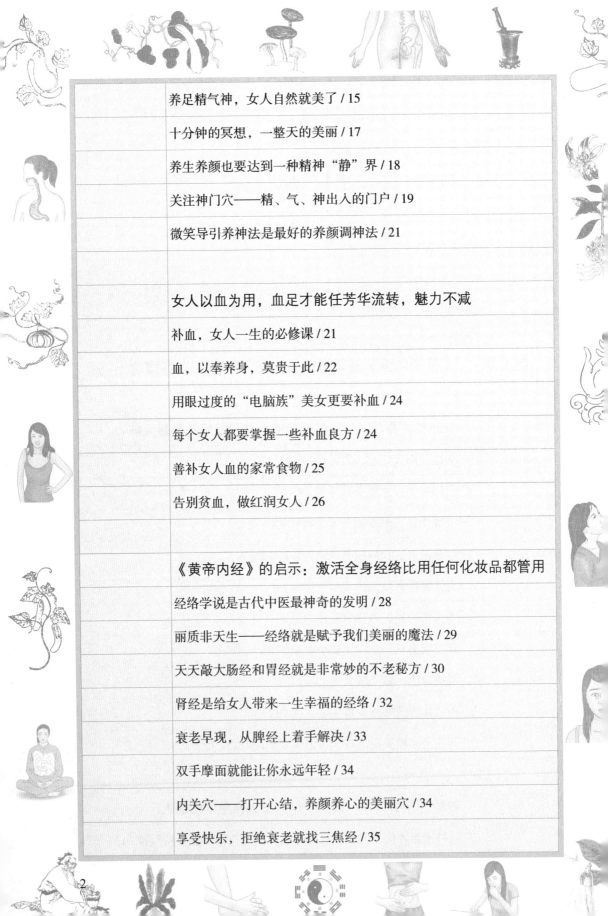

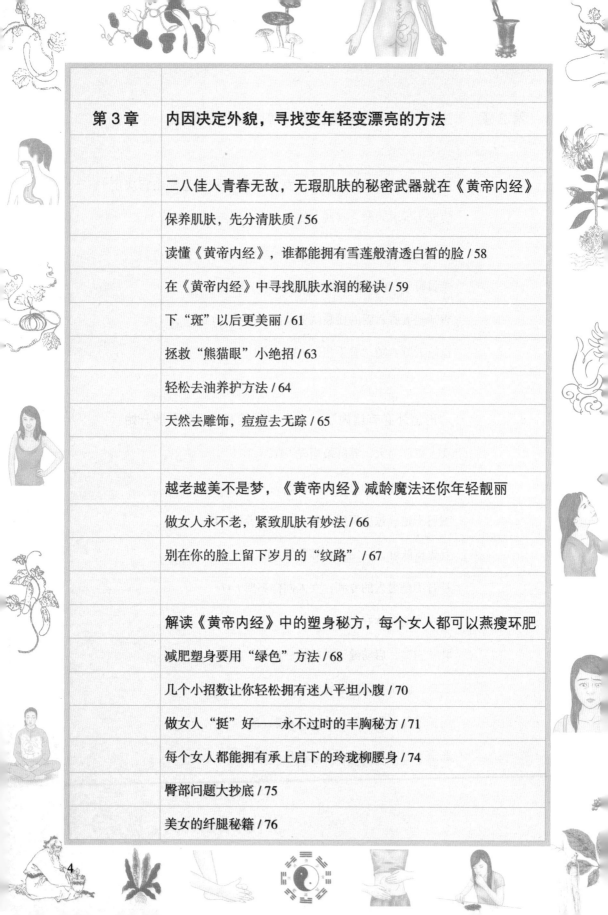

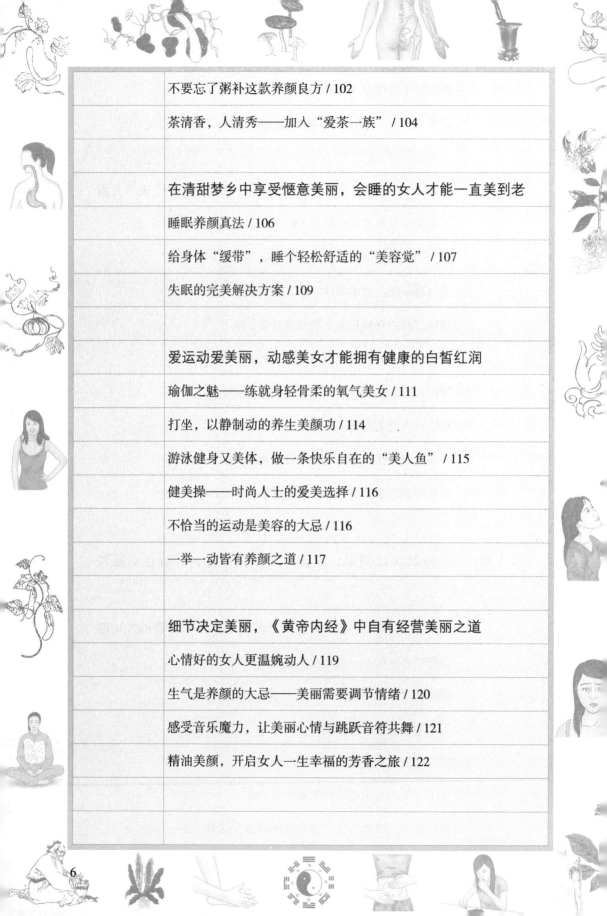

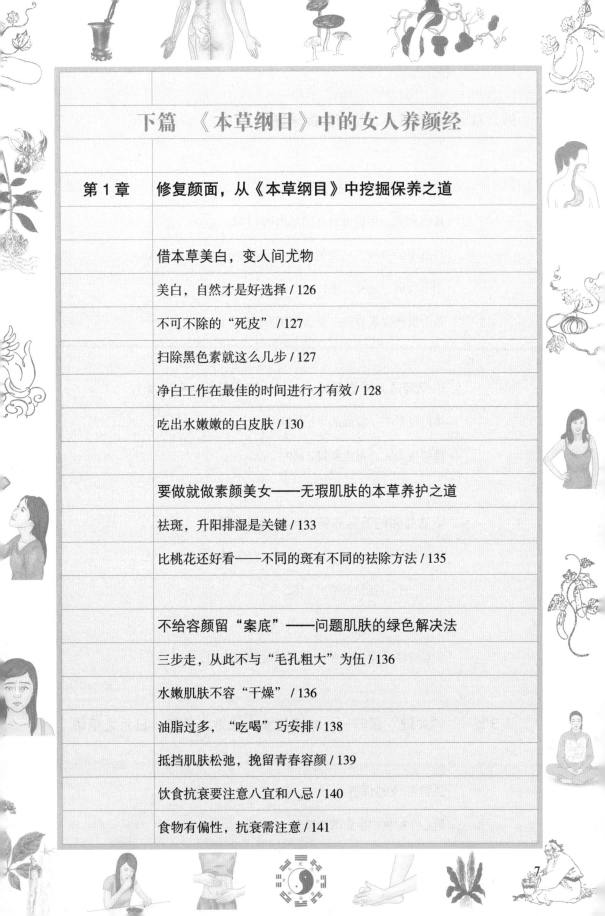

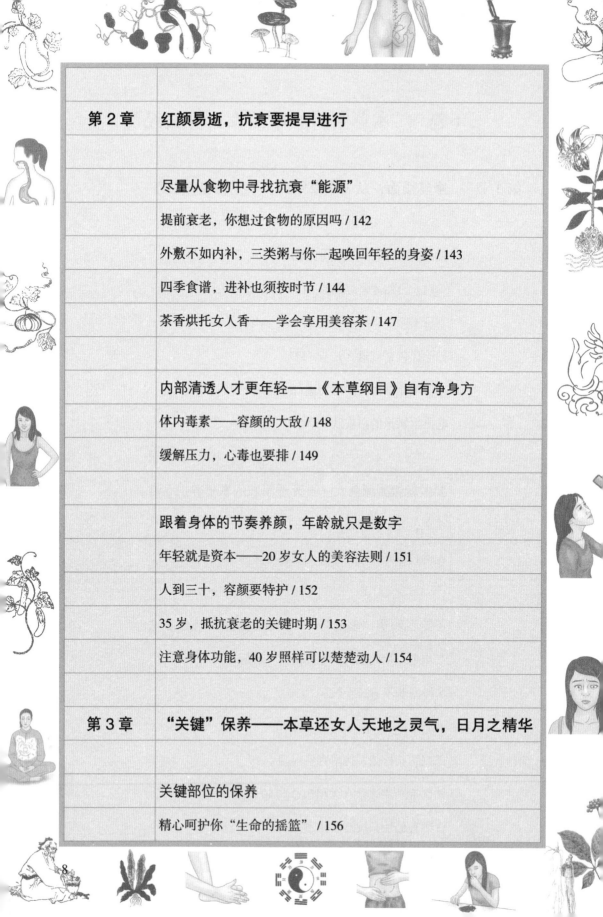

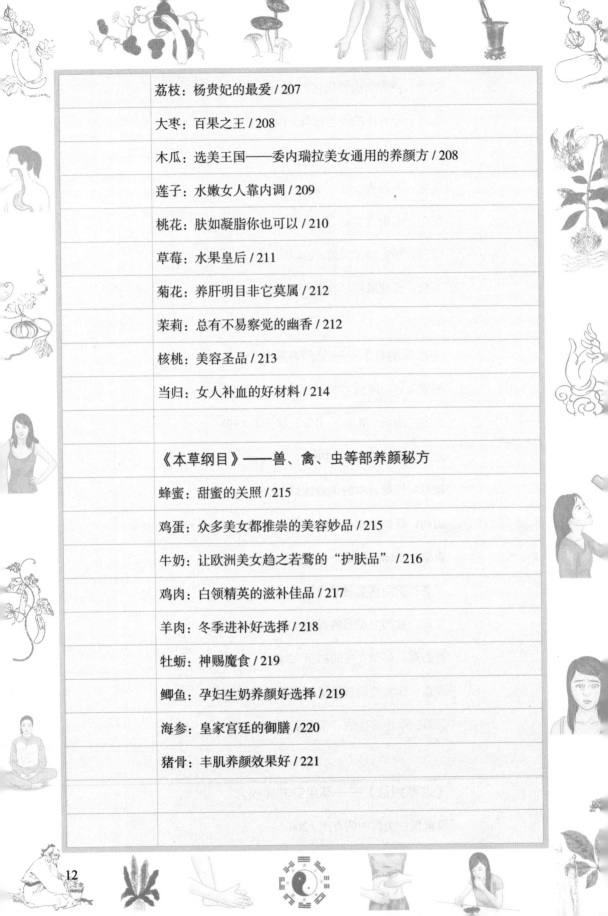

《黄帝内经》中的女人养颜经

第1章

《黄帝内经》基础养颜方，
永不变更的美容概念

养颜首先要养阳，阳气是我们身体里最好的养颜大药

女性要阳气旺盛，方可诸病不侵

走在街上，最惹人注目的就是那些阳光的女孩子，她们的容貌可能并不令人惊艳，脸上也并没有精致的妆容，但是她们的朝气就是青春最好的注脚，那种鲜活的生命力会感染所有人。那么，如何才能成为阳光美女呢？首先是要养阳，就是养阳气。

阳气为人之大宝

人体内的阳气在中医里又叫"卫阳"或"卫气"。这里的"卫"就是保卫的意思。阳气就是人体的卫士，它分布在腠理（即肌肤的表层），能够抵制外邪，保卫人体的安全。人生活在天地之间，"六淫邪气"，即大自然中的风、寒、暑、湿、燥、火时时都在威胁着我们的健康。有的人总是爱生病，就是因为体内的阳气不足，病邪很容易穿过腠理进入体内；而体内阳气充足的人则能够抵挡外邪的入侵，身体素质也比较好，脸色红润有光泽，整个人显得有精神和朝气。

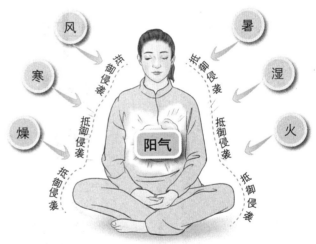

关于阳气，《黄帝内经》中有相关论述："阳气者，若天与日，失其所则折寿而不彰，故天运当与日光明。"《黄帝内经》认为，阳气对于人体的重要性就好比大自然不能没有太阳一样，自然界的正常运转主要靠太阳的推动，人体生命活动的运行主要靠阳气的推动。故明代医学家张景岳说："天之大宝，只此一丸红日；人之大宝，只此一脉真阳！"

阳气应该怎么养

阳气如此重要，但是在日常生活中，我们却总是在不经意间损耗阳气。比如女孩子多痛经、手脚冰冷、宫寒不孕……但偏偏爱吃冰激凌、爱穿露脐装，导致阳气受损，

病邪乘虚而入。那么，我们应该怎样把阳气养起来呢？

为了养好阳气，这里还建议大家可以经常抽出时间晒晒太阳，特别是在寒冷的冬季。阳光不仅养形，而且养神。养形，就是养骨头。用西医的说法就是：多晒太阳，可以促进骨骼对钙质的吸收。对于养神来说，常处于黑暗中的人看事情容易倾向于负面消极，处于光亮中的人看事情正面积极，晒太阳有助于修炼宽广的心胸。

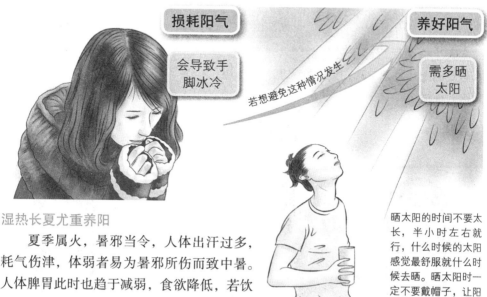

> **损耗阳气**
>
> 会导致手脚冰冷
>
> 若想避免这种情况发生
>
> **养好阳气**
>
> 需多晒太阳

晒太阳的时间不要太长，半小时左右就行，什么时候的太阳感觉最舒服就什么时候去晒。晒太阳时一定不要戴帽子，让阳光可以直射头顶的百会穴，阳气才能更好地进入体内

湿热长夏尤重养阳

夏季属火，暑邪当令，人体出汗过多，耗气伤津，体弱者易为暑邪所伤而致中暑。人体脾胃此时也趋于减弱，食欲降低，若饮食不节，贪凉饮冷，容易损伤脾阳，出现腹痛、腹泻等脾胃病症。古人还认为长夏属土，其气湿，通于脾，湿邪当令，易损伤人体阳气。因此，湿热之夏，养生须防损伤阳气，不要过于贪凉，不要在露天及阴冷的地方过夜，饮食要清淡，少吃味道过于浓重的东西。另外还可以选择一些有利于健脾除湿的中药，如藿香、佩兰、荷叶等。

总之，美女们一定要知道，我们的身体与容颜与世间万物是一样的，都需要阳气的温煦。只有把阳气养好，我们的体内才能充满能量，我们的容颜才能永远如沐浴在阳光下一般灿烂美好。

阴阳平衡，才能身强体健

前面我们已经提到，阳气就是人体的卫士，能够保证人体安全。现在我们经常说有的人体质不好，爱生病，同样是流感，有的

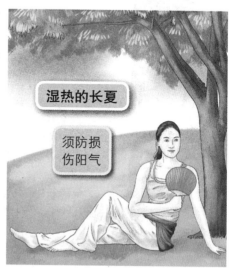

> **湿热的长夏**
>
> 须防损伤阳气

《黄帝内经·素问·四气调神大论》中说："夏三月，此谓蕃秀，天地气交，万物华实。夜卧早起，无厌于日，使志无怒，使华英成秀，使气得泄，若所爱在外，此夏气之应、养生之道也。"

人每次都逃不过，有的人就能安然无恙，这是为什么呢？体质不好其实就是因为体内阳气虚弱，无法抵御外邪的入侵，而体质健壮的人就是拥有了充足的阳气。那些身患各种疑难杂病、重病或慢性病的人，也基本上都是卫阳不固、腠理不密的，以致外来的各种邪气陆续占领人体并日积月累而成。

人生病的原因除了外界的"六淫"，还有人自身的七情，即：喜、怒、忧、思、悲、恐、惊这七种情绪。

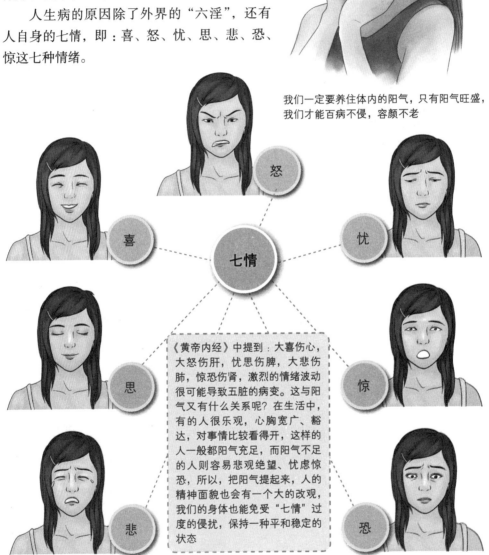

我们一定要养住体内的阳气，只有阳气旺盛，我们才能百病不侵，容颜不老

喜

怒

忧

七情

思

惊

《黄帝内经》中提到：大喜伤心，大怒伤肝，忧思伤脾，大悲伤肺，惊恐伤肾，激烈的情绪波动很可能导致五脏的病变。这与阳气又有什么关系呢？在生活中，有的人很乐观，心胸宽广、豁达，对事情比较看得开，这样的人一般都阳气充足，而阳气不足的人则容易悲观绝望、忧虑惊恐，所以，把阳气提起来，人的精神面貌也会有一个大的改观，我们的身体也能免受"七情"过度的侵扰，保持一种平和和稳定的状态

悲

恐

总而言之，只要阳气旺盛，你就可以不怕生病，不怕衰老，从容地生活、优雅地美丽着。而这一切的前提就是：你应该学会如何固摄阳气、养护阳气，让自己的体内一年四季温暖如春。做到这些，健康美丽就会与你如影随形。

湿邪作祟，阳虚的女人老得快

30岁是人生的一道分水岭，告别了20多岁的单纯浪漫，又远离40岁的深沉厚重，30岁的女人应该是一朵盛放的花，灿烂芬芳。但是，很多30多岁的女人却仿佛正经历一场噩梦，不少人开始出现衰老的症状，皮肤粗糙、皱纹横生、烦躁、焦虑，对于丈夫的温存也有些力不从心了。这些本应到40岁以后才出现的更年期现象都提前露出了狰狞的面目，困扰着很多姐妹。而导致这一切的罪魁祸首就是：阳虚。而阳虚的原因是体内湿邪当道。

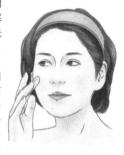

阳虚导致提前衰老

《黄帝内经·素问·调经论》中认为："寒湿之中人也，皮肤不收，肌肉坚紧，荣血泣，卫气去，故曰虚。"虚证是因为体内有寒湿，而且中医认为虚证的本质就是衰老。所以，很多女性的更年期提前就是由于寒湿在体内作祟。外寒与体内的热交织在一起，又为湿邪。湿为阴邪，遏伤阳气，阻碍气机

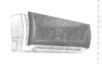

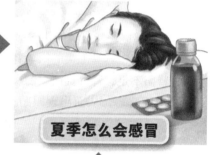

夏天坐在凉爽的空调房里冻得发抖，这样该挥发出来的汗液挥发不出来而淤积在体内，体内的湿邪越堆越多，皮肤的开合功能下降，抵抗力越来越差，越来越爱生病。

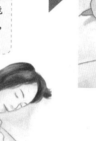

夏季怎么会感冒

有人可能会有些疑惑，湿邪真的这么可怕吗？有句古话叫："千寒易除，一湿难去。湿性黏浊，如油入面。"被湿邪侵害的人好像身上穿了一件湿衣服，头上裹了一块湿毛巾，湿腻腻的难受！湿与寒在一起叫寒湿，与热在一起叫湿热，与风在一起叫风湿，与暑在一起就是暑湿。湿邪不去，吃再多的补品、药品，用再多的化妆品都只是在做表面功夫，起不到根本作用。

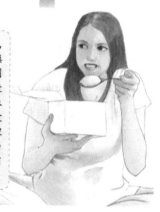

过分贪凉，喝冷饮，吃凉菜，一杯冰镇啤酒下肚，从里到外、从头到脚都透着凉快劲儿。殊不知，湿邪就趁此机会深深地理在了体内，成为我们健康和美丽的一大隐患。

不过，姐妹们也不用太担心，湿邪再可怕，还是有对付它的办法，那就是养阳。这才是祛除体内湿气的最好武器。充足的阳气就如同我们体内的一轮暖阳，会温暖我们的身体和容颜。

经常上火、长痘痘就是因为体内寒湿重

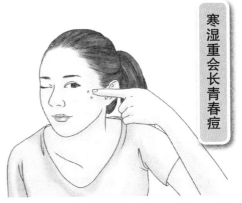

寒湿重会长青春痘

　　有的女孩经常"上火"，脸上时不时地冒几颗痘痘，去看医生，却被医生告知是寒湿重引起的。寒湿重为什么会出现"上火"的症状呢？

　　这是因为，身体内寒湿重造成的直接后果就是伤肾，引起肾阳不足、肾气虚，进而造成各脏器功能下降，血液亏虚。按照《黄帝内经》的五行理论，肾属水，当人体内这个水不足时，身体就会干燥。每个脏器都需要工作、运动，如果缺少了水的滋润，就易摩擦生热。比如肝脏，肝脏属木，最需要水的浇灌，一旦缺水，肝燥、肝火就非常明显。因此，要给肝脏足够的水，让肝脏始终保持湿润的状态。

现代人缺乏运动又普遍贪凉，造成血液流动的速度变慢，极易导致经络的瘀堵，从而造成皮肤长痘、长斑，甚至身体的各种疼痛；如果身体内寒湿重，还会造成经络不通，散热困难，容易感到闷热、燥热

　　头面部也很容易上火。因为肾主骨髓、主脑，肾阳不足、肾气虚时，髓海就空虚，头部会出现缺血，从而出现眼睛干涩、口干、舌燥、咽干、咽痛等症状。而且，口腔、咽喉、鼻腔、耳朵是暴露在空气中的器官，较容易受细菌的感染，颈部及头面部的血液供应减少后，这些器官的免疫功能就下降，造成各种不适，患鼻炎、咽炎、牙周炎、扁桃体炎、中耳炎的概率就会增加。如果此时不注意养血，则各种炎症很难治愈，会成为反复发作的慢性病。

别担心，运动可以帮你

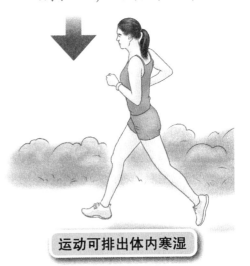

运动可排出体内寒湿

　　因此，要避免上火，就不要贪凉，合理饮食，多运动，自然会肾气十足经络通畅，各种小毛病也不会频频惹上身，也就降低了"上火"和满脸痘痘的概率，可以做个自然清爽的美女了。

经常运动的人都有这样的感觉：运动后体温明显升高，血液循环加快。因为出汗在排出寒湿的同时也能带走虚火、疏通经络

人体哪些部位最易受寒气侵袭

　　知道了寒邪的危害，美女们就要全面阻断寒邪入侵的路径。其实，寒邪是个欺软怕硬的家伙，专拣软的捏，找到最容易入侵的部位，大举进攻，并且安营扎寨，为非作歹。与其等着寒气入侵以后再费尽心思驱除它，不如事先做好准备，从源头上切断

寒气进入体内的通道。

　　一般来讲，头部、颈前部、背部、脐腹部及足部是人体的薄弱地带，是寒气入侵的主要部位。

头部

《黄帝内经》上讲："头是诸阳之会"，体内阳气最容易从头部走散掉，如同热水瓶不盖塞子一样。所以，冬季如不重视自己的头部保暖，阳气散失，寒邪入侵，很容易引发感冒、头痛、鼻炎等病患。因此，美女们应该在冬天给自己选一项合适的帽子，不仅能够保暖，而且还可以修饰脸型，让自己变得更漂亮哦

背部

祖国医学称"背为阳"，又是"阳脉之海"，是督脉经络循行的主干，总督人体一身的阳气。冬季里如果背部保暖不好，则风寒之邪极易从背部经络上的诸多穴位侵入人体，损伤阳气，使阴阳平衡遭到破坏，人体免疫功能下降，抗病能力减弱，诱发许多病患或使原有病情加重及旧病复发。因此，在冬季里给自己加穿一件贴身的棉背心或毛背心以增强背部保暖，是必不可少的

足部

俗语说"寒从脚下起"。脚对头而言属阴，阳气偏少。现代医学认为，双脚远离心脏，血液供应不足，长时间下垂，血液回流循环不畅。皮下脂肪层薄，保温性能很差，容易发冷。脚部一旦受凉，便通过神经的反射作用，引起上呼吸道黏膜的血管收缩，血流量减少，抗病能力下降，以致隐藏在鼻咽部的病毒、病菌乘机大量繁殖，使人发生感冒，或使气管炎、哮喘、肠病、关节炎、痛经、腰腿痛等病症

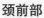

颈前部

颈前部俗称喉咙口，是指头颈的前下部分，上面相当于男人的喉结，下至胸骨的上缘，有些时髦女性所穿的低领衫所暴露的就是这个部位。这个部位受寒风一吹，不只是颈肩部，包括全身皮肤的小血管都会收缩，如果受寒持续较长一段时间，交感——肾上腺等神经内分泌系统就会迅速做出相应的反应，全身的应变调节系统可能进行一些调整，人体的抵抗能力会有一定下调

脐腹部

脐腹部主要是指上腹部。它是上到胸骨剑突、下至脐孔下三指的一片广大区域，也是年轻女子露脐装所暴露的部位。这个部位一旦受寒，人就极容易发生胃痛、消化不良、腹泻等疾病。这个部位面积较大，皮肤血管分布较密，体表散热迅速。冷天暴露这个部位，腹腔内血管会立即收缩，甚至还会引起胃的强烈收缩而导致剧痛，持续时间稍久，就像颈部受寒一样，全身的交感——肾上腺等神经内分泌系统同样做出强烈的反应，最后可能就会引发不同的疾病。所以，露脐装还是少穿为妙，注意脐腹部的保暖更重要

　　因此，冬季要注意保持自己的鞋袜温暖干燥，并经常洗晒。平时要多走动以促进脚部血液循环。临睡前用热水洗脚后以手掌按摩脚心涌泉穴 5 分钟。

《黄帝内经》教你判断体内是否有湿邪

　　湿邪滞阻于人体内，会引起胸闷不舒、小便不利、食欲不振、大便溏泄等症状。其危害我们不再赘言，相信各位姐妹也已经有了大概的了解。那么如何判断自己体内是否有湿邪呢？研读《黄帝内经》就可以找到答案。

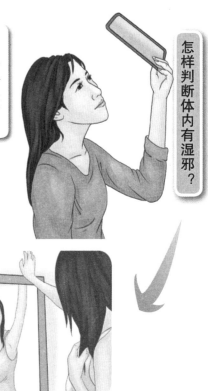

怎样判断体内有湿邪？

1.看头部

《黄帝内经》里讲："因于湿，首如裹。"当湿邪最初侵袭人体时，可出现头昏沉重的症状，头上像裹着一块湿布；身体困重，四肢沉重，浑身不舒服，好像身上附着重物。此外，还会有发热、微微怕冷怕风、流清鼻涕等症

2.看关节

当湿邪伤及关节时，局部气血运行不畅，会有四肢关节酸痛沉重、关节屈伸不利等表现

3.看消化功能

湿邪困扰脾脏，影响其正常运化功能，会表现出胸闷腹胀、食欲欠佳、饭量减少等。而因脾虚运化不利而形成"内湿"时，还常有口淡、口黏乏味、口渴却不想喝水、倦怠乏力等气虚、湿困的表现

4.看小便及妇女带下

湿邪还有一个特点就是"趋下"，容易伤及人的腰以下部位。小便混浊、女性白带过多、阴部瘙痒等症状都比较典型

5.看舌苔

舌苔厚腻是湿病的典型表现，它常在机体还没有表现出明显疾病状态时就有所提示。看舌苔以清晨刚起床时最为准确

6.看大便

长期便溏，必然体内有湿。大便后总有一些粘在马桶上，很难冲下去，这也是有湿的一种表现，因为湿气有黏腻的特点。体内有湿的人，大便后一张纸是不够用的，得多用几张才行。如果有便秘，并且大便不成形，那说明湿气已经很重很重了，湿气的黏腻性让大便停留在肠内，久而久之，粪毒入血，百病蜂起。还可以根据大便的颜色来判断。什么样的大便才是正常的呢？"金黄色的、圆柱体、香蕉形的，很通畅"，但现在如此健康人的大便还真不多见，我们见到的大便多是青色、绿色、不成形的

　　湿邪是我们健康和美丽的最大克星，是绝大多数疑难杂症和慢性病的源头或帮凶。体内有湿邪，即使倾国倾城也会黯然失色。所以，祛除湿邪就是我们养颜养生的首要任务，一定要引起足够的重视。

胶筋煲海马，女人更要补充阳气

　　真正持久的美丽必须源于健康的身体，否则，这美便是无源之水，逝去得飞快。所以，聪明的女子绝不只会花大把大把的钱买各种化妆品，用厚厚的脂粉遮盖容貌上的瑕疵。她们会用自己的惠心和巧手为自己做上一款胶筋煲海马，熨帖身体，滋养容颜。

胶筋煲海马

【材料】鹿筋 100 克，干花胶 50 克，上等海马 2 只，老母鸡半只、盐、味精适量。

【做法】先把花胶和鹿筋放入 80℃的水中泡软，取出洗净；老母鸡洗净切块备用；将鹿筋、花胶、海马、鸡块一同放入煲内，加清水用大火煲 25 分钟，再转慢火细熬 3 小时，加盐、味精调味即成美味滋补的胶筋煲海马。

鸡肉是我们比较常见的食物，其性平温、味甘，入脾经、胃经，可温中益气，补精添髓，有益五脏、补虚亏、健脾胃、强筋骨、活血脉、调月经和止白带等功效。而用老母鸡炖汤之所以受到很多人的推崇，是因为老母鸡生长期长，所含的鲜味物质要比仔鸡多，炖出来的汤味道更醇厚，再加上脂肪含量比较高，炖出的汤更香

花胶就是鱼肚，是"海八珍"之一，与燕窝、鱼翅齐名，由体型巨大的鲟鱼、大黄鱼的鱼鳔晒干而成，富含胶质，故名花胶。花胶有相当的滋补作用和药用价值，它含有丰富的蛋白质、胶质等，有滋阴、固肾的功效。另外，花胶还可帮助人体迅速消除疲劳，并能促进伤口愈合

鸡肉

花胶

海马

花胶还可帮助人体迅速消除疲劳，并能促进伤口愈合。据说以前家中有孕妇的，都会准备一些陈年花胶，怀孕 4～5 个月后食用，临产前再多食几次，能帮助产后身体恢复

鹿筋

鹿筋性温，味淡、微咸，入肝、肾二经，有补肾阳、壮筋骨的功效，用于治疗劳损过度、风湿关节痛、子宫寒冷、阳痿、遗精等症

海马，又名龙落子，是一种珍贵的药材。民间就有"北方人参，南方海马"之说。海马主要有补肾壮阳、舒筋活络、通血、祛除疔疮肿毒等功效

　　将以上几种食物放在一起煲汤，既可滋阴补肾，又可活血益气，都是从根本上滋补我们的身体，是宠爱自己的最好方式。这款汤尤其适合在冬天喝，正好冬天严寒，寒为邪气，易伤阳气，喝这款汤正好温阳补阴。姐妹们赶快给自己煲一锅热气腾腾、营养丰富的胶筋煲海马吧。成本或许有些高，但是这款汤所能起到的效果却绝对值得期待。

呵护自己，做个暖女人

　　没有哪个女人不爱美，纵使没有那"一顾倾人城，再顾倾人国"的美貌，也总是希望有"最是那回眸一笑，万般风情绕眉梢"的容颜。美丽是女人穷尽一生所追求的，不仅要拥有好身材和好皮肤，还要内外兼修。

　　冷是对女人健康和美丽的最大摧残。女人如果受冷，手脚冰凉，血行则不畅，体内的能量不能润泽皮肤，皮肤就没有生气，面部也会长斑，所以很多女人皮肤像细瓷一样完美，却缺乏生机和活力，总是给人不够青春的感觉。更可怕的是，我们的生殖系统是最怕冷的，一旦体质过冷，它就会选择长更多的脂肪来保温，我们的肚脐下就会长肥肉。而一旦我们的体内暖和起来，这些肥肉没有存在的必要，自动就会跑光光。但是女人体质偏冷、手脚易凉和痛经已经成为普遍现象，这是为什么呢？

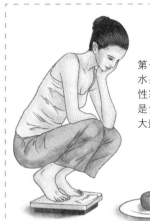

第一，有的女人为了减肥，只吃青菜和水果，肉类靠边站。其实，青菜、水果性寒凉的居多，容易使女人受凉，肉才是女人的恩物，尤其是牛肉和羊肉，含大量的铁质，可以有效地给女人补血

第二，有的女人爱美，用束身内衣把腰束得紧紧的，其实那一点用都没有。束得太紧了，你的生殖系统没有血液供给，就更冷，冷就会长更多的肉

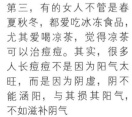

第三，有的女人不管是春夏秋冬，都爱吃冰冻食品，尤其爱喝凉茶，觉得凉茶可以治痘痘。其实，很多人长痘痘不是因为阳气太旺，而是因为阴虚，阴不能涵阳，与其损其阳气，不如滋补阴气

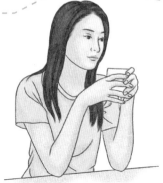

南方喝凉茶多的省份如两广，女人生育之后面部长斑的情形更为严重。甚至古代的妓女，为了有效避孕会服用寒凉的中药，可见这些药对生殖系统的伤害。在凉茶中，有一些滋阴补气的可以服用，但性太寒的就不能服用。比如有的人喜欢生食芦荟，这很恐怖，芦荟中最有效的成分——大黄素，是极其阴冷的。芦荟外用可治烧伤，可想而知它有多冷，还是不吃为妙

　　要做暖女人其实很简单，从日常生活中入手就可以。

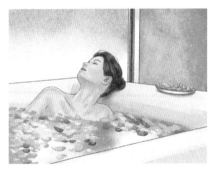

1. 泡澡暖全身

即使是再冷的天，只要泡个热水澡，整个身体都会暖起来。这是因为泡澡可以促进我们全身的血液循环，自然也就驱走了寒意。如果想增强泡澡的功效，还可以将生姜洗净拍碎后，用纱布包好放进浴缸（也可以煎成姜汁），或者加进甘菊、肉桂、迷迭香等精油。这些东西都可以促进血液循环，让身体温暖

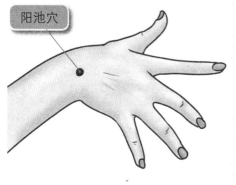

阳池穴

2. 按压阳池穴

阳池穴在手背部的腕关节上，位置正好在手背间骨的集合部位。寻找的方法很简单，先将手背往上翘，在手腕上会出现几道皱褶，在靠近手背那一侧的皱褶上按压，在中心处会找到一个痛点，这个点就是阳池穴了。阳池穴是支配全身血液循环及荷尔蒙分泌的重要穴位，只要按压这个穴位，促使血液循环畅通，身体就会暖和起来了。按压阳池穴的动作要慢，时间要长，力度要缓。按摩时，先以一只手的示指按压另一手的阳池穴一段时间，再换另一只手。要自然地使力量由手指传到阳池穴内，如果指力不够，可以借助小工具，比如圆滑的笔帽、筷子等

3. 多吃"暖性"食物

羊肉、牛肉、鸡肉、鹿肉、虾、鸽、鹌鹑、海参等食物中富含蛋白质及脂肪，能产生较多的热量，有益肾壮阳、温中暖下、补气生血的功能，能够祛除体内的寒气，效果很好。补充富含钙和铁的食物可以提高机体防寒能力。含钙的食物主要包括牛奶、豆制品、海带、紫菜、贝壳、牡蛎、沙丁鱼、虾等；含铁的食物则主要有动物血、蛋黄、猪肝、黄豆、芝麻、黑木耳、红枣等。海带、紫菜、发菜、海蜇、菠菜、大白菜、玉米等含碘丰富的食物，可促进甲状腺素分泌，甲状腺素能加速体内组织细胞的氧化，提高身体的产热能力。另外，适当吃些辛辣的食物可以帮助我们防寒。辣椒中含有辣椒素，生姜含有芳香性挥发油，胡椒中含胡椒碱，冬天适当吃一些，不仅可以增进食欲，还能促进血液循环，提高御寒能力。有一点要提醒姐妹们注意：除了多吃上面的这些食物外，我们还要忌食或少食黏腻、生冷的食物，中医认为此类食物属阴，易使我们脾胃中的阳气受损

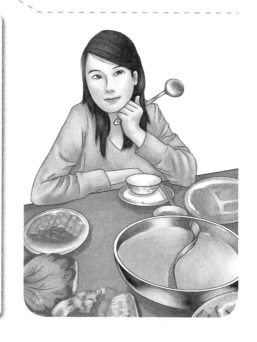

泻去体内湿寒气，可用姜红茶

相信很多姐妹都有过这样的经历：痛经时，喝下一大杯热热的红糖水，痛经立即就缓解了，腹内感觉暖暖的；感冒时，我们为家人熬上一碗姜汤，喝下去，盖好被子出身汗，感冒就好了一大半。这是为什么呢？红糖水和姜汤为什么会有这么神奇的功效？这是因为它们能帮我们泻去体内的湿寒气，真正温暖我们的身体。

现代人由于生活和饮食习惯上存在很多误区，湿气和寒气很容易郁结在体内，给五脏六腑带来负担，只有把这些湿寒之气都泻掉，我们的身体才能重新温暖起来。《黄帝内经》中提倡："药补不如食补。"泻去体内寒湿气，姜红茶就是很好的选择。

姜红茶

【材料】生姜和红糖适量。

【做法】取生姜适量，红茶一茶匙，红糖或蜂蜜适量。将生姜磨成泥，放入预热好的茶杯里，然后把红茶注入茶杯中，再加入红糖或蜂蜜即可。生姜、红糖、蜂蜜的量可根据个人口味的不同酌量加入。

【功效】可以祛除体内湿寒气。

温暖身体，少不了生姜。200种医用中药中，75%都使用生姜，因此说"没有生姜就不称其为中药"并不过分。《本草纲目》解读：姜能够治"脾胃聚痰，发为寒热"，对"大便不通、寒热痰嗽"都有疗效。吃过生姜后，人会有身体发热的感觉，这是因为它能使血管扩张，血液循环加快，促使身上的毛孔张开，这样不但能把多余的热带走，还能把体内的病菌寒气一同带出。所以，当身体吃了寒凉之物，受了雨淋，或在空调房间里待久后，吃生姜就能及时排出寒气，消除机体寒重造成的各种不适

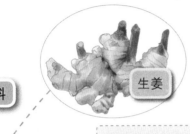

材料

生姜

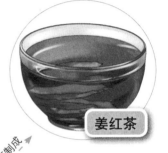

姜红茶

红糖性温，最适合虚寒怕冷体质的人食用。我国民间女人坐月子时经常要喝红糖小米粥，用以补血养血

红糖

将材料合在一起即可制成

红茶具有高效加温、强力杀菌的作用。生姜和红糖、红茶相结合，就成了驱寒祛湿的姜红茶。冲泡时还可加点蜂蜜。但患有痔疮或其他忌辛辣的病症，可不放或少放姜，只喝放了红糖和蜂蜜的红茶，效果也不错

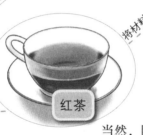

红茶

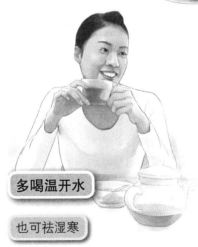

多喝温开水

也可祛湿寒

当然，除了姜红茶之外，祛除体内湿寒气的办法还有很多。首先要多喝水。这是最简单有效的办法。但是不要喝凉水，以温开水为宜。大家都知道早上喝一杯水能够养生，不过这个水也不能是凉水，以温热的水为宜，因为早上阳气刚刚生发，这个时候灌下一大杯凉水，就会伤害身体内刚刚升起来的阳气。

葵花子多得太阳之气，可温暖我们的身心

葵花子就是向日葵子。向日葵是我们大家都很熟悉的，它很有意思，花盘总是向着太阳的，太阳在什么方向，它的花盘就转到什么方向；太

阳落山的时候，它的花盘就垂下，向着大地。这就是"向日葵"名字的由来。正因为向日葵这种向阳的特性，它的果实——葵花子更多地吸收了太阳之气。常吃吸收了太阳之气的葵花子，就能让我们的身心如艳阳高照，温暖和煦。

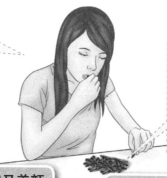

炒制好的葵花子就是我们平时吃的瓜子，爱吃瓜子的应该是女性朋友居多，闲来无事的时候，抓上一把瓜子，边吃边看电视或书，悠闲惬意。不过，很多女性可能根本不知道，常吃葵花子是可以美容养颜的。如果你原本就爱吃瓜子，这下就多了一条非常强大的理由

葵花子油中的主要成分是油酸、亚油酸等不饱和脂肪酸，可以提高人体免疫能力，抑制血栓的形成，可预防胆固醇、高血脂，是抗衰老的理想食品

常吃瓜子，美容又养颜

常吃瓜子，提高人体免疫力

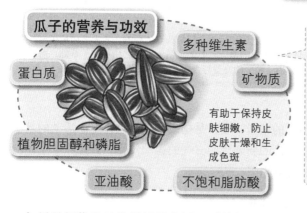

瓜子的营养与功效

多种维生素

蛋白质

矿物质

有助于保持皮肤细嫩，防止皮肤干燥和生成色斑

植物胆固醇和磷脂

亚油酸　　不饱和脂肪酸

葵花子中的维生素 B_1 和维生素 E 非常丰富。据说，每天吃一把葵花子就能满足人体一天所需的维生素 E。葵花子对稳定情绪，延缓细胞衰老，预防成人疾病大有益处，还具有治疗失眠、增强记忆力的作用。葵花子对癌症、高血压和神经衰弱有一定的预防功效，所以男女老少都可以将葵花子作为常吃的休闲食品

如果是想作为日常保健品食用，则最好选择没有经过炒制的原味葵花子，这样才能保证好的功效。要注意的是：瓜子一次不要吃太多，以免上火、口舌生疮。

养颜必养精气神，精神十足的女人自然明媚动人

精神十足才能明媚动人，每个女人都应该懂得涵养精气神

精、气、神不足的女性，看上去整个人都显得没有神采，而且精神倦怠、面色萎黄，皮肤也比较粗糙，这些都与精、气、神有关。那么，什么是精、气、神呢？

追根溯源，精、气、神的概念是《黄帝内经》中提出来的："人之血气精神者，所以养生而周于性命者也。"也就是说，人体的血气精神，是奉养形体，维持生命的根本。

精为人之根本

《黄帝内经·素问·六节藏象论》说："肾者主蛰，封藏之本，精之处也。"蛰是藏伏的意思，肾在五脏属阴，为阴中之阴，在一年里属冬，为封藏之本，是最需要养藏的。只有蓄养好了，精力才会旺盛。所以，人的精力如何，最重要的就是看肾。

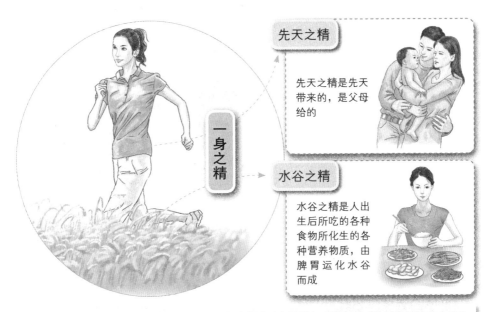

先天之精

先天之精是先天带来的，是父母给的

一身之精

水谷之精

水谷之精是人出生后所吃的各种食物所化生的各种营养物质，由脾胃运化水谷而成

肾被称为先天之本，脾胃为后天之本。先天之精和后天之精是相互依存的，先天之精是生命产生的根本，后天之精则是养生之源，是人活下去的基础。先天之精为后天之精奠定了基础，而后天之精又不断补给先天之精以滋养。人体内"精"的充盈与否，直接关系到人的体质和寿命。

气掌管人体新陈代谢

气是人体内活力很强运行不息的精微物质，是构成和维持人体生命活动的基本物质之一。气的运行推动和调控着人体的新陈代谢。气的运动停止，就意味着生命的终结。一身之气，分布到五脏，又各分阴阳。

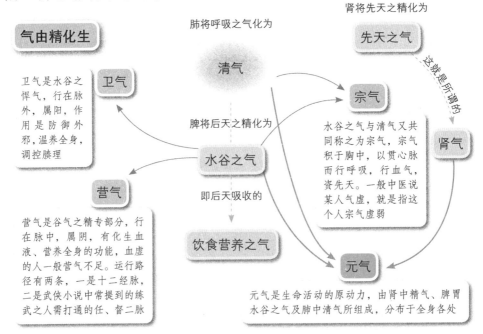

气由精化生

卫气是水谷之悍气，行在脉外，属阳，作用是防御外邪，温养全身，调控腠理

卫气

肺将呼吸之气化为

清气

肾将先天之精化为

先天之气

这就是所谓的

脾将后天之精化为

水谷之气

即后天吸收的

宗气

水谷之气与清气又共同称之为宗气，宗气积于胸中，以贯心脉而行呼吸，行血气，资先天。一般中医说某人气虚，就是指这个人宗气虚弱

肾气

营气

营气是谷气之精专部分，行在脉中，属阴，有化生血液、营养全身的功能，血虚的人一般营气不足。运行路径有两条，一是十二经脉，二是武侠小说中常提到的练武之人需打通的任、督二脉

饮食营养之气

元气

元气是生命活动的原动力，由肾中精气、脾胃水谷之气及肺中清气所组成，分布于全身各处

神主生命活动

什么是神呢？我们可以从一个现代人经常说的词——"精神"着手。

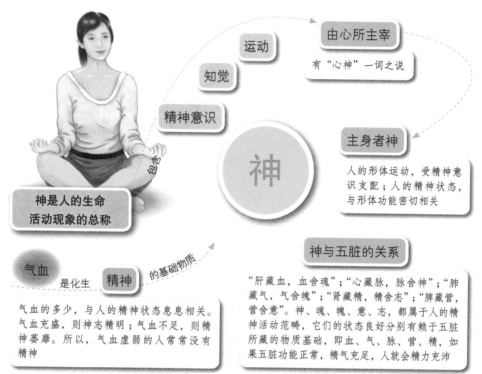

运动

知觉

精神意识

由心所主宰

有"心神"一词之说

主身者神

人的形体运动，受精神意识支配；人的精神状态，与形体功能密切相关

神

神是人的生命活动现象的总称

气血 是化生 精神 的基础物质

气血的多少，与人的精神状态息息相关。气血充盛，则神志精明；气血不足，则精神萎靡。所以，气血虚弱的人常常没有精神

神与五脏的关系

"肝藏血，血舍魂"；"心藏脉，脉舍神"；"肺藏气，气舍魄"；"肾藏精，精舍志"；"脾藏营，营舍意"。神、魂、魄、意、志，都属于人的精神活动范畴，它们的状态良好分别有赖于五脏所藏的物质基础，即血、气、脉、营、精，如果五脏功能正常，精气充足，人就会精力充沛

总之，精、气、神是我们生下来活下去的根本，哪一方面出现问题都会影响我们正常的生命活动，容貌上也会有所反映。因此，无论养生还是养颜都离不开精、气、神的调养，只有精、气、神充足，我们才能拥有自内而外的持久美丽。

养足精气神，女人自然就美了

精、气、神是人体的精华，是我们维持生命活力和健康的基本物质，是非常重要的。有了精、气、神才有了完美和形体，容颜才能更耐岁月的侵蚀。所以，女性若想拥有美丽的容颜，让衰老的脚步放慢，就要养足精气神。

养精，阻挡衰老的脚步

精是我们生下来活下去的基础，人体内"精"的充盈与否，直接关系到人的生长衰老。所以，要想永葆青春，首先要养精，这样才能阻挡衰老的脚步。

1. 每天吞咽口水

口水有滋润、濡养的作用，可以滋润皮毛、肌肤、眼、鼻、口腔，濡养内脏、骨髓及脑髓。所以，女性朋友经常有意识地咽口水，可以使皮肤饱满湿润，有弹性，不易老化。具体方法如下：用舌头在口腔内搅动，等到唾液满口时，分三次咽下，并用意念将其送到丹田。别小看了这个简单的养颜法，只要你坚持下去，就会受益匪浅

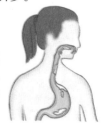

2. 多做经络按摩，保养肾精

养精要经常进行经络按摩，肾精是在人体的下部，也就是我们常说的下丹田（在脐下小腹部分），按摩时两手交叠，用手掌心的劳宫穴（位于在手掌心，当第2、3掌骨之间偏于第3掌骨，握拳屈指时中指尖碰到的地方就是劳宫穴）按揉下丹田的位置，顺逆时针各30次，每次早、晚进行

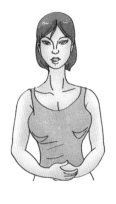

3. 多吃养精的食物

养精的食物主要有黑芝麻、黑豆、山药、核桃、莲子等，经常吃这些食物不仅可以美容，还可以延年益寿、强身健体

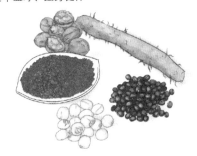

气虚之人如何调养

很多人一说到补气就会想到人参、燕窝等大补之物，其实我们生活中常见的五谷杂粮，小米、绿豆、玉米等就是很好的补气食品，而且很温和，更利于身体的吸收。中医有"虚不受补"的说法，很虚弱的身体是不适合那些大补之物的，根本消化不了。

另外，"百病生于气"，这里的气表示情绪不好。如果一个人每天总是心情郁闷，总是爱生闷气，身体里都是怨气、怒气、愤懑之气，容颜怎么会漂亮呢？所以，补气也要注意有个好心情。只有心情舒畅了，身体里的气才能运行畅通，自然就会脸色红润，精神好。

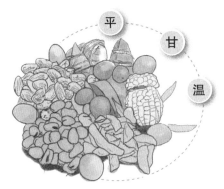

气虚的女性平时可以多吃些具有补气作用的食物，最好是性平、味甘或甘温的食物。另外，营养丰富、容易消化的平补食品也是补气的上选。千万别吃生冷、性凉、油腻味厚、辛辣刺激的"破气""耗气"的食物

养神，保持年轻向上的活力

神是精神、意志、知觉等一切生命活动的最高统帅，神足，则身体壮，人也看上去比较精神，有活力。很多女子"美目流转，顾盼有神"，其实就是神的体现。中医认为，"心藏神"，神主要藏在心中。所以，养神就要养心。这里介绍几种养神方法：

捶打膻中穴

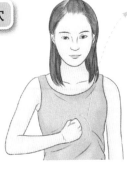

生气郁闷时，我们会习惯性地拍打胸脯。郁闷时拍打的地方，在一般人看来是胸脯，而实际上却是膻中穴

膻中穴

也叫气海，捶打它可以驱散邪气，驱散心中的闷气、抑郁之气，而且还能排泄毒气。膻中穴位于两个乳头连线的中间点，正中心的心窝处，是心包经上的重要穴位，是心脏这个君王的臣使，可以令人产生喜乐。如果膻中穴不通畅，人就会郁闷，这不仅对人的身体不利，而且还影响人的容颜。所以，女性朋友要经常捶打这个穴位，保持气机的顺畅。具体方法为：双手握空心拳，左右手交替进行捶打，注意力度不要太大

食疗补心神

糯米枣参饭

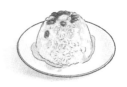

【材料】党参 10 ～ 20 克，大枣 20 枚，糯米 250 克，白糖 50 克。

【做法】把党参、大枣用水同煎半小时，去党参渣，留枣参汤。糯米蒸饭，红枣铺于饭上，枣参汤加白糖煎为浓汁淋在饭上即可食用。每天食用一次。

【功效】补气养胃。适用于心悸失眠、体虚气弱、食欲不振、肢体水肿等。

龙眼冰糖茶

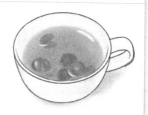

【材料】龙眼肉 25 克，冰糖 10 克。

【做法】洗净龙眼肉，与冰糖同放入茶杯中，加入沸水，加盖闷一会儿即可饮用。每日一剂，可随时加水，最后吃龙眼肉。

【功效】补益心脾，安神益智。对因思虑过度而精神不振、失眠多梦、心悸健忘者有治疗效果。

手搓脚心养心神

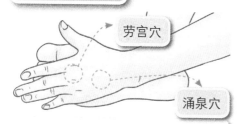

劳宫穴

涌泉穴

手上有个劳宫穴，是心包经通过的地方；脚心有一个涌泉穴（位于足掌下端凹陷处，约第 2、3 趾缝间），而肾经是斜走于足心的，如果我们想让心肾相交，就让两个穴对搓。总之，精神内守就是当你的精和神都特别足的情况下，你才可以达到恬淡虚无的境界

养神小动作保持良好姿态

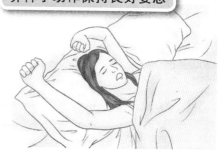

在早晨醒来后，不要急着起床，不妨赖床一会儿，做些养神的小动作：仰卧、伸展身体，然后四肢平伸，拱拱背，让脊柱也有"苏醒"的时间。这样做可以避免腰疼，保持良好的姿态，在愉快的心情中开始新的一天

十分钟的冥想，一整天的美丽

每天抽出 10 分钟冥想，会让自己越来越美。在冥想过程中，我们能够感觉到全身放松，意念会集中在某一事物上；能够更多地靠近自己，了解自己的内心。长期进行冥想，我们会变得越来越开阔、平和、大气，温柔知性的光芒会爬上我们的脸庞。

冥想与放松休息的区别

冥想法与其他休息方式最明显的不同就是：放松全身后，从肌肉到神经逐渐舒缓下来，会让人舒服得像睡觉一样。而冥想则大不相同。在冥想时，虽然我们放松身体，但会把精神集中在某个定点上。这个定点可以是身上某个部位，也可是身外的某个地方。因此，在冥想时，我们其实是处于既平静又专注的状态。

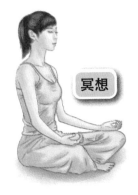

冥想能培养一种满足和平静的情绪状态，能促使人的身体放松，并且能调节血压。冥想还能启动副交感神经系统，从而平息躁动情绪，清除肌肉中不必要的张力，帮助调节呼吸频率。

如果每天练习冥想，对应付挑战或压力很有帮助。在精神方面，注意力集中能把你带入真正的冥想状态。这时你抛弃了所有的感觉，也不会被任何东西打扰。冥想的最终目的是达到天人合一的精神状态，而你将洞悉世事或自觉地感悟到自我的本质。

如何进行冥想

那么具体应如何冥想呢？以下有几个方法可供大家参考：

1. 观呼吸

把专注力放在我们平稳且深长的呼吸上，慢慢地缩小注意力的范围到鼻尖，或是鼻尖外那一小块吸/吐气的空间上。仔细感觉每个吸吐之间的变化，其他什么都不想

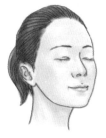

3. 内观

内观可以看的地方很多，除了观呼吸外，还能专注在第三眼、喉轮、心轮等多处。若有什么杂念产生，仍旧回来注视那个顶点，不要让自己的注意力分散了

2. 观外物

半闭着眼睛，把目光集中在眼前约30厘米的定点上。可以是一张图，也可以是烛光……眼前的事物越少越好，以免分心。你可以在注视它一阵子后，缓缓地把眼睛闭上，心中仍想着那个影像，仍旧保持平缓的呼吸

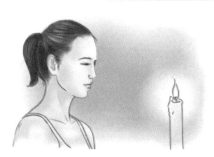

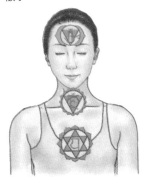

冥想的时间不用太长，初学者能很专注且享受5分钟，就很不错了。然后，慢慢延长每次冥想的时间。不过，要留意的是，我们虽观某处，但身体是绝对放松的，不要不自觉地皱着眉头或握着拳头。

冥想对场地的要求不高，可以在自己喜欢的任何地方进行，只要能够沉静下来投入进去，无论卧室、海边、公园都可以。生活忙碌的女性可以利用每天起床前的10分钟来冥想，这样你会发现自己起床时神清气爽，状态非常好，而且一整天都会精力充沛。

养生养颜也要达到一种精神"静"界

养生养颜都离不开精神保健，精神保健是身体健康的基础。一个人只有经常保持精神的愉快状态，勿多忧多虑，才能真正拥有健康美丽的人生。

古语说："静则寿，躁则夭。"也就是说，心平气静则长寿，心浮气躁则夭亡。这

里"静"的含义并不是让人一味静养不劳作，而是要有张有弛，劳逸结合，使身体和精神都处于一种相对平衡、平和的状态。怎样达到这种状态呢？我们可以从下面四个方面进行修炼。

1. 对人生的认识

世间任何事物都有两重性，人也同样具有生物性和社会性的两面性。一方面，作为自然界的人，人具有其他生物的共性，如生老病死的规律，这是最基本的。另一方面，作为社会的人，人活着是要实现自身价值的，所以每个人的人生态度都应该是积极的，在顺应生老病死自然规律的前提下积极地生活，这就是在人生态度上的一张一弛

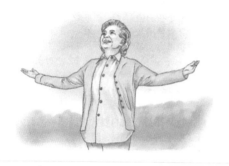

2. 对人性的认识

在每个人的内心深处，都有一种"把握未来"的愿望，特别是处于两个极端的人，即条件最好的和条件最差的人，这种需求更迫切；相反，那些"中庸"的，即"比上不足，比下有余"的人，这种需求比较平淡。而精神保健需要的就是这样一种平淡的，知足常乐的态度。当然，这并不是要我们抱残守缺、安于现状，而是要积极地生活，以德为本，与人为善，遵纪守法，以求得身体康健、延年益寿

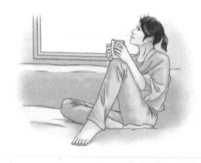

3. 对文化的认识

对于不同的人来说，对世界的认识也是不同的。在精神贫乏者眼里，世界也是贫乏的；而在精神丰富的人眼中，整个世界是丰富多彩的。所以，生活中，我们不仅要追求物质方面，对社会文化方面也要有自己的理想。随着个人精神文化认识的不断成熟和自觉，一个人看问题的方式也会越来越全面、客观、公平

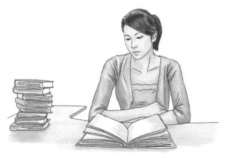

4. 对于处世方法的认识

每个人在社会交往中都可能会遇到矛盾和斗争，怎样处理矛盾和斗争，也是精神养生中要考虑的重要方面。只有沉着应对，妥善处理，随机应变，心才能"静"下来

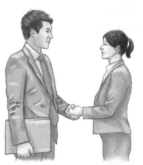

关注神门穴——精、气、神出入的门户

经过前文的论述，相信美女们已经对精、气、神的重要性及养护方法有了一些基本的了解。不过，有些方法还是较为烦琐，进行起来也会比较麻烦。为此，下文将再提供给大家一个非常简单的方法。掌握了这个方法，你就能一次将精、气、神都补齐了。这个方法就是——刺激神门穴。

如何刺激神门穴

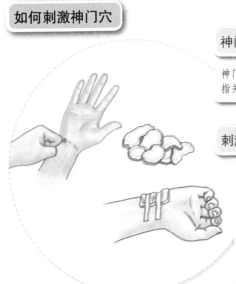

神门穴

神门穴的位置在掌后锐骨端陷中，很容易找到，用指关节按揉时有微痛感

刺激神门穴的方法

用指关节按揉或按压。此穴用手指刺激不明显，可以换用指关节，稍稍用力，每次按揉3～5分钟，两侧都要按到

两种方法相比，外敷穴位效果更好

用人参片外敷。将人参切片后放在穴位上，用医用纱布折成小方块后盖上，再用医用胶布固定，每12小时更换一次，隔天贴一次

神门穴是手少阴心经的原穴，是精、气、神出入的门户，也是补益心气的要穴。经常刺激此穴，可以防治许多疾病，如心痛、心慌、双胁痛、自汗、盗汗、咽喉肿痛、失眠、健忘等。

神门穴的具体功用

（1）按摩刺激左神门穴，还能增强消化系统功能，加速肠胃蠕动，从而达到治疗便秘的效果。左神门穴位于左手手腕处对准小拇指的一条粗经脉上。每天早晨起床时用右手示指指腹轻轻按摩此穴位7次，能有效改善便秘

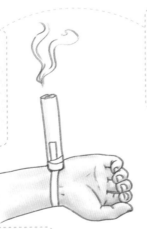

（3）对于经常痛经的女性来说，神门穴可以治疗痛经。有一种痛经属于心气下陷于胞宫引起的，具体表现是经前或月经期间小腹胀痛。此时，在两侧神门穴用艾条作温和的灸灸

神门穴艾灸法

把一根长艾条均匀截成6段，然后取一小截竖直放在穴位上，用医用胶布固定，之后点燃远离皮肤的那一端；等到燃至3/4时，将艾条取下。这种灸法效果十分好。如果大家不方便用艾灸，可以直接用手指或指关节按揉神门穴

（2）神门穴可以治疗空调病，如吹空调后受凉导致的腹泻泻或口腔溃疡。可以把雪莲花的叶片外贴在两神门穴上，用医用纱布和胶布固定，也可以直接按摩穴位

神门穴很好找，功效却不一般，女性应该经常关注神门穴，守护好精、气、神出入的门户，守护好自己的健康和美丽。

微笑导引养神法是最好的养颜调神法

"回眸一笑百媚生"，不管是"艳如桃花"的绝代佳人，还是长相平平的淑女，只要面露微笑，就会提升她在别人心目中的美好印象，一笑即生万种风情！其实，微笑不仅能让女性的脸部线条显得柔和圆润，还能够养心调神。每个女人都应该经常发自内心地微笑，这是最简单有效的美颜方。

1. 笑一笑，十年少

笑为心声，是乐观的表现，常笑的人，形成习惯，就更容易时乐观。笑是人的良好情绪的反映。笑不仅能使肺部扩张，促进血液循环，而且能够消除对健康有害的神经紧张感。会使健康的人更健康，生病的人更快痊愈

微笑是最好的养颜调神法

2. 要习惯时时微笑

首先把心态调整好，真正的微笑应该是发自内心的，由衷的微笑才是美丽的，让人内心觉得舒服。其实，只要你把微皱的眉头舒展开来，微笑、养神、调心就这么做到了，既简单又重要

3. 笑是调节人体神经状态的最好方法

许多病痛，特别是心理疾病会随着笑声而销声匿迹。笑有助于血液循环，胸肌伸展，增强免疫力，还可以减轻压抑和紧张情绪，增强消化系统、心血管系统及自主神经系统的功能，减少偏头疼和后背痛的发生。笑能增强腹肌收缩，使经络疏通，血气和畅，提高人体免疫力。如果笑到肚子痛，还能清肺、促进血液循环、释放天然的止痛药——内啡肽

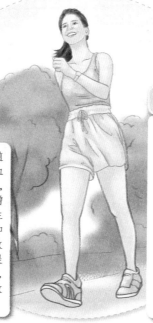

4. 微笑导引养神法

先是把平日习惯性微皱的眉头舒展开来，然后，想象微笑像水波一样荡漾。在整个脸上部，想象自己正由一个"满面愁容"的人变为"喜上眉梢"的人。接下来，让脸部的微笑从上到下流过全身的每个器官，颈椎、肩膀、肺、心、脾胃、肝、肾、腿脚……让全身上下都"微笑"起来，让每个毛孔都透着"喜气"，微笑导引调神法就练成了。长期练习，就能让自己全身轻松、心情愉快，很多疾病不知不觉就会减轻

笑对我们来说不仅关乎心情、关乎健康，更关乎美丽。希望每个女人都能笑口常开，笑声不断，笑到病除，做一个人见人爱的"微笑美女"。

女人以血为用，血足才能任芳华流转，魅力不减

补血，女人一生的必修课

血液对于女人来说，犹如蜡烛的蜡油与烛光，当一根蜡烛的蜡油减少并耗尽时，烛光将随之变得微弱，以至熄灭。女人从来月经那一天起，就面临着失血的问题，在生育时更是如此。俗话说"一个孩子三桶血"，孩子在母亲的腹中是完全依靠母亲的血液喂养大的，整个孕期就是一个耗血失阴的过程。总之，女人以血为养，如果不注意补血，就会像枯萎的花儿一样，黯然失色，失去生机和活力。

对于人体来说，血液是生命之海。《黄帝内经》里说，肝得到血液营养，眼睛才能看到东西（肝开窍于目）；足得到血液营养，才能正常行走；手掌得到血液营养，才能握物；手指得到血液营养，才能抓物……人体从脏腑到肢体，各个层次的组织都离不开血液的营养，血液是维持人体生命活动的基本物质。

那么，怎样判断自己是否应该补血呢？下面有个小测试，可供参考。

请在下列选项中选出与你目前身体情况一致的选项。

1	肤色暗淡，唇色、指甲颜色淡白。
2	时常有头晕眼花的情况发生。
3	最近一段时间经常心悸。
4	睡眠质量不高，经常无缘无故失眠。
5	经常会有手足发麻的情况发生。
6	月经颜色比正常情况偏淡并且量少。

如果你身上有三条以上问题存在，那么提醒你补血乃当务之急

补血须知

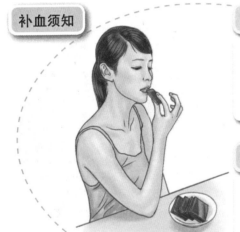

人们常吃的阿胶并不能直接补血，而是利用自身的固摄作用来聚拢血。阿胶是用驴皮煮制的。驴性是水土之性，主收敛

1. 怎样才算补血

血有一种向外散布的动能，如果人体内血散得太厉害了，就会显出一种缺血或贫血的现象。出现这种情况可以用阿胶来收敛一下，让血散的动能不要太过。中医中的补首先是要稳住，保持现状，保存实力，而不是我们所认为的吃这吃那

2. 补血关键

主要通过吃食物来补，因为胃经主血所生病，只要能吃，食物的精华就能变现为血。中国古代有句俗语，"能吃是福"，只要能好好地吃饭，正常地消化，就是最好的补血方法。补血原则是先补脾胃，脾胃气足了，消化吸收能力才能增强，这样整个身体就能强壮起来

血，以奉养身，莫贵于此

血是营养人体的宝贵物质，正如医学经典著作《黄帝内经》里所说："以奉生身，莫贵此。"意思是说，对人体来说，没有比血对人体营养作用更大的了。若血虚不够用，则可产生头晕、心悸、健忘、失眠、目视不明、面色无华、舌淡、脉虚等症。尤其是对于女性来说，只有血足才能肌肤红润，身材窈窕。

血液内养脏腑，外养皮毛筋骨，对于维持人体各脏腑组织器官的正常功能活动具有重要意义。女性因其生理特点有耗血多的特点，若不善于养血，就容易出现面色萎

黄、唇甲苍白、头晕眼花、乏力气急等血虚症。严重贫血者还容易过早出现皱纹、白发、脱牙、步履蹒跚等早衰症状。血足皮肤才能红润，面色才有光泽，女性若要追求靓丽面容、窈窕身材，必须重视养血。

养血注意要点

1. 神养

心情愉快，保持乐观的情绪，不仅可以增进机体的免疫力，而且有利于身心健康，同时还能促进骨髓造血功能旺盛起来，使皮肤红润，面有光泽

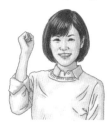

3. 动养

经常参加体育锻炼，特别是生育过的女性，更要经常参加一些体育锻炼和户外活动，每天至少半小时。如健美操、跑步、散步、打球、游泳、跳舞等，可增强体力和造血功能

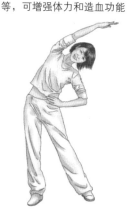

2. 睡养

充足睡眠能使你有充沛的精力和体力，养成健康的生活方式，不熬夜，不偏食，戒烟限酒，不在月经期或产褥期等特殊生理阶段同房等

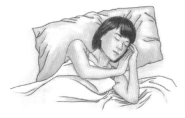

4. 食养

女性日常应适当多吃些富含"造血原料"如优质蛋白质、必需的微量元素（铁、铜等）、叶酸和维生素B等营养的食物，如动物肝脏、肾脏、血、鱼虾、蛋类、豆制品、黑木耳、黑芝麻、红枣、花生以及新鲜的蔬果等

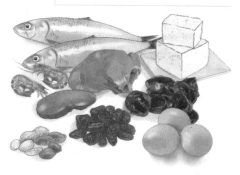

5. 药养

贫血者应进补养血药膳。可用党参15克、红枣15枚，煎汤代茶饮；也可用首乌20克、枸杞子20克、粳米60克、红枣15枚、红糖适量煮粥，有补血养血的功效

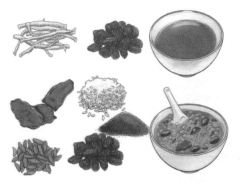

　　此外，女人在月经期间失血，尤其是失血过多会使血液的主要成分血浆蛋白、钾、铁、钙、镁等流失。因此，在月经结束后1～5日内，应补充蛋白质、矿物质及补血的食品。牛奶、鸡蛋、鹌鹑蛋、牛肉、羊肉、菠菜、樱桃、桂圆肉、荔枝肉、胡萝卜等既有美容作用，又有补血、活血作用。此外，还应补充一些有利于"经水之行"的食品，如鸡肉、红枣、豆腐皮、苹果、薏苡仁、红糖等温补食品。

用眼过度的"电脑族"美女更要补血

《黄帝内经》的"五劳所伤"中有一伤："久视伤血"。这里的"血"，指的就是肝血，你如果用眼过度，就会损耗肝血。因为，"肝藏血"，"开窍于目"，即肝脏具有储藏血液和调节血量的功能，双眼受到血的给养才能视物。而过度用眼，会使肝血亏虚，使双目得不到营养的供给，从而出现眼干涩、看东西模糊、夜盲等。所以，"电脑族"美女如果想拥有一双如水明眸，更要注意补血。

"电脑族"美女更要补血

眼睛干涩

看东西模糊

很多美女是从事办公室工作的，每天都要看着电脑，经常会觉得眼睛发干。其实，眼睛干涩只是视疲劳的一种

（1）补养肝血可以考虑食疗和药疗相结合的方法。日常饮食中，建议适当吃些猪肝、鸡肝等动物肝脏，同时补充牛肉、鲫鱼、菠菜、荠菜等富含维生素的食物。在中药里，当归、白芍等可以补血；菊花、枸杞子则有明目之功效，经常用眼的人可以用其泡水代茶饮

（2）要想自己的眼睛不受到伤害，最好还是在日常生活中就注意预防。保持生活规律，睡眠充足，多喝水，少看电脑、电视，少玩电子游戏等

（3）并不是说一出现眼部不适，就得马上补血。屈光不正、角膜炎、白内障等眼部疾病都会造成不同程度的眼干涩、视物模糊、流泪等症状，因此不能轻易地自诊为血虚。当出现难以缓解的不适感时，要及早去医院确诊

（4）即使需要长时间在电脑前工作，也应注意眼与屏幕保持50～70厘米距离，且使屏幕略低于眼水平位置20厘米，以使眼表暴露于空气的面积最小；同时要避免"目不转睛"，尽量多眨眼，每隔45分钟～1小时，闭眼休息5～10分钟

（5）除了内养肝血以明目之外，用中药熏眼也可以在一定程度上缓解眼睛干涩。如清肝明目的菊花、补肾明目的石斛和枸杞子、明目通便的决明子和滋阴润燥的麦冬都可以用来熏眼。具体做法是：像常规泡茶的方法一样，取以上5种药中任意一种泡水，趁热放置眼前，用茶的热气熏眼睛，持续10～15分钟之后，眼睛就会舒服多了。这是因为，一方面茶的热气能加快眼睛血液循环；另一方面血液循环又能促进药的成分吸收，从而起到明目的功效

（6）春季风干物燥，眼表水分蒸发快，是干眼症的高发季节，因而更应注意补充水分。同时，多吃核桃、花生、豆制品、鱼、牛奶、青菜、大白菜、空心菜、西红柿及新鲜水果等有助保护眼睛的食物；多喝绿茶，减少电脑对眼睛的辐射损害

每个女人都要掌握一些补血良方

女人以血为用，养颜的根本就是滋阴补血，血足才能面色红润靓丽，经血正常，精力旺盛；否则很容易出现面色萎黄无华、唇甲苍白、头晕眼花、倦怠乏力、发枯肢麻、经血量少、经期延迟等症状。严重贫血时，还容易出现皱纹早生、华发早白、更年期提前等早衰状况。补血的方法有很多，我们应该结合自己的喜好、身体的特点，选择其中一两种，长期坚持下去，这样才能确保血气充足，身体安康，魅力无限。

补血良方 → 2. 穴位补血法

血海穴 属足太阴脾经，屈膝时位于大腿内侧，用掌心盖住自己的膝盖骨（右掌按左膝，左掌按右膝），五指朝上，手掌自然张开，大拇指下面便是此穴。血海穴为治疗血症的要穴，具有活血化瘀、补血养血、引血归经之功效

每天上午9～11点刺激血海穴最好，因为按照《黄帝内经》中的经络学说，这段时间是脾经经气的旺时，人体阳气处于上升趋势，所以直接按揉就可以了。每侧按3分钟，力量不要太大，能感到穴位处有酸胀感即可

1. 食疗法补血

阿胶 能从根本上解决气血不足的问题。阿胶能改善血红细胞的新陈代谢，加强真皮细胞的保水功能，对容易贫血的女性来说是最好不过的滋补食物。我们可以将阿胶捣碎，然后和糯米一起熬成粥，晨起或晚睡前食用。也可以将阿胶同鸡蛋一起煮成蛋花汤服用

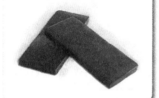

生姜红糖水 生姜补气血，还能治痛经，食用时削成薄片，放在杯子里，加上几勺红糖，然后加开水冲泡后，放在微波炉里热得滚烫后再喝，这样最有效。需要注意的是，喝生姜红糖水的时间最好不要选择

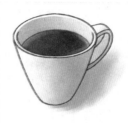

晚上，民间有"晚上吃姜赛砒霜"的说法，生姜能调动人体内的阳气，让人处于亢奋状态，以致影响睡眠，危害健康

善补女人血的家常食物

女人要从根本上唤起好气色，延缓衰老，使青春常驻，还要从内部调理开始，通过补血理气、调整营养平衡来塑造靓丽形象。于是，很多女性朋友为了寻找补血方法会去买一些保健品，或者不惜重金买昂贵的大补之品。殊不知，真正善于补血的东西就在我们身边。我们身边常见的很多食物都能从根本上解决气血不足的问题，同时能改善血红细胞的新陈代谢，加强真皮细胞的保水功能，从而实现女人的红润美丽。从日常生活细节入手，也是《黄帝内经》中所倡导的养生方法。

几种常见的补血食物	
金针菜	金针菜含铁量大，比大家熟悉的菠菜多二十倍。金针菜除含有丰富的铁外，还含有维生素A、维生素B、维生素C、蛋白质、脂肪及秋水仙醉碱等营养素，有利尿及健胃作用。
龙眼肉	龙眼肉就是桂圆肉、福肉。每年夏季都有新鲜龙眼上市，这是民间熟知的补血食物。龙眼因为所含铁质丰富，且含有维生素A、维生素B、葡萄糖、蔗糖等，能治疗健忘、心悸、神经衰弱之不眠症。产后妇女吃龙眼汤、龙眼胶、龙眼酒，对身体补血效果佳。
黑豆	我国古时向来认为吃豆有益，尤其是黑豆可以生血、乌发。黑豆的吃法随各人之便，例如产后妇女可用乌豆煮乌骨鸡。

胡萝卜	胡萝卜含有维生素B、维生素C，且含有一种特别的营养素胡萝卜素。胡萝卜素对补血极有益，将胡萝卜煮汤，是很好的补血汤饮。
面筋	面筋在食品店、素食馆、卤味摊上都有供应。面筋铁质含量相当丰富，是一种值得提倡的美味食品。
菠菜	菠菜是有名的补血食物，含铁质的胡萝卜素相当丰富，所以菠菜可以算是补血蔬菜中的重要食物。
花生	花生是全世界公认的健康食品，在我国，花生被认为是"十大长寿食品"之一。中医认为，花生的功效是调和脾胃，补血止血，降压降脂。其中"补血"的作用主要是花生外层红衣的功劳。因为花生那层红衣能够补脾胃之气，所以它能达到养血止血的作用。同时，花生还有生发、乌发的效果。
红枣	枣是中国的传统滋补品，民间相传有"天天吃三枣，一辈子不见老"，"五谷加小枣，胜似灵芝草"之说。中医认为，枣可以养血、益气。从营养价值上来说，不同种类的枣之间，营养差别并不大。枣营养丰富，尤其是维生素C含量非常高，是橘子的13倍，苹果、香蕉的60～80倍，被人们称为"活维生素C丸"。
白芍	具有补气益血、美白润肤的功效，适用于气血虚寒导致的皮肤粗糙、萎黄、黄褐斑和色素沉着等。中医认为，人的皮肤光泽与否和脏腑功能有着密切的关系，如果脏腑病变，气血小，则皮肤粗糙，面部生斑。因此，白芍和白术等配合，可以调和气血、调理五脏，美白祛斑。
核桃	核桃仁性味甘平、温润，具有补肾养血、润肺定喘、润肠通便的作用。同时，核桃仁还是一味乌发养颜、润肤防衰的美容佳品。"发为血之余"，"肾主发"，核桃仁具有强肾养血的作用，所以久服核桃可以令头发乌黑亮泽，对头发早白、发枯不荣具有良好的疗效。古代医学家对于核桃仁的美容功效早有认识，他们认为常服核桃仁令人能食，肌肉细腻光滑，须发黑泽，血脉通润。由此可见，核桃除了乌须发之外，还可以荣养肌肤，使之变得光滑细腻。
枸杞	中医很早就有"枸杞养生"的说法，认为常吃枸杞能"坚筋骨、轻身不老、耐寒暑"。所以，枸杞常常被当作滋补调养和抗衰老的良药。枸杞的性味甘平。中医认为，枸杞能够滋补肝肾、益精明目和养血，增强人们的免疫力。对于现代人来说，枸杞最实用的功效就是抗疲劳和降低血压。常吃枸杞可以美容，这点很多人都不知道。这是因为，枸杞可以提高皮肤吸收养分的能力，还能起到美白作用。
当归	当归是血家的圣药，当归可活血。在我国古代医药典籍中有"十有九归"之说，并称其为"药王"。当归味甘辛、性温、无毒，为妇科良药。传统中医认为，当归甘温质润，为补血要药，适用于心肝血虚，面色萎黄，眩晕心悸等。
黑芝麻	许多乌发养颜的美容古方都以黑芝麻为主药，可以缓解皮肤的干枯、粗糙，令肌肤细腻光滑、红润光泽。

美女们一定多吃补血食物，这样的女人才能做到皮肤红润有光泽，才能延缓衰老，使自己永葆青春。

告别贫血，做红润女人

健康美丽、富于青春活力，对每个人来说，都是永远追求的目标。身材窈窕、肤色红润更是每个女人一生的梦想，但现实生活中往往有种种因素，导致女性无法实现这个梦想，其中最大的"敌人"之一便是贫血。贫血出现，随之而来的便是面容憔悴、苍白无力、头昏眼花等，再好的化妆品也无法掩盖，如果长期不注意调理，还会让许多疾病乘虚而入，引起身体的各种问题，威胁健康，因此危害不可谓不大。

补血食物

1. 铁

是组成红细胞中血红蛋白的重要成分，红细胞携带氧气及二氧化碳的功能是依靠铁来完成的。所以，食物中若长期缺铁，就会引起贫血。铁的来源广泛，瘦肉、蛋黄、鱼类、母乳等都含有丰富的铁。植物性食品中，大枣、坚果类、山楂、核桃、草莓等含铁较多

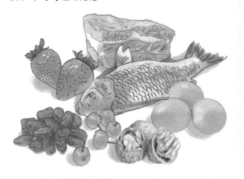

3. 叶酸、维生素 B 及维生素 C

虽然不是构成红细胞的成分，但红细胞离开这些物质就不能成熟，缺少这些维生素也会影响造血，甚至引起贫血。新鲜蔬菜特别是绿叶蔬菜及水果中，叶酸及维生素 C 含量丰富。肉类、鱼、糙米等食物中，维生素 B 含量丰富

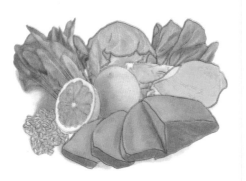

2. 铜

是人体必需的微量元素，它在人体内主要以铜酶的形式参与机体一系列复杂的生化过程。它参与血细胞中铜蛋白的组成，与微量元素铁有相互依赖的关系，是体内铁元素吸收、利用、运转及红细胞生成等生理代谢的催化剂。此外，铜还参与造血和铁的代谢过程，如果缺少它，人体造血功能就发出现障碍。这时，即使机体内有充足的铁，也会发生贫血。因此，要多吃含铜丰富的食物，如鱼、蛋黄、豆类、核桃、花生、葵花子、芝麻、蘑菇、菠菜、杏仁、茄子、稻米、小麦、牛奶等

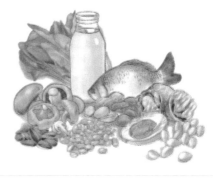

4. 蛋白质

是造血的重要原料。一个体重为 50 ~ 60 千克的成年人，每天需要摄入 50 ~ 60 克蛋白质。因此，可适当食用一些奶及奶制品、蛋类及瘦肉

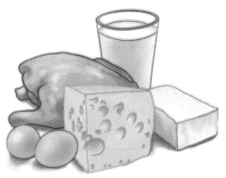

女性应更加注意日常的饮食保养，以防发生贫血。

　　药膳疗法是该病有效的辅助治疗方法，黄芪鸡汁粥、肝粥、红枣黑木耳汤、荔枝干大枣等药膳方效果显著，贫血者宜经常食用。

黄芪鸡汁粥

【材料】重 1000～1500 克的母鸡 1 只，黄芪 15 克，大米 100 克。

【做法】将母鸡剖洗干净浓煎鸡汁，将黄芪煎汁，加入大米煮粥。

【用法】早、晚趁热服食。

【功效】益气血，填精髓。适用于体虚、气血双亏、营养不良的贫血患者。

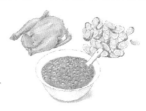

肝粥

【材料】猪肝（羊肝、牛肝、鸡肝均可）100～150 克，大米 100 克，葱、姜、油、食盐各适量。

【做法】将动物肝洗净切成小块，与大米、葱、姜、油、盐一起入锅，加水约 700 克，煮成粥，待肝熟粥稠即可食。

【用法】每日早、晚空腹趁热顿食。

【功效】补肝，养血明目。适用于气血虚弱所致的贫血、夜盲症、目昏眼花等症。

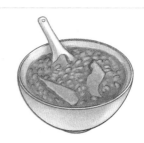

红枣黑木耳汤

【材料】黑木耳 15 克，红枣 15 个。

【做法】将黑木耳、红枣用温水泡发放入小碗中，加水和适量冰糖，再将碗放置蒸锅中，蒸 1 小时。

【用法】每日服次，吃木耳、红枣，喝汤。

【功效】清热补血。适用于贫血患者。

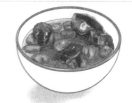

荔枝干大枣

【材料】荔枝干、大枣各 7 枚。

【做法】将荔枝干与大枣共煎水。

【用法】每日服 1 剂，分 2 次服。

【功效】补气血。适用于失血性贫血。

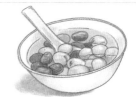

豆腐猪血汤

【材料】豆腐 250 克，猪血（羊血、牛血也可）400 克，大枣 10 枚。

【做法】将大枣洗净，与豆腐、猪血同放入锅中，加适量水，煎煮成汤。

【用法】饮汤，食枣。15 日为 1 疗程。

【功效】补血，适用于产后妇女贫血。

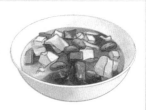

《黄帝内经》的启示：激活全身经络比用任何化妆品都管用

经络学说是古代中医最神奇的发明

经络是在我国古代中医长期的临床实践中被总结出来的，而且他们从实用的角度给经络下了一个定义：经络是人体气血运行的通路，内属于脏腑，外布于全身，将各部组织、器官联结成为一个有机的整体。

关于经络之于人体健康的作用，《黄帝内经·灵枢·经脉篇》记载："经脉者，所以能决生死，处百病，调虚实，不可不通。"这里的不可不通，即是再三强调人体之经脉必须畅通，原因是经脉"能决生死，处百病，调虚实"。为什么这样说呢？

先看"决生死"

是指经脉的功能正常与否，决定了人的生与死。因为，人之所以成为一个有机的整体，是由于经脉纵横交错，出入表里，贯通上下，内联五脏六腑，外至皮肤肌肉。经络畅通，人体气血才能使脏腑相通，阴阳交贯，内外相通；否则，脏腑之间的联系就会发生障碍，引发疾病，严重者甚至导致死亡

再看"处百病"

这里是说经脉之气运行正常对于疾病的治疗与康复所起的重要作用，中医治疗都必须从经络入手。"痛则不通，通则不痛"，身体的病痛就是经络不通引起的。只有经脉畅通，才能气血周流，疾病才能得到治疗与康复

再谈"调虚实"

对于实证要用泻法，如胃痉挛的人，针刺足三里穴，可使其胃弛缓；对虚证要用补法，如胃弛缓的人，针刺足三里穴，可使其收缩加强。当然，由于虚、实证不同，虽然都针刺足三里穴，但一个用泻法，而另一个用补法

丽质非天生——经络就是赋予我们美丽的魔法

每个女人都希望自己能够拥有美丽的容貌和匀称的身材。为了实现这个梦想，她们尝试了各种办法，抽脂、整形、化妆……但是没有方法可以自内而外地带来全方位的美，经络美容法却摒弃了所有缺点，像一种魔法，赋予女人们健康的美丽。

人体五脏六腑、内分泌腺、血管等的活动，无不受自律神经的支配。自律神经遍布全身，直接反映内脏功能的活动，皮肤粗糙、雀斑、皱纹、青春痘等肌肤问题都是脏腑功能失去平衡的表现。但是，只要刺激人体的自律神经，增强其他功能的活动能力，就可使脏腑功能恢复正常

经络美容法的原理

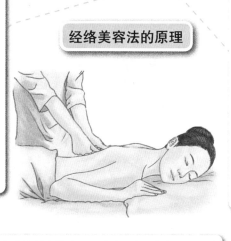

刺激膀胱经可改善胖的体质，改善子宫发育不全或妊娠期、产褥后引起的雀斑，改善皮肤过敏等；刺激肝经可以去除肥胖者的雀斑，改善灰黑色的皮肤，并有瘦身效果；刺激胃经可以防止皮疹，改善白嫩皮肤、瘦弱型体质；刺激三焦经可以预防化脓，治疗粉刺，提早消除皮肤疾患；刺激小肠经和大肠经，可治愈皮疹，改善瘦型体质；刺激肾经可以去除瘦型体质者的雀斑

经络美容法就是根据经络控制自律神经，联系五脏六腑的理论，对相应的经络部位施以适当刺激，进而达到美容的目的。经络美容法不仅能美化女性肌肤的外表，还能彻底消除妨碍女性肌肤美的隐患，促进肌肤发生质性变化，使女性能在本身秀丽的肌肤上适当修饰，从而显得更加自然脱俗、光彩照人。"只有实现了内在的健康，才能实现外在的美"，这是经络美容理论的核心。经络美容法是通过对人体的阴经中的肾经、肝经，阳经中的胃经、大肠经、小肠经、三焦经、膀胱经的刺激，来达到美容的目的

除了刺激经络外，还可以刺激穴位，即在经络上，对于自律神经特别有强刺激的点位，用指压做强刺激或用电刺激。此外，用毛刷或手掌刺激肌肤表面也可

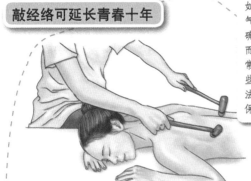

敲经络可延长青春十年

如果你真的承认在你的身上有这样一个"行血气、营阴阳"的网络系统，你要相信这个系统确有"决死生、处百病"的医疗和保健作用。而且，我们也可以通过一些办法使这个系统经常保持很活跃、很健康的状态，即使发生了一些问题，生了病，我们也可以用一些简单的办法去锻炼经络，使经络的功能恢复正常，从而保证自己的身体健康、精力充沛

经络的存在，是各种长寿方法的奥妙，它在人体内起总调度、总开关、总控制作用，无时无刻不在控制人的身体健康。早在 2500 年前，祖国医学就有了经络学说，其中，《黄帝内经·经脉篇》说，经络可以控制人体功能，具有"决死生、处百病"的作用，这绝非无稽之谈

经络的作用

经络的存在和利用给针灸疗法和流传至今的几百种民间疗法都找到了科学根据。因为尽管民间疗法形式多种多样，其根本的作用原理仍然是经络系统在发挥着"行血气、营阴阳"的作用，经络就是我们体内随身携带的大药。任何疾病的发生都是经络阻塞引起的。经络是运行身体内气和血的通路，经络畅通就是健康的关键、驱除疾病的关键

天天敲大肠经和胃经就是非常妙的不老秘方

没有哪个女人不怕衰老，于是自古以来就有人不断寻求不老秘方，却毫无所获。其实，真正的不老秘方就在我们自己身上，每天坚持敲大肠经和胃经就可以。

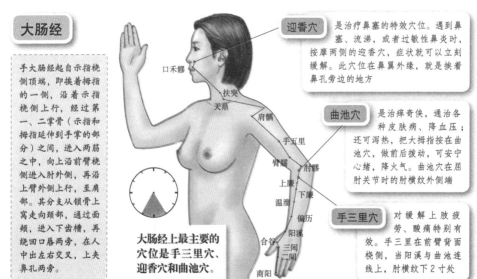

大肠经

手大肠经起自示指桡侧顶端，即挨着拇指的一侧，沿着示指桡侧上行，经过第一、二掌骨（示指和拇指延伸到手掌的部分）之间，进入两筋之中，向上沿前臂桡侧进入肘外侧，再沿上臂外侧上行，至肩部。其分支从锁骨上窝走向颈部，通过面颊，进入下齿槽，再绕回口唇两旁，在人中出左右交叉，上央鼻孔两旁。

大肠经上最主要的穴位是手三里穴、迎香穴和曲池穴。

迎香穴 是治疗鼻塞的特效穴位。遇到鼻塞、流涕，或者过敏性鼻炎时，按摩两侧的迎香穴，症状就可以立刻缓解。此穴位在鼻翼外缘，就是挨着鼻孔旁边的地方

曲池穴 是治痒奇侠，通治各种皮肤病、降血压；还可泻热，把大拇指按在曲池穴，做前后拨动，可安宁心绪，降火气。曲池穴在屈肘关节时的肘横纹外侧端

手三里穴 对缓解上肢疲劳、酸痛特别有效。手三里在前臂背面桡侧，当阳溪与曲池连线上，肘横纹下 2 寸处

口禾髎　扶突　天鼎　肩髃　手五里　臑臑　肘髎　上廉　下廉　温溜　偏历　阳溪　合谷　三间　二间　商阳

大肠经在卯时当令，也就是早晨 5～7 点，我们体内的大肠经当令。这个时间应该养成排便的习惯，因为一般 5～7 点，天就亮了，也就是天门开了，与天门相对应的地门，即人的肛门也要开，所以就需要排便。另一方面，这个时候，人体的气血这时也到达大肠，身体经过一夜的代谢，也已将废物输送到大肠。所以，在这个时候排便是最好的。已经养成习惯的人自然不成问题，没有养成习惯的人也可以在这段时间到厕所蹲一会儿，促进便意，长期坚持，能够避免便秘的困扰

　　按照《黄帝内经》的说法，从巡行路线来看，大肠经经过面部。所以，敲大肠经时应先用 10 根手指肚轻轻敲击整个面部，额头、眉骨、鼻子、颧骨、下巴要重点敲击。再用左手掌轻轻拍打颈部右前方，右手掌拍打颈部左前方（手法一定要轻）。然后，右手攥空拳敲打左臂大肠经（大肠经很好找，只要把左手自然下垂，右手过来敲左臂，一敲就是大肠经）。最后换过来左手攥空拳再敲打右臂，每边各敲打 1 分钟（从上臂到手腕，整条经都要敲）。这样做可以防止面部和鼻翼长斑生痘。

　　很多人脸上爱长痘痘，这其实就是胃寒的相。例如，很多人都爱喝冷饮，不管冬天夏天都爱喝，这就容易造成胃寒。当身体遭遇到外界来的寒气，出于自保，身体就会用自身散发的热来抵御寒气，这种热就是燥火。燥火不停地往外攻，皮肤就成为它的出口。所以说，痤疮就是体内的燥火，根源在于胃，治疗时从胃经入手就可以了。另外，经常情绪不好的人也容易长痘痘，这也是由胃寒造成的。

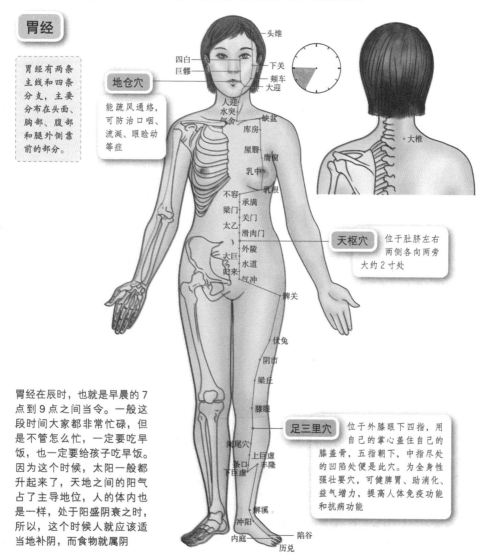

胃经

胃经有两条主线和四条分支，主要分布在头面、胸部、腹部和腿外侧靠前的部分。

地仓穴

能疏风通络，可防治口咽、流涎、眼睑动等症

天枢穴　位于肚脐左右两侧各向两旁大约 2 寸处

足三里穴　位于外膝眼下四指，用自己的掌心盖住自己的膝盖骨，五指朝下，中指尽处的凹陷处便是此穴。为全身性强壮要穴，可健脾胃、助消化、益气增力，提高人体免疫功能和抗病功能

胃经在辰时，也就是早晨的 7 点到 9 点之间当令。一般这段时间大家都非常忙碌，但是不管怎么忙，一定要吃早饭，也一定要给孩子吃早饭。因为这个时候，太阳一般都升起来了，天地之间的阳气占了主导地位，人的体内也是一样，处于阳盛阴衰之时，所以，这个时候人就应该适当地补阴，而食物就属阴

　　胃寒的如果是个女孩子，就很可能会发生痛经、月经不调，并且在经期前后出现乳房胀痛和大腿根酸痛，这就是胃经不调的相。因为胃经经过乳房和大腿根，她的经血下不来，这些地方就会不通，就引起疼痛。敲打胃经时，要从锁骨下，顺两乳，过腹部，到两腿正面，一直敲到脚踝，可稍用力。面部的供血主要靠胃经，所以颜面的光泽、皮肤的弹性都由胃经供血是否充足所决定。只要坚持敲打胃经，很快就会有改观。

肾经是给女人带来一生幸福的经络

　　肾决定着人的生长衰老。肾气旺盛时，五脏功能也将正常运行，气血旺盛，容貌不衰；肾气虚衰时，人的容颜黑暗，鬓发斑白，齿摇发落，未老先衰。肾经和肾密切相关，所以经常保持肾经的经气旺盛、气血畅通对养护容颜、保持旺盛的精力等都有立竿见影的功效。

　　针对这些问题，我们可以通过刺激肾经来缓解。一种方法是沿着肾经的循行路线进行刺激。因为肾经联系着很多脏腑器官，通过刺激肾经就可以疏通很多经络的不平之气，还能调节安抚相连络的内脏器官。另一种方法是刺激肾经上的重点穴位。肾经上共有 27 个穴位，较常用的有涌泉穴、太溪穴、照海穴等。

肾经

肾经的具体循行路线是：由足小指开始，经足心、内踝、下肢内侧后面、腹部，止于胸部。肾经如果有问题，人体通常会表现出口干、舌热、咽喉肿痛、心烦、易受惊吓，还会有心胸痛、腰、脊、下肢无力或肌肉萎缩麻木，脚底热、痛等症状。

在足内侧，内踝尖下方凹陷处。照，为光明所及。此穴是治疗眼疾的要穴。刺激照海穴，能够使人目光明亮，如见大海之广阔。此穴还是治疗咽喉痛的要穴，不论是对急慢性扁桃体炎，还是咽炎、鼻咽管炎，都有很好的疗效。此穴有很好的安神镇定之功，配合膀胱经的申脉穴，治疗失眠和神经衰弱效果极佳，还可用于治疗中风偏瘫的足内翻。此外，照海穴还是利尿消肿的要穴，经常点按，可以增强肾的泌尿功能

照海穴

位于内踝高点与跟腱之间的凹陷中，是肾经的原穴。太溪穴治疗范围极广，是一个大补穴。很多人觉得自己肾虚，如感觉腰酸膝软，头晕眼花，按按太溪穴，立时就会见效，比吃补肾药快得多。具体地说，太溪穴可以治疗性功能减退、足跟痛、失眠、耳聋、牙齿松动、耳鸣、支气管哮喘、小儿抽动症、经期牙疼、肾虚脱发、内耳眩晕症、高血压、遗精、遗尿、假性近视以及妇女习惯性流产。总之，按揉这个穴，能够改善体质，是治本强身之法。

太溪穴

俞府
或中
神藏　灵墟
神封　步廊
幽门
腹通谷
阴都　石关
商曲　肓俞
中注　四满
气穴
大赫
横骨

阳谷

筑宾
交信　复溜

然谷　大钟
水泉

　　每天的 17 点到 19 点，也就是酉时，是肾经当令的时间，在此肾经当令之时按摩肾经，或服用中药效果比较好。健康强大的肾经可能会激发你身体的巨大潜能，让你体会生活的更多乐趣

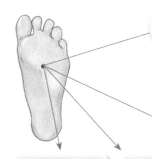

涌泉穴 在足底：正坐或者仰卧，翘足，在足底部，当足趾向下卷时足前部的凹陷处，约相当于足底二、三趾趾缝纹头端与足跟连线的前三分之一与后三分之二的交界处。相当于足底疗法的肾上腺反射区，自古就有临睡搓脚心百次可延年益寿的说法。不要小看这个小小的穴位，它在人体治疗保健中的作用是非常大的，号称"人体第一长寿穴"。其最实用的功效在于引气血下行，可以治疗高血压、鼻出血、头目胀痛、哮喘等气血上逆的症状

口腔溃疡时，将吴茱萸粉碎以后用醋调成糊状，贴在涌泉穴上，外面再用胶布固定，效果很好

把中指屈曲，用指间关节或牙签、圆珠笔等去点涌泉穴，可治心绞痛。每次20分钟，坚持1周，可防治呼吸道疾患

艾灸、贴敷涌泉穴可治高血压。如果采用艾灸，每天至少一次，每次10～15分钟，灸过后喝点温开水。如果是穴位贴敷，就要买些中药，打成细粉，然后用鸡蛋清调成糊状，每天睡觉前贴敷在穴位上，两侧的穴位交替使用。常用的药物有以下几种：桃仁、杏仁、栀子、胡椒、糯米

　　了解并利用好肾经，使肾精充足，肾就会变得强大，所有的问题也就迎刃而解了。

衰老早现，从脾经上着手解决

　　上眼皮为脾所主，皱纹出现、眼皮耷拉就是因为脾主肌肉的功能出现了问题。而与脾脏关系最为密切的当属足太阴脾经了。

脾经

脾经的循行路线是从大脚趾末端开始，沿大脚趾内侧脚背与脚掌的分界线，经核骨，向上沿内踝前边，上至小腿内侧，然后沿小腿内侧的骨头，与肝经相交，在肝经之前循行，上膝股内侧前边，进入腹部，再通过腹部与胸部的间隔，夹食管旁，连舌根，散布舌下。

三阴交，又名女三里。只要是妇科病，如痛经、月经不调、更年期综合征、脚底肿胀、手脚冰冷等，刺激这个穴位都能有效，所以有人称它为妇科病的万灵丹。月经开始前5～6天，每天花1分钟刺激该穴，远比生理痛再刺激来得有效。三阴交在脚内踝尖上3寸，就是从内踝向上量四指，胫骨（小腿内侧骨）后缘凹陷处，用手按时比其他部位敏感，有点胀疼的感觉

三阴交穴

是脾经的原穴，按揉或者艾灸此穴，对脾虚症状如全身乏力、食欲不佳、腹胀、大便稀等脏腑病有很好的作用，也可以补后天之本，增强体质。太白穴在脚内侧面，大脚趾骨节后下方凹陷处，脾背脚底交界的地方

太白穴

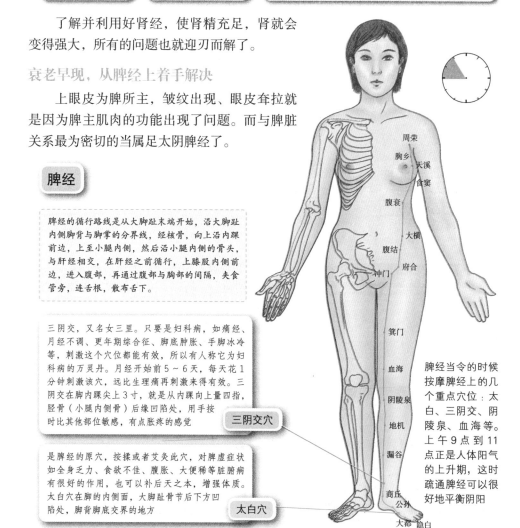

周荣
胸乡
天溪
食窦
腹哀
大横
腹结
府舍
冲门
箕门
血海
阴陵泉
地机
漏谷
商丘
公孙
大都 隐白

脾经当令的时候按摩脾经上的几个重点穴位：太白、三阴交、阴陵泉、血海等。上午9点到11点正是人体阳气的上升期，这时疏通脾经可以很好地平衡阴阳

脾经不通时，人体会表现出下列症状：身体的大脚趾内侧、脚内缘、小腿、膝盖或者大腿内侧、腹股沟等经络线路出现冷、酸、胀、麻、疼痛等不适感；或者全身疼痛、胃痛、腹胀、大便稀溏、心胸烦闷、心窝下急痛、流口水等。

思虑过度会扰乱脾的正常工作，使其方寸大乱，反映到身体上就是食欲不振、无精打采、胸闷气短。所以，我们要尽量做到思虑有节，这样脾的功能才会正常，脾经才能通畅，衰老才不会提早出现。

双手摩面就能让你永远年轻

在晚上睡觉之前，两手相互使劲搓，感觉手搓热了的时候，就趁热将手捂到脸上；然后轻轻摩擦，摩擦十来下之后，继续搓手，手搓热以后继续捂到脸上轻轻按摩，这样重复几次就可以了。长期坚持用手摩面，脸上的皮肤就会红润光泽，不生雀斑、痘痘之类的东西，还可以抚平皱纹，延缓衰老，可以称得上最简单易行的养颜方法。美女们在晚上临睡前抽出几分钟的时间做几次摩面，一段时间后定会看到效果。

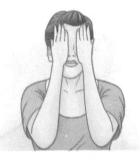

经常搓脸，人就可以变得脸色红润、双眼有神。

这种搓脸不必局限于时间和地点，疲劳时、困倦时、身体不舒服时，都可以搓一搓。先把双手搓热，然后用搓热的双手去搓脸。可以从上往下，也可以从下向上，每次都把下颌、嘴巴、鼻子、眼睛、额头、两鬓、面颊全部搓到，过程可快可慢，以自己感觉舒服为宜

搓脸需要肩关节上抬并上下运动，这是锻炼肩关节、预防和治疗肩周炎的好方法。但是，搓脸的时间不要过长，特别是老人，应量力而行，以免过度疲劳，造成肩膀酸痛，因而背离了保健的主旨。

内关穴——打开心结，养颜养心的美丽穴

从养生和美容的角度讲，人的美实际上与气血息息相关。心主神，其华在面。心之神主要靠气血来充盈，气血充足，自然反映到脸上。所以，女人养颜首先要养心。

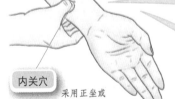

内关穴

采用正坐或仰卧，仰掌的姿势，内关穴位于人体的前臂掌侧，从近手腕之横皱纹的中央，往上约两指宽的中央。（或当曲泽与大陵的连线上，腕横纹上2寸，掌长肌腱与桡侧腕屈肌腱之间）

内关穴的妙用　在于能打开人体内在机关，有补益气血、安神养颜之功效

点揉内关穴的功效　点揉内关穴的功效主要在于疏通心结。内关穴是宣泄情绪的关口，调心养心、气血充盈就是养颜之大道，任何名贵的化妆品都比不上。按压内关穴对减轻胸闷、心前区不适和调整心律有帮助，抹胸和拍心对于消除胸闷、胸痛有一定效果

按压内关穴的方法　以一手拇指指腹紧按另一前臂内侧的内关穴位，先向下按，再做按揉，两手交替进行。对心动过速者，手法由轻渐重，同时可配合震颤及轻揉；对心动过缓者，用强刺激手法。平时可按住穴位，左右旋转各10次，然后紧压1分钟

享受快乐，拒绝衰老就找三焦经

古人将三焦分为三部分：上焦、中焦、下焦。上焦心肺，中焦脾胃、肝胆，下焦肾、膀胱、大小肠。按照《黄帝内经》的解释，三焦是调动运化人体元气的器官，负责合理地分配使用全身的气血和能量。

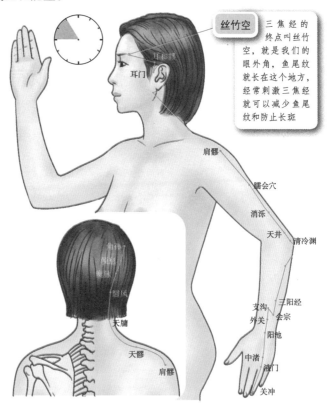

三焦经

三焦经主要分布在上肢外侧中间、肩部和侧头部。循行路线是：从无名指末端开始，沿上肢外侧中线上行至肩，在第七颈椎处交会，向前进入缺盆，络于心包，通过膈肌。其支脉从胸上行，出于缺盆，上走颈外侧，从耳下绕到耳后，经耳上角，然后屈耳向下到面颊，直达眼眶下部。另一支脉，从耳后入耳中，出走耳前，与前脉交叉于面部，到达眼外角。

三焦经当令的时间是亥时，这是阴阳和合的时段，称为"性爱黄金时刻"，其实也就是通过男女的交合配合身体完成阴阳和合这个过程，达到"三交通泰"。中医一直都讲究保精色忌，房事不能过度，但是在身体健康的情况下，和谐的性爱会令人身心欢愉，容颜润泽，激发生机，有益无害

丝竹空 三焦经的终点叫丝竹空，就是我们的眼外角，鱼尾纹就长在这个地方，经常刺激三焦经就可以减少鱼尾纹和防止长斑

耳门
肩髎
臑会穴
消泺
天井
清冷渊
支沟
外关
三阳经
会宗
阳池
中渚
液门
关冲
天牖
天髎
肩髎

三焦经绕着耳朵转了大半圈，所以耳朵上的疾患如耳聋、耳鸣、耳痛等都可通过刺激本经穴位得到缓解。三焦经从脖子侧后方下行至肩膀小肠经的前面，可以和小肠经合治肩膀痛，还能治疗颈部淋巴结炎、甲状腺肿等发生在颈部的疾病。三焦经顺肩膀而下行到臂后侧，又可治疗肩周炎，再下行通过肘臂、腕，因此还可治疗网球肘和腱鞘炎。

西方认为性爱的最佳时间是在22：30，传统的中医认为最好是在22：00，西医没有给出明确的理由，中医的理由就是为了达到阴阳和合。但为什么比西方认为的要早半个小时呢？这是因为下一个时辰就是胆经当令，应该是熟睡养阳的时候，如果22：30进行性爱，很可能到胆经当令的时候人体还处于兴奋状态，会睡不着；而22：00进行性爱，到下一个时辰开始的时候，人体就已经处于熟睡状态了，可以养住阳气。

一个懂得如何养颜的女人一定要善于使用三焦经，通过刺激三焦经来去除皱纹、延缓衰老，在三焦经当令的时候享受完美性爱，愉悦身心。

第2章
生命的基础在脏腑，
养好脏腑能容颜常驻

腹部为五脏六腑之宫城，女人的青春和衰老都由它决定

腹部为五脏六腑之宫城，能决定女人的青春和衰老

穿低腰裤时，腹部暴露在外，非常容易受凉生病，对于女性朋友来说，还会导致衰老迹象提前出现。腹为五脏六腑所居之处，又是阳中之阴，有脾、胃、肝、胆、肾、膀胱、大肠、小肠等分布，又有足太阴、厥阴、少阴、任脉等经脉循行。祖国医学将腹部喻为"五脏六腑之宫城，阴阳气血之发源"。所以，一定要养好腹部，保证腹部的温暖，尽量不要穿低腰裤。即使在炎热的夏天，也要注意别让腹部着凉。

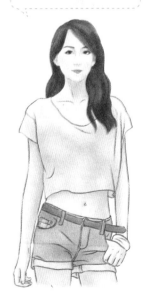

很多年轻女性喜欢穿低腰裤，再搭上一件紧身的短上衣，露出自己的小蛮腰，回头率就会直线攀升。

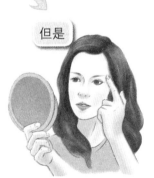

但是

每个月的那几天，往往会被痛经折磨得花容失色，还有那不打招呼就到来的斑点和可怕的皱纹，还有走形的身材……噩梦一个接着一个，却很少有人想到这是经常穿低腰裤，没有保护好腹部带来的"副作用"

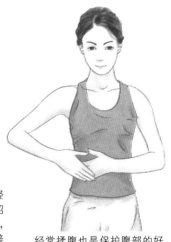

经常揉腹也是保护腹部的好办法

总之，养好了腹部，就是给五脏六腑建了一道坚固的屏障，我们就可以安然自在地享受健康生活。

大部分外表瑕疵都是脏腑失调导致的

许多女性面色无华、晦白或灰暗、肌肤粗糙、斑点多多，往往缘于五脏功能失调。对此，再高明的美容师，也难掩其憔悴之态。所以，很多外表瑕疵的根源都不在外部，而是脏腑失调导致的。要想养颜美容，首先应增强脏腑的生理功能，这样才能使容颜不衰。

1. 心与容颜

《黄帝内经》中明确指出："心主血脉，其华在面。"即心气能推动血液的运行，从而将营养物质输送全身。而面部又是血脉最为丰富的部位，心脏功能盛衰都可以从面部的色泽上表现出来。心气旺盛，心血充盈，则面部红润光泽。若心气不足，心血少，面部供血不足，皮肤得不到滋养，脸色就会苍白晦滞或萎黄无华

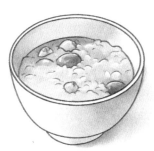

心气虚、心血亏少的女性可以将圆肉、莲子肉各 30 克，糯米 100 克，加水烧沸后改用小火慢慢煮至米粒烂透食用。常服此粥可养心补血，润肤红颜

2. 肝与容颜

肝主藏血，主疏泄，能调节血流量和调畅全身气机，使气血平和，面部血液运行充足，表现为面色红润光泽。若肝之疏泄失职，气机不调，血行不畅，血液瘀滞于面部，则面色青，或出现黄褐斑。肝血不足，面部皮肤缺少血液滋养，则面色无华，暗淡无光，两目干涩，视物不清

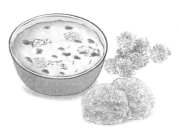

对肝脏失调者，中医提倡食用"银杞菊花粥"。其做法为：银耳、菊花各 10 克，糯米 60 克，同放锅内，加水适量煮粥，粥熟后调入适量蜂蜜服食。常服此粥有养肝、补血、明目、润肤、祛斑增白之功效

3. 脾与容颜

脾为后天之本，气血生化之源。脾胃功能健运，则气血旺盛，见面色红润，肌肤弹性良好；反之，脾失健运，气血津液不足，不能营养颜面，精神萎靡，面色淡白，萎黄不泽

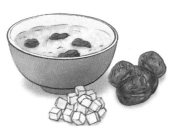

脾功能有障碍的女性可服用"红枣茯苓粥"。其做法为：大红枣 20 枚，茯苓 30 克，粳米 100 克；将红枣洗净剖开去核，茯苓捣碎，与粳米共煮成粥，代早餐食。此粥可滋润皮肤，增加皮肤弹性和光泽，有养颜美容作用

4. 肺与容颜

肺主皮毛。肺的气机以宣降为顺，人体通过肺气的宣发和肃降，使气血津液得以布散全身。若肺功能失常日久，则肌肤干燥，面容憔悴而苍白

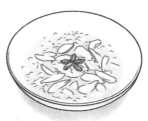

肺功能失常者需要补肺气、养肺阴，可食用"百合粥"。其做法为：取百合 40 克，粳米 100 克，冰糖适量，将百合、粳米加水适量煮粥；粥将成时加入冰糖，稍煮片刻即可，代早餐食。此粥对于各种热证治愈后遗留的面容憔悴、长期神经衰弱、失眠多梦，更年期妇女的面色无华，有较好的恢复容颜色泽的作用

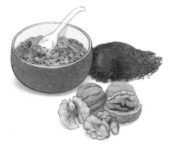

5. 肾与容颜

肾主藏精。肾精充盈，肾气旺盛时，五脏功能也将正常运行，气血旺盛，容貌不衰。当肾气虚衰时，人将容颜黑暗，鬓发斑白，齿摇发落，未老先衰

肾功能失调引起的容颜受损可用"芝麻核桃粥"对付。其做法为：芝麻30克，核桃仁30克，糯米100克，同放锅内，加水适量煮粥。代早餐食。能帮助毛发生长发育，使皮肤变得洁白、丰润

美目盼兮，眼睛的问题可能在脏腑

中医认为，眼睛是脏腑的一扇小窗户，许多脏腑情况都可以反映在眼睛上。例如，有的人不哀伤也总是眼泪汪汪。"水汪汪"的眼睛虽然看起来挺漂亮，但可能是不健康的表现。中医认为，这是肺气不足、肝的收敛功能不足所致。肝主水道，而肺为水上之源，肺气的宣发和肃降对体内水液的输布、运行和排泄起着疏通和调节的作用。当肝肺之气不足时，水气就会总在上面壅着，或者水道总收敛不住，就会出现眼泪汪汪的现象。还有一些人迎风流泪，在中医看来这是肝肾阴虚的征兆，因为只有当肝肾阴虚，肾气不纳津，受到冷风的直接刺激后才会流眼泪。

除了肺气不足导致的眼泪汪汪和肝肾阴虚导致迎的风流泪外，我们常见的一些眼部问题中医是这样解释的：

眼睛红痛处理方法	用黄连和冬青叶煎汤洗眼。或者用黄连、干姜、杏仁，等分为末，用棉包裹浸入热水中，趁热闭目淋洗。如果眼睛突然觉得又痒有痛，就可以用黄连浸乳中，随时取汁点眼。而如果眼泪不止，就用黄连浸水成浓汁搽洗

黄连明目方	用黄连不限多少，捣碎，浸清水中六十天，然后单取汁熬干。另用艾铺瓦上，燃艾，把熬干的药碗盖在艾上，接受艾的烟熏。艾烟尽后，刮取碗底药来做成丸子，如小豆大。每服十九，甜竹叶汤送下。这里的艾就是我们所说的艾蒿

眼睛的饮食平衡	多吃些粗粮、杂粮、红绿蔬菜、薯类、豆类、水果等含有维生素、蛋白质和纤维素的食物

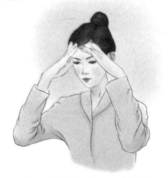

中渚穴	在手背的第四掌骨上方，离小拇指和无名指指根约2厘米处。用另一只手的大拇指和示指分别上下用力揉按此穴，先吸一口气，然后慢慢呼出，约按压5～7秒。做完之后，再换另一只手，按同样程序做一遍。每只手做5次

我们有的时候蹲后起立，会觉得眼前一片乌黑，或黑花黑点闪烁，或如飞蝇散乱，俗称"眼花"，这就是目眩。《黄帝内经》认为，心主神明，神散了看东西就会老花。一般来说，如果偶尔在站起来时有昏眩感，则问题不大，只需多按按中渚穴便能见效

减轻眼袋的方法	木瓜味甘性温，将木瓜加薄荷浸在热水中制成茶，凉凉后经常涂抹在眼下皮肤上，不仅可缓解眼睛疲劳，还有减轻眼袋的作用。还可以用无花果和黄瓜来消除眼袋，做法是：睡前在眼下部皮肤上贴无花果或黄瓜片，15～20分钟揭掉

想知道五脏六腑的盛衰就要关注"眉毛"

爱美的女人们从不修眉的恐怕很少吧。不同的眉形对人的外貌和气质影响很大，合适的眉形就能让自己的面部轮廓看起来更完美。但是，你知道吗，从眉毛上还能看出五脏六腑的盛衰？

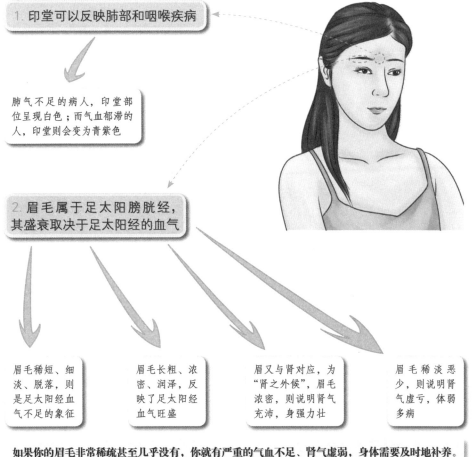

1. 印堂可以反映肺部和咽喉疾病

肺气不足的病人，印堂部位呈现白色；而气血郁滞的人，印堂则会变为青紫色

2. 眉毛属于足太阳膀胱经，其盛衰取决于足太阳经的血气

眉毛稀短、细淡、脱落，则是足太阳经血气不足的象征

眉毛长粗、浓密、润泽，反映了足太阳经血气旺盛

眉又与肾对应，为"肾之外候"，眉毛浓密，则说明肾气充沛，身强力壮

眉毛稀淡恶少，则说明肾气虚亏，体弱多病

如果你的眉毛非常稀疏甚至几乎没有，你就有严重的气血不足、肾气虚弱，身体需要及时地补养。如果眉毛过早地脱落，就说明气血早衰，是很多病症的反应，其中最为严重的要算麻风病了。瘤型麻风病的先兆就是眉毛脱落，开始是双眉呈对称型稀疏，最后全部脱落。

所以，美女们不要只注意自己眉毛的形状，也要关注眉毛上显示出的一些信号，及时发现潜藏在五脏六腑中的问题，从根本上养护自己的容颜。

也给五脏六腑"看手相"

按照中医的阴阳论来讲，人的一只手就是一个阴阳俱全的小宇宙，手掌为阴，手背为阳，五个手指刚好是阴阳交错。手指一般代表头，手掌一般代表内脏，手背一般代表我们的背部。人内脏经脉的气出来首先到手指，所以手指非常敏感，一个人内脏的问题很快就可以在手上看出来。

手的反射区

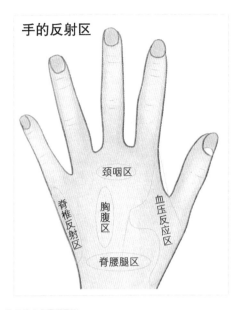

颈咽区

胸腹区

血压反应区

脊椎反射区

脊腰腿区

看手指

1. 拇指

关联肺脾，主全头痛。指节过分粗壮，气有余便是火，心情偏激，易动肝火；扁平薄弱，体质较差，神经衰弱；拇指指关节缝出现青筋，容易发生冠心病或冠状动脉硬化；拇指指掌关节缝纹路杂，容易早期发生心脏疾病；拇指掌节上粗下细者吸收功能差，身体一般较瘦弱，上粗下粗者则吸收功能好，减肥较难；拇指中间有横纹的，吸收功能较差，横纹越多对人的干扰越大

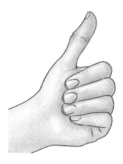

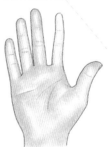

2. 示指

关联肠胃，主前头痛，为大肠经所过，所以反映的主要是大肠的问题。正常的指尖应该是越接近末端越小的，如果相反，则是吸收转换功能比较差；如果示指很清白、弯曲、没有力，一般是脾胃的功能弱，容易疲劳、精神不振；如果在示指根部与拇指之间有青筋，则要注意会有肩周炎

3. 中指

关联心脏，主头顶，为心包经所过，主要管人的情志、神志。如果中指细且横纹较多，说明生活没有规律，往往提示心脑血管方面的疾病；中指根部有青筋者要注意脑动脉硬化，青筋很多意味着有中风倾向

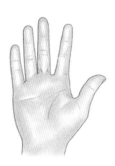

4. 无名指

关联肝胆、内分泌，主偏头痛。无名指太短说明先天元气不足

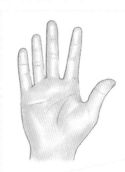

5. 小指

关联心肾，主后头痛。小指长且粗直比较好，一定要过无名指的第三个关节或与第三关节平齐，如果小于第三关节或者弯曲，说明先天的肾脏和心脏都不是很好；如果小指细小且短，女性很容易出现妇科问题，如月经不调等；如果小指特别小，生育功能会出现障碍，男性就容易出现肾亏、腰酸湿软等；如果其他四指都非常好，就是小指不好，说明先天不足。所以，人的身体素质的保养很关键的部位是小指，平常应多揉小指

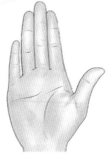

1. 指的强弱

哪个手指比较差就说明与其相关联的脏腑有问题

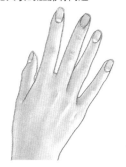

观指形

2. 指的曲直

手指直而有力，说明这个人脾气比较直。而我们经常说的"漏财手"，则是消化和吸收系统不好

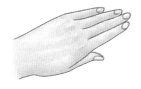

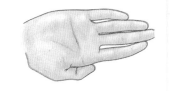

4. 指的软硬

拇指直的人比较自信，但容易火气盛；拇指弯的人容易失眠多梦

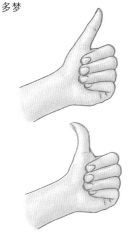

5. 指的血色

手指颜色较白说明气血不足，身体瘦弱，手脚比较怕冷；手指较红说明血气充足，但太红反而血气不畅，人容易疲劳；手指自我对比特别红说明这个人特别累，而且血黏稠度高，血脂高；手指红得发紫发黑说明脑动脉供血不足或心肌梗死，非常危险，如果延升到整个手掌都发暗、没有血色，就要注意肿瘤的问题，应大量紧急排毒；手指中间特别青说明消化功能非常差

3. 指的长度

手指细长的人多从事脑力劳动，手指粗短的人多从事体力劳动

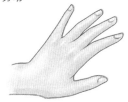

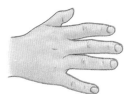

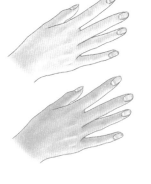

了解了这些，看一下你的手指，在对照你身体经常出现的一些症状，中医"看手相"是不是很有道理呢？

"形诸外必有诸内"：女人养颜定要从保养脏腑开始

女人以肝为天，养肝最当先

不知道女性朋友有没有这种经历：突然无缘无故地脸色发黄，心情郁闷，看谁都不顺眼，总想找茬吵架，结果最倒霉的就是老公了，常常被没头没脑地"打骂"一顿，弄得他莫名其妙。

其实这也是没办法的，因为女子是以肝为天的，肝功能出现异常就会导致上面这样的问题。

肝藏血，血养筋，故筋是肝的精气所聚。若肝血充足，则筋脉得以滋养，筋健力强，四肢关节灵活、屈伸自如，就会给人以健美之感；若肝血不足，筋失所养，轻则关节屈伸不利，重则四肢麻木、筋脉拘急，甚至手足抽搐震颤、角弓反张，自然有失健美

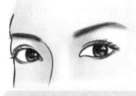

1 肝主筋

2. 肝开窍于目，其华在爪

五脏六腑之精气皆注于目，因此目与五脏六腑都有内在联系，但肝与目关系更为密切。目只有得到肝血的充分滋养，才能水汪汪，脉脉含情又盈盈含露

肝功能与美容的关系

3. 肝血的盛衰影响爪甲的荣枯

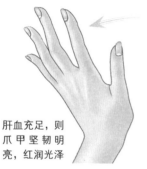

肝血充足，则爪甲坚韧明亮，红润光泽

若肝血不足，则爪甲软薄，枯而色夭，甚则变形脆裂

由上可知，肝脏功能出现病理变化，便会在许多方面影响人体的美感，所以女人一定要养护好自己的肝。这样才能让自己时刻保持美丽的面容，优雅的姿态，健康的身心，也可以让自己的爱人少受一点耳朵和皮肉之苦。

用好肝经，让肝气畅通

凌晨 1～3 点是肝经的气血最旺的时候，这个时候人体的阴气下降，阳气上升，所以应该安静地休息

养肝气方法

肝经上的太冲穴在脚背上大脚趾和第二趾结合的地方，足背最高点前的凹陷处。那些平时容易发火着急，脾气比较暴躁的女性要重视这个穴位，每天坚持用手指按摩太冲穴 2 分钟，至明显酸胀感即可，用不了 1 个月就能感觉到有明显的好转

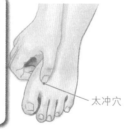

太冲穴

用手掌直接按摩你的肝脏部位，或者按摩两肋。力度要较大，可以以打圈的方式进行。每次 10 分钟，每周 3 次。可以疏肝解郁，行气活血，对于情志不舒和肝气郁结所造成的斑点极为有效

饮食养肝

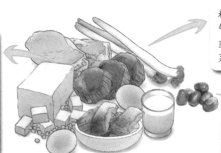

养肝的食物有蛋类、瘦肉、鱼类、豆制品、牛奶等，它们不但能保持肝脏所需的营养，而且能够减少有毒物质对肝脏的损伤，帮助肝细胞的再生和修复

春季养肝宜多吃一些温补阳气的食物，例如，葱、蒜、韭菜是益肝养阳的佳品，菠菜舒肝养血，宜常吃

大枣性平味甘，养肝健脾，春天可常吃多吃

注重精神调摄

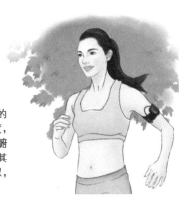

肝主升发阳气，喜条达疏泄，恶抑郁。要想肝气畅通，首要的一条就是必须重视精神调养，注意心理卫生。如果思虑过度，日夜忧愁不解，则会影响肝脏的疏泄功能，进而影响其他脏腑的生理功能，导致疾病滋生。春季精神病的发病率明显高于其他季节，原有肝病及高血压的患者在春季会加重或复发。所以，春季尤应重视精神调摄，切忌愤然恼怒

把心养好才能拥有形神兼备的美

很多人认为做新娘子的时候，刚刚当上妈妈的时候最美，是因为那时人们从内心感到真正的快乐和幸福，那种心理上的喜悦表现在脸上，让人觉得很美。这种美不是单纯的容貌之美，是源自心底的形神兼备的美。所以要做美丽女人，首先要养好心。

心与容颜的关系

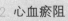

1. 心气不足
即心的精气虚少，推动血液运行的功能减低。可见心慌心跳、面色无华等

2. 心血瘀阻
若心气不足，血运无力，可导致心脏血液瘀阻。可见脉搏节律不整、心悸、心前区憋闷疼痛、面色灰暗、口唇青紫等

3. 心血亏虚
心主血脉的功能正常，以心气强健、血液充盈、脉道通利为基本条件。如果心血虚少，脉道不充，则可见心悸、面色口唇苍白、脉细无力等

此外，心还有调节神志的功能。神志，即指人的精神意识、思维活动。正是因为心的这种功能，才有了心情、心意、心思、心愿等词语。心主神志的功能，与它营运血液的作用是分不开的，心所营运的血脉充盈，则神志清晰、思考敏捷、精神旺盛；否则会导致精神病变，出现心烦、失眠、健忘、精神错乱等不良症状

养心四要点

养心应做到四个要点：静心、定心、宽心、善心。

何谓"养心"？《黄帝内经》认为是"恬淡虚无"，即平淡宁静、乐观豁达、凝神自娱的心境。生活中我们要做到静心、定心、宽心和善心

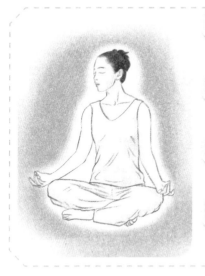

静心 就是要心绪宁静，心静如水，不为名利所困扰，不为金钱、地位钩心斗角，更不能为寝食而不安

定心 就是要善于自我调整心态，踏实度日，莫为琐事所烦忧，豁达乐观，喜乐无愁。纵有不快，也一笑了之，岂非惬意

宽心 就是要心胸开阔。宰相肚里能撑船，心底无私天地宽。让宽松、随和、宁静的心境陪伴你，岂非快乐每一天

善心 就是要有一颗善良之心，时时处处事事都能设身处地地为别人着想，好善乐施献爱心，向需要帮助的人伸出援助之手，自己的心境也会得到慰藉

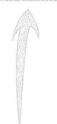

1. 合理的饮食

能预防冠心病、心绞痛和心肌梗死等疾病的发病。平时饮食要清淡，因为盐分摄入过多会加重心脏的负担。不要暴饮暴食，戒烟限酒，多吃一些养心的食物，如杏仁、莲子、黄豆、黑芝麻、木耳、红枣等

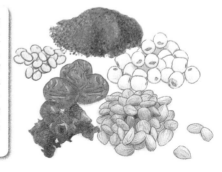

通过饮食来护心

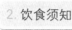

2. 饮食须知

对于心脏不好的人来说，一定要避免大喜与暴饮暴食；否则可能会有猝死的危险。所谓"大喜伤心"，太高兴了会让人心气涣散，又吃了很多东西，就会出现中医里"子盗母气"的状况。"子盗母气"，是用五行相生的母子关系来说明五脏之间的病理关系。在这里子是指脾胃，母指心，就是说脾胃气不足而借调心之气来消化食物

如果一个人本来就有心脏病，太高兴心气已经涣散了，又暴饮暴食，脾胃的负担超负荷了，只好"借用"心气来消化这些食物，心气必然亏虚。因此，心脏病患者（特别是老年人）在这个时候往往会突然发生心脏病，一定要注意

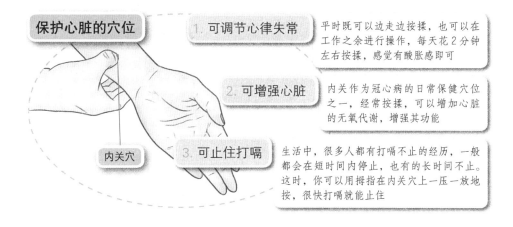

保护心脏的穴位

1. 可调节心律失常　平时既可以边走边按揉，也可以在工作之余进行操作，每天花2分钟左右按揉，感觉有酸胀感即可

2. 可增强心脏　内关作为冠心病的日常保健穴位之一，经常按揉，可以增加心脏的无氧代谢，增强其功能

内关穴

3. 可止住打嗝　生活中，很多人都有打嗝不止的经历，一般都会在短时间内停止，也有的长时间不止。这时，你可以用拇指在内关穴上一压一放地按，很快打嗝就能止住

夏季尤其要养心

按照中医理论，季节和五行五脏是有所对应的。夏季属火，对应的脏腑为"心"，所以养心也成为夏季保健的一大关键点。

生活中要注意戒烟限酒，不要饮浓茶，保证充足的睡眠

还要多喝水，多补水，因为夏季出汗较多，若不注意及时补充水分，会引起血液中水分减少，血液黏稠度增高，致使血流缓慢，造成血管栓塞，极易引发急性心肌梗死和心脏猝死。不要等到口干舌燥时再喝水，养成睡前半小时和清晨起床后喝一杯凉开水的习惯

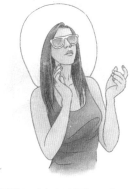

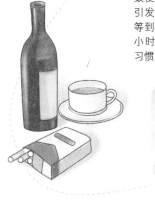

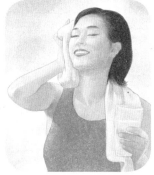

还要避开"魔鬼时间"。一天24小时中，上午6～11时是急性心肌梗死高峰时段，医学上称它为"魔鬼时间"，因此，患有冠心病的人这个时段不宜做剧烈运动

嘴唇干瘪、过度消瘦的美女一定要养脾

要想让自己嘴唇丰满诱人，小腹平坦，养好脾，是关键。

在中医理论中，脾属土，它就是人的后天之本，是人体存活下去的根本。如果连这个存活下去的根本都出了问题，那还谈何健康与美丽呢？所以，养脾应该引起每个人的重视。

美女们要想养好脾，就要多吃健康的食物，经常做运动，而且不要对自己要求太严格，学会放松，一切顺其自然。

思虑过多就会影响脾的运化功能，导致脾胃呆滞、运化失常、消化吸收功能障碍，出现食欲不振、脘腹胀闷、头目眩晕等症状。所以，缓解压力就可以健脾。

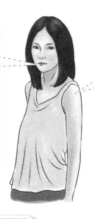

脾主肌肉，如果脾气健运，肌肉营养充足，则口唇红润光泽；脾气不运，运化水谷精微失职，尤其是慢性消化不良的人，常见口唇萎黄不泽。

脾气健运，精微四布，则四肢的营养充足，肌肉丰满健壮，而活动也强劲有力；若脾失健运，清阳不布，气血不足，肌肉、四肢失养，则肌肉消瘦，四肢乏力，甚至萎废不用。

生活中几种减压方法

1. 笑一笑十年少，哭一哭也无妨

当自己感到郁闷时能够"笑一笑"当然是最好的，实在笑不出来的时候就用哭来宣泄吧。反正"女人哭吧哭吧不是罪"，而且眼泪能杀菌，就当为自己洗眼睛了。哭完以后，你就会觉得轻松多了

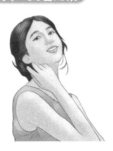

2. 多听悦耳动听的音乐

悦耳动听的音乐会通过人的听觉影响大脑皮层，使内分泌系统分泌一些有益于健康的激素和酶。所以，当一个人听到自己喜欢的音乐时，呼吸就加深，神经就松弛，疲劳便能得以消除

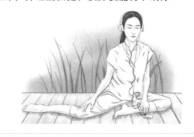

3. 找一个没人的地方自言自语

自己声音的音调有一种使人镇静的作用，可以使人产生安全感。所以，在感到心情不好的时候，找一个没人的地方自言自语一会儿，可以发泄内心所遭受的思想和感情上的压抑，从而获得精神状态和心理状态的平衡协调

4. 不要苛求自己

每个人都想更好、更快、更完美地做事情，也不断地给自己设定目标，这自然会给自己带来无穷的压力和烦恼。因此，要正确认识自己的能力，量力而行

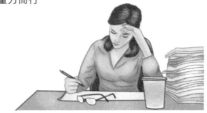

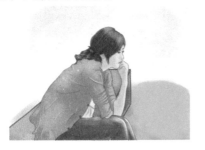

要想皮肤好，一定要把肺养好

《红楼梦》中将林黛玉描写得姿容绝代，有稀世俊美，但她那种美是病态的、文弱的、娇滴滴的美。她患有长期的肺部疾病，那种健康的、活泼的青春气息，柔嫩光泽、白里透红的肌肤质感是与她无缘的。因为肺主皮毛，主气，司呼吸，有宣发与肃

降的作用，若肺功能失常日久，肌肤就会干燥，面容也会变得苍白憔悴。

肺还是人体重要的呼吸器官，进行体内外气体的交换。通过肺的呼吸作用，我们可以吸入自然界的清气，呼出体内的浊气，从而进行吐故纳新，实现体内外气的交换，维持人体正常的新陈代谢。下面我们来介绍一下如何养肺。

养肺准则

1. 情绪要开朗

在七情中，肺主悲，肺气虚容易引起悲伤，而悲伤又会直接影响到肺，所以情绪上要开朗。中医提出"笑能清肺"，笑能使胸廓扩张，肺活量增大，胸肌伸展，笑能宣发肺气，调节人体气机的升降，消除疲劳，驱除抑郁，解除胸闷，恢复体力，使肺气下降，与肾气相通，并增加食欲。清晨锻炼，若能开怀大笑，可使肺吸入足量的大自然中的"清气"，呼出废气，加快血液循环，从而达到心肺气血调和的作用，保持人的情绪稳定

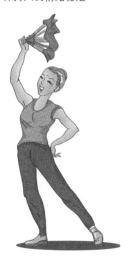

2. 注意呼吸

肺主全身之气，其中一个就是呼吸之气。要通过呼吸吐纳的方法来养肺。怎么呼吸呢？使呼吸节律与宇宙运行、真气运行的节律相符，也就是要放慢呼吸，一呼一吸要尽量地达到 6.4 秒。要经常做深呼吸，把呼吸放慢，这样可以养肺

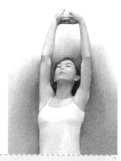

《黄帝内经》还介绍了一种呼吸的方法，叫闭气法，就是闭住呼吸，这种方法有助于增强我们肺的功能。先闭气，闭住之后停止，尽量停止到你不能忍受的时候，再呼出来，如此反复七遍，又叫"闭气不息七遍"。

3. 注意饮食的调养

多吃一些玉米、番茄、黄豆、大豆、梨等，有助于养肺。秋令养肺最重要，肺喜润而恶燥，燥邪会伤肺。秋天气候干燥，空气湿度小，尤其是中秋过后，风大，人们常有皮肤干燥、口干鼻燥、咽痒咳嗽、大便秘结等症。因此，秋季饮食应"少辛增酸""防燥护阴"，适当多吃些蜂蜜、核桃、乳品、百合、银耳、萝卜、秋梨、香蕉、藕等，少吃辛辣燥热与助火的食物。饮食要清淡

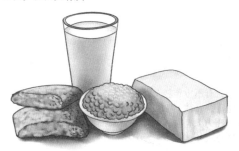

此外，中秋后室内要保持一定湿度，以防止秋燥伤肺，还要避免剧烈运动使人大汗淋漓，耗津伤液。为了美得自然、美得健康，女人要学会保养肺脏。

补肾不是男人的专利，女人同样需要

提到补肾，人们往往会认为这是男人的事情。其实，这是完全错误的观点。女性也容易患上肾虚，女性肾虚会造成性冷淡、不孕、出现月经失调以及白带清稀、胎动易滑等症状。肾气的盛衰还关系到女性体内分泌系统的储备，而内分泌的损耗过多，

则如同灯油耗尽，生机将灭。可以说，肾精的耗损是女性早衰的根源。

那么，肾虚究竟会让你的"面子"出现哪些问题，解决的方案是什么呢？

肾虚问题及解决方案

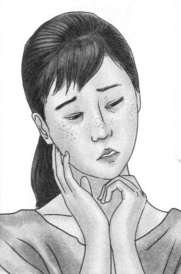

1. 黑眼圈

中医认为，黑眼圈是肾虚的外在表现，消除黑眼圈可从补肾入手。服用滋阴补肾类的中药可以消除黑眼圈。日常饮食中还要多摄取蛋黄、豆类、芝麻、花生、胡萝卜等含有大量维生素E和维生素A的食物。生活有规律，保证充足的睡眠，戒烟酒，多运动，以改善体内血液循环，减轻黑眼圈。多吃益肾食品。大枣补气养血，桂圆补血，枸杞滋补肾阴，核桃补肾强腰，还有花生、板栗，这些都是很好的补肾补血类健康食品

2. 眼袋

眼袋的出现是因为眼睛局部的血液、水液循环不畅，造成脂肪、水分的堆积。肾主水液代谢，肾虚不能温化水液，会造成眼部水肿难消，长期如此下去，难以逆转，就会形成眼袋。除服用补肾中药外，还可施以按摩手法，轻按眼周攒竹、睛明、四白穴等，以疏通经络，促进血液、水液循环，消除眼袋

3. 眼睛不再清澈明亮

眼睛是最能体现人体精、气、神的部位，精气充足，眼睛就会清澈明亮，精气衰退，眼睛就会混浊不堪。而人体精气是以肾精为本的，肾精充足，眼睛则明亮

5. 雀斑、黄褐斑

肾虚可导致面部雀斑、黄褐斑。明代陈实功著《外科正宗》中说："雀斑乃肾水不能荣华于上，火滞结而为斑。"补肾可使肾水上荣面部肌肤，淡化斑点。此外，还可食用富含维生素C的食品，如香蕉、蜂蜜、西红柿、大枣、橘子、猕猴桃、丝瓜、黄瓜等，以及富含维生素E的食品，如卷心菜、胡萝卜、茄子、葵花子油、鸡肝等

4. 面色发黑

肾病外应黑色，肾虚可使人的整个面部发黑，无光泽。爱美的女士不妨试一试滋补肝肾的药物，如枸杞子和桑葚等。肾虚一般多见于更年期女性，表现为失眠多梦、烦躁易怒、脱发、口干咽燥、黑眼圈与黄褐斑等"肾阴虚"的症状。可多吃鱼、鸭、黑木耳、黑芝麻、核桃、虫草等

目前，有不少年轻女性也患上了肾虚，她们的肾虚多属于"肾阳虚"，由脾阳虚所引起，表现为畏寒怕冷、食欲不振、消化不良、精神萎靡等。女性因为本身阳气相对较弱的生理特点，加上生活、工作压力大，精神长期处于紧张状态，造成女性的脾胃功能转弱，很容易出现脾阳虚。建议服用金匮肾气丸、右归丸等中药，还可多吃羊肉、韭菜、鹿茸等。

下面推荐两道补肾食疗菜肴。

冬虫夏草淮山鸭汤

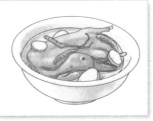

【材料】虫草15克，淮山20克，鸭1只。

【做法】将鸭和虫草、淮山放入锅内隔水炖熟，调味即可。每星期可食用一两次。

【功效】滋阴补肾。适用于因肾阴不足导致的失眠、耳鸣、腰膝酸痛、口干咽燥等。

鹿茸枸杞猪腰子汤

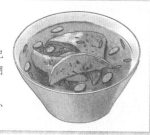

【材料】鹿茸 10 克，枸杞子 25 克，猪腰 2 个（去内膜，切碎）。

【做法】将切好的猪腰放入锅中，加生姜小炒至熟，与鹿茸、枸杞子放入锅内隔水炖熟，调味即成（进食时可加半匙白酒）。每星期可食用一两次。

【功效】补肾阳。适用于肾阳亏损造成的头晕、耳鸣、疲倦无力、怕冷等。

按照《黄帝内经》的理论，肾功能衰退是随着年龄的增长而必然出现的一种现象。所以，女人要想延缓衰老，防止容颜消逝，平时就要注意保养肾脏功能。预防肾虚，就能预防早衰现象。除了吃的，再向大家介绍几种简单易学的养肾强肾方法。

1. 刺激足底穴位

在中医理论里，脚是与肾有密切关系的部位，因此养肾最佳的方式之一就是通过足部进行保养。每天睡前用热水泡脚，热水要泡过脚踝位置，浸泡过程中再辅以按摩效果更好。方法是：用双手拇指分别按压双脚内踝到脚底的位置，时间以 3 ~ 5 分钟为宜，也可以直接用两只脚相互揉搓挤压，达到按摩效果

2. 按摩养肾穴位

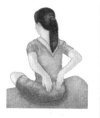

养肾的重要穴位主要集中在后腰眼处，因此平时上班空闲或在家看电视的时候，不妨将腰坐直，然后用双手按压腰眼处，每次上下搓压 3 ~ 5 分钟。这样间隔做上一会儿，可以解除疲劳，也有利于肾的舒缓放松

3. 经常伸腰转腰

俗话说"久坐伤肾"，对办公室一族来说，适当的起身运动就非常有必要了。每隔 1 小时就要站起来走动一下，经常伸伸懒腰、转动转动腰部和臀部，能很好地舒缓身体内脏，活动四肢，促进血液循环

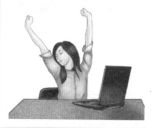

4. 常做强肾操

端坐，两腿自然分开，与肩同宽，双手屈肘侧举，手指伸向上，与两耳平。然后，双手上举，以两肋部感觉有所牵动为度，随后复原。可连续做 3 ~ 5 次为一遍，每日可酌情做 3 ~ 5 遍。做动作前，全身宜放松。双手上举时吸气，复原时呼气，用力不宜过大、过猛。这种动作可活动筋骨、畅达经脉，同时使气归于丹田，对年老、体弱、气短者有舒缓作用

5. 经常叩齿

齿为肾之余，肾主骨，齿、骨、肾是一家，所以通过锻炼口齿可以达到养肾的目的。可以每天早晚叩齿 20 ~ 30 次

6. 注意身体保暖

有的女性在冬季里穿得过少，不注重腰腹部和足部的保暖，导致寒气侵入体内，也会加重肾的负荷，导致出现肾虚。因此，冬季一定要注重这些部位的保暖，不能为了美丽而伤害健康。只有肾健康了，才能拥有"气血两旺，容颜焕发"的状态，胜过你频繁去美容院，或是买名贵化妆品

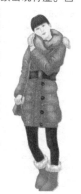

胃好才能身体好

胃是人体的加油站，我们的花容月貌以及需要的能量都来源于胃的摄取。不过，现代人的生活太"丰富多彩"了，于是人们总是主动或被动地对"胃"不好好爱护，让胃病不知不觉中袭来。

1. 都市白领胃病发病率较高

身为都市中繁忙一族，白领女性中慢性胃炎的发病相当广泛。不要以为这仅仅是带给你腹痛、恶心、食欲不振等不适，或者是无法再好好享受珍馐美味，最可怕的是，如果你忽略它，一般浅表性胃炎可能演变为慢性萎缩性胃炎，甚至会转化成胃癌，这时麻烦可就大了。所以，白领女性们，不管多忙都要注意抚慰自己的胃

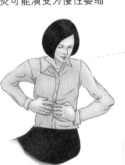

2. 早餐吃热食，胃气才充足

调摄胃气最重要的一点就是早餐应该吃"热食"。有些人贪图凉爽，尤其是夏天，早餐喝蔬果汁代替热乎乎的豆浆、稀粥，长此以往会伤害"胃气"，因为早晨的时候，身体各个系统还未走出睡眠状态，吃冰冷的食物，必定使体内各个系统出现挛缩、血流不畅的现象。也许刚开始食冰冷食物的时候不会有什么不舒服，但日久或年长之后，你会发现自己皮肤越来越差，喉咙老是隐隐有痰，或是时常感冒，小毛病不断。这就是伤了胃气，降低了身体的抵抗力

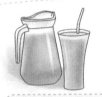 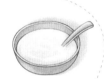

养胃须知

早饭应该是享用热稀饭、热燕麦片、热羊乳、热豆花、热豆浆、芝麻糊、山药粥等，然后再配着吃蔬菜、面包、三明治、水果、点心等。最好不要喝牛奶，因为牛奶容易生痰、导致过敏，不适合气管、肠胃功能弱，皮肤差的人及潮湿气候地区的人饮用。

3. 摇摆运动增强胃功能

摇摆运动也可以健胃增强胃功能，具体方法如下。

1. 仰卧式

去掉枕头，平躺在硬床上，身体成一条直线。双脚尖并拢，并尽力向膝盖方向勾起，双手十指交叉，掌心向上，放于颈后，两肘部支撑床面。身体模仿金鱼游泳的动作，快速地向左右两侧做水平扭摆。如果身体难以协调，可以用双肘与足跟支撑，练习协调之后，可以逐渐加快速度。每次练3~5分钟，每天练习两次

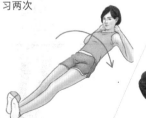

2. 俯卧式

身体俯卧，伸成直线。两手掌十指交叉，掌心向上，垫于前额下。以双肘尖支撑，做迅速而协调的左右水平摆动

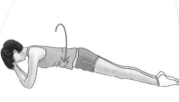

3. 屈膝式

仰卧，双手十指交叉，垫在颈后，掌心向上。两腿并拢屈膝，脚跟靠近臀部。摆动时以双膝的左右摇动来带动身体的活动，向左右两侧交替扭转。开始时幅度可小，熟练后即可加大幅度，加快频率

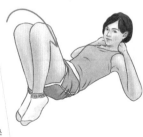

壮"胆"，启动健康美丽的"枢纽"

胆功能正常，我们的身体就健康；胆功能出了问题，人就显得虚弱不堪了，会出现黄疸、皮疹、皮肤粗糙等症状。所以，胆对美丽也很重要。

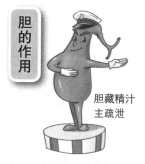

胆的作用

胆藏精汁
主疏泄

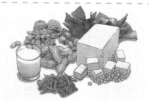

胆病须知

胆病主要是指胆囊炎和胆结石。导致这类疾病的原因大多都是不良生活习惯

日常饮食中应限制高胆固醇食物，多吃植物纤维类、富含维生素类食物；饮食以温热为宜，以利胆道平滑肌松弛和胆汁排泄；少量多次喝水可加快血液循环，促进胆汁排出，预防胆汁瘀滞，利于消炎排石。

人要生存下去，首先必须有足够养分。没有养分小孩无法成长，没有养分成人活不下去，没有养分人体生命需要的血就造不出来，没有血人体的五脏六腑的气机不能升腾，甚至无法维持。养分的来源主要是人们每天的进食。人们吃了足够的食物，虽然有牙齿的帮助、胃肠的蠕动，如果没有胆囊疏泄的胆汁参与或胆汁分泌疏泄不足，我们人体是吸收不到足够的养分的。胆的好坏影响到胆汁的分泌疏泄，而胆汁的分泌疏泄又会影响到食物的分解；食物分解的好坏影响到食物营养成分的吸收与转化，而营养成分的吸收转化又直接影响到人体能量的补充供给；能量补充供给又影响到其他脏腑的能量需求（五谷、五味、五畜、五禽、五色等入五脏）。这就是胆对我们人体的重要作用

学会胆的养护，人体才能得到充分的滋养，患各种胆部疾病的概率才会降低，我们的身体才能平安。所以说，养好了胆就是启动了健康和美丽的枢纽，每个女人都应该知道一些关于养胆的知识。

三焦，健康美丽的总管

三焦是中医藏象学说中一个特别的名词，具体指上焦、中焦和下焦的合称。三焦的生理功能有两方面：一为通行元气，二为水液运行提供通道。三焦不畅，可引起耳鸣、头晕、咽痛、胸腹胀闷、小便不利等症状。

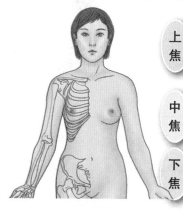

上焦
横膈以上的部位，包括胸、头部、上肢和心肺两脏，以心肺之气的"开发"和"宣化"，将气、血、津液和水谷精微等"若雾露之溉"布散于全身为其主要生理特点，故称"上焦如雾"

中焦
是指横膈以下，脐以上的上腹部，包括脾、胃，以脾胃的运化水谷，化生精微，以化气血，"泌糟粕，蒸津液"为其主要生理特点，故称"中焦如沤"

下焦
下焦为脐以下部位，包括肾、膀胱、大小肠、女子胞等。其主要生理特点是传化糟粕和尿液，故称"下焦如渎"

中医认为，三焦是人体气血上下贯通的通道，气血津液都要通过三焦来营养全身。只有三焦通畅，才能气血流通，气血流通了，才能健康美丽。所以，让三焦畅通无阻，气血流畅，才是美丽的最好保障。

"嘻"字功，古人调理三焦功法

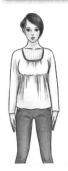 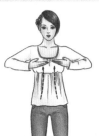 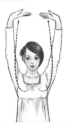 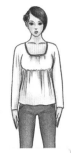

两唇微起，表情要平和，舌尖向下

双臂从两侧自然抬起，两手心向上，指尖相对，抬高到膻中穴

向上托举并且读"嘻"字，同时呼气，托至前额上方时呼气完，将意念放在涌泉穴

吸气时，双手掌竖起，手心朝里从头部开始向下抚摸，到脸部、胸部和乳房时，两手的劳宫穴对着乳中穴，指尖相对一会，然后指尖向下，推到胸、肋、腹、胯等处

最后两臂自然垂落于身体两侧，反复做6次

注意：练功、呼气时无名指中气感觉强烈，下落时脚下四趾气感也很强，这是因为少阳的气随着呼气上升贯通了身体的上下，使三焦的气血调和并且畅通了。

清三焦之火方法

1. 上焦火

表现为口唇干燥、口中生疮、目赤肿痛、耳鸣

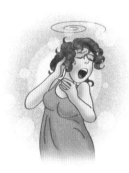

清法：在医师指导下服用牛黄解毒丸、黄连上清丸等

2. 中焦火

表现为舌面生疮、食不知饱、呃气上逆、脘腹胀满、不思饮食、口臭、口苦

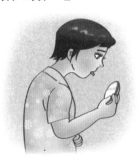

清法：在医师指导下选用栀子金花丸、牛黄清胃丸、清胃黄连丸、清胃散

3. 下焦火

表现为大便干结，小便短少，尿色黄赤、混浊有味，阴部瘙痒，白带增多

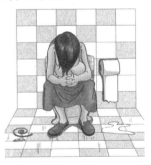

清法：在医师指导下选用三黄片、栀子金花丸、龙胆泻肝软胶囊等

呵护膀胱，驱除损伤美丽的毒素

膀胱是一个储存尿液的器官，它的主要功能就是储尿和排尿。中医认为，肾与膀胱相表里，肾是作强之官，肾精充盛则身体强壮，精力旺盛；膀胱是州都之官，负责储藏水液和排尿。它们一阴一阳，一表一里，相互影响。所以说，如果撒尿有问题，

就是肾的毛病。另外，生活中我们经常会说有的人因为受惊吓，小便失禁，其实这就是"恐伤肾"。恐惧对肾脏造成了伤害，而肾脏受到的伤害又通过膀胱经表现出来了。

同样，肾的病变也会导致膀胱的气化失调，引起尿量、排尿次数及排尿时间的改变，而膀胱经的病变也常常会转入肾经。

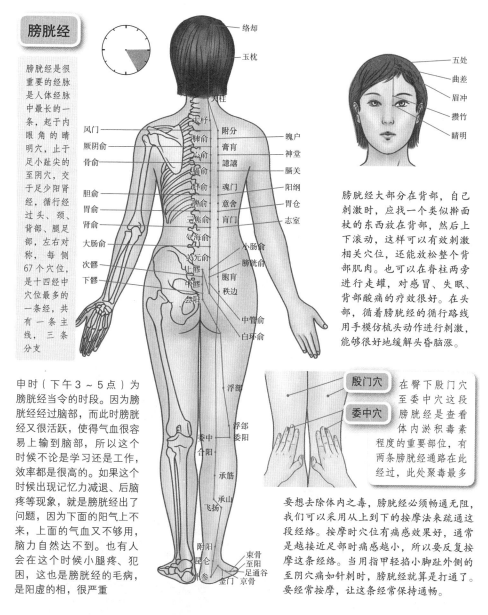

膀胱经

膀胱经是很重要的经脉是人体经脉中最长的一条，起于内眼角的睛明穴，止于足小趾尖的至阴穴，交于足少阳肾经，循行经过头、颈、背部、腿足部，左右对称，每侧67个穴位，是十四经中穴位最多的一条经，共有一条主线，三条分支

申时（下午3～5点）为膀胱经当令的时段。因为膀胱经经过脑部，而此时膀胱经又很活跃，使得气血很容易上输到脑部，所以这个时候不论是学习还是工作，效率都是很高的。如果这个时候出现记忆力减退、后脑疼等现象，就是膀胱经出了问题，因为下面的阳气上不来，上面的气血又不够用，脑力自然达不到。也有人会在这个时候小腿疼、犯困，这也是膀胱经的毛病，是阳虚的相，很严重

膀胱经大部分在背部，自己刺激时，应找一个类似擀面杖的东西放在背部，然后上下滚动，这样可以有效刺激相关穴位，还能放松整个背部肌肉。也可以在脊柱两旁进行走罐，对感冒、失眠、背部酸痛的疗效很好。在头部，循着膀胱经的循行路线用手模仿梳头动作进行刺激，能够很好地缓解头昏脑涨。

殷门穴
委中穴

在臀下殷门穴至委中穴这段膀胱经是查看体内淤积毒素程度的重要部位，有两条膀胱经通路在此经过，此处聚毒最多

要想去除体内之毒，膀胱经必须畅通无阻，我们可以采用从上到下的按摩法来疏通这段经络。按摩时穴位有痛感效果好，通常是越接近足部时痛感越小，所以要反复按摩这条经络。当用指甲轻掐小脚趾外侧的至阴穴痛如针刺时，膀胱经就算是打通了。要经常按摩，让这条经常保持通畅。

另外，憋尿的习惯特别不好，对健康的危害是非常大的，尤其是对膀胱的危害，因为尿液滞留膀胱过久，会增加细菌生长繁殖的机会。所以，憋了一段时间的尿之后，除了尽快将膀胱排空，最好的方法就是再补充大量的水分，强迫自己多排泄几次小便，这对膀胱来说有冲洗作用，可以避免膀胱内细菌的增生。

肠道不健康，美丽就会化为乌有

口臭、腹痛、腹胀、习惯性失眠、脸上长痘痘，皮肤暗淡、无光，小肚子总鼓鼓的，还在不断发胖……

这些困扰都与肠道不健康，导致宿便在体内产生毒素有关。现代医学专家更指出，人体 90% 的疾病与肠道不洁有关。所以，要想永葆健康美丽，一定要保持肠道里面干干净净。

给你的肠道一点关爱

肠道每天不停地消化、吸收食物，以保证身体养分充足，是身体最劳累的器官。此外，它还是人体内最大的微生态系统，共有 400 多种菌群，掌管着人体 70% 以上的免疫功能，是维护人体健康的天然屏障。但是，长期以来，人们对胃肠营养健康问题的认识非常有限，很多人对肠胃方面的不适都不太在意，认为只是一些小毛病而已。其实，肠道的作用非常重要，我们应该给自己的肠道多一点关爱。

保持肠道年轻的一个关键因素就在于保持肠道清洁，大便畅通。而膳食纤维就能促进肠道蠕动，加快粪便排出，从而抑制肠道内有害细菌的活动，维护肠内微生态环境平衡。因此，日常饮食中要多吃粗粮，有意识地增加膳食纤维的摄入量。膳食纤维含量丰富的食物包括米、大麦、玉米、燕麦、小麦、荞麦、裸麦（青稞）、薏米等。但粗粮并非吃得越多越好。研究发现，饮食中以六分粗粮、四分细粮最为适宜；正常人吃粗粮的频率以每两天一次为宜

黄豆、黑豆、红豆、绿豆等豆类及豆制品，对维护肠道微生态环境平衡起着至关重要的作用。但油炸豆腐、熏豆腐、卤制豆腐等加工食品，营养物质遭到破坏较多，应少吃

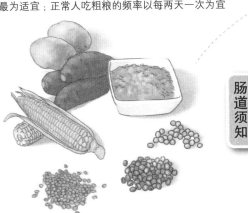

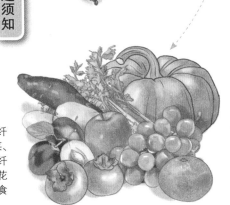

肠道须知

蔬菜与水果也都含有丰富的维生素、矿物质及膳食纤维，成人应每天都摄取。高纤维蔬菜主要有：芹菜、南瓜、莴苣、花椰菜、豆苗、洋山芋及荚豆类。高纤维水果主要包括：橘子、葡萄、李子、葡萄干、无花果、樱桃、柿子、苹果、草莓等。高纤维的根茎类食物包括：番薯（白薯）、马铃薯、芋头等

除此之外，花生、腰果、开心果等坚果类食物，瓜子、芝麻等种子类食物，食物膳食纤维的含量也都较高。还有，洋菜（琼脂）、果冻、蒟蒻（魔芋）也是高纤维食物。

维持膳食平衡要做到以下几点：

1	尽量少吃过季或反季食品。
2	每天吃饭的时间、数量都要有规律。
3	吃饭时要身心愉悦，细嚼慢咽。
4	饮食要依据自己的身体状况而定，不要盲目跟风。

指压按摩，每天 10 分钟成就"肠美人"

每天 10 分钟，简单的指压按摩，就能让你从内到外地变得美丽，成为真正的健康美人。

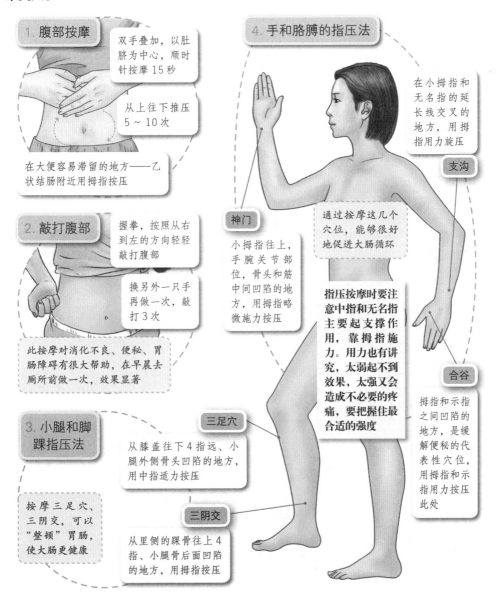

1. 腹部按摩
双手叠加，以肚脐为中心，顺时针按摩 15 秒
从上往下推压 5 ~ 10 次
在大便容易滞留的地方——乙状结肠附近用拇指按压

2. 敲打腹部
握拳，按照从右到左的方向轻轻敲打腹部
换另外一只手再做一次，敲打 3 次
此按摩对消化不良、便秘、胃肠障碍有很大帮助，在早晨去厕所前做一次，效果显著

3. 小腿和脚踝指压法
从膝盖往下 4 指远、小腿外侧骨头凹陷的地方，用中指适力按压
按摩三足穴、三阴交，可以"整顿"胃肠，使大肠更健康

4. 手和胳膊的指压法
在小拇指和无名指的延长线交叉的地方，用拇指用力旋压

支沟

神门
小拇指往上，手腕关节部位，骨头和筋中间凹陷的地方，用拇指略微施力按压

通过按摩这几个穴位，能够很好地促进大肠循环

指压按摩时要注意中指和无名指主要起支撑作用，靠拇指施力。用力也有讲究，太弱起不到效果，太强又会造成不必要的疼痛，要把握住最合适的强度

合谷
拇指和示指之间凹陷的地方，是缓解便秘的代表性穴位，用拇指和示指用力按压此处

三足穴

三阴交
从里侧的踝骨往上 4 指、小腿骨后面凹陷的地方，用拇指按压

第3章

内因决定外貌，
寻找变年轻变漂亮的方法

二八佳人青春无敌，无瑕肌肤的秘密武器就在《黄帝内经》

保养肌肤，先分清肤质

由于肤质的不同，每个人都会遇到各种各样的皮肤问题。根据皮脂腺分泌的油脂的多少，我们将皮肤分为5种类型：中性皮肤、油性皮肤、干性皮肤、混合性皮肤，以及敏感性皮肤。不同的皮肤类型有不同的特点，对应不同的护理要点。

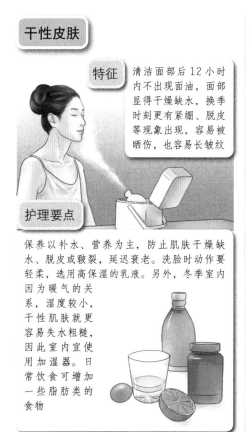

干性皮肤

特征 清洁面部后12小时内不出现面油，面部显得干燥缺水，换季时刻更有紧绷、脱皮等现象出现，容易被晒伤，也容易长皱纹

护理要点 保养以补水、营养为主，防止肌肤干燥缺水、脱皮或皲裂，延迟衰老。洗脸时动作要轻柔，选用高保湿的乳液。另外，冬季室内因为暖气的关系，湿度较小，干性肌肤就更容易失水粗糙，因此室内宜使用加湿器。日常饮食可增加一些脂肪类的食物

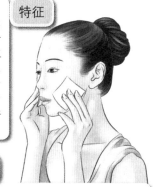

油性皮肤

清洁面部1小时后开始出现面油，平时肌肤较为粗糙，泛油光，天气转冷时易缺水，很容易生暗疮、青春痘、粉刺等 **特征**

护理要点 日常养护以清洁、控油、补水为主。要定期做深层清洁，去掉附着在毛孔中的污物。特别是在炎热的夏天，油性肌肤的人应该每天多洗几次脸，洗脸后以收敛水收敛粗大的毛孔。不偏食油腻、辛辣的食物，多吃蔬菜、水果和含维生素B的食物。另外，要少用手触摸脸部。如果有痘痘，就更不能经常用手触碰，以免感染

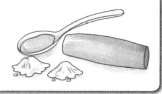

中性皮肤

特征

清洁面部 6 ~ 8 小时后出现面油，皮肤细腻有弹性，不发干，天热时可能出现少许油光，很少生出痘痘，比较耐晒，也不易过敏。是比较好的皮肤类型

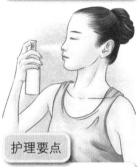

护理要点

养护以保湿为主，如果处理不得当，也很容易因缺水缺养分而转为干性肤质，应该使用锁水保湿效果好的护肤品，好好保养

混合性皮肤

特征

清洁面部 2 ~ 4 小时后 T 形部位（额头、鼻子、下巴）出现面油，其他部分则较晚出现。T 形部位易生粉刺、痘痘等，其他部位却因缺水而显得干涩，比较耐晒，缺水时易过敏。所谓混合性，就是 T 形部位油性和其他部位干性的混合

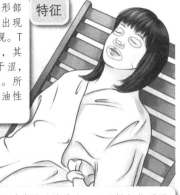

护理要点

日常护理以控制 T 形区分泌过多的油脂为主，而干燥部位则要滋润，所以护理上要分开。选用性质较温和的洁面用品，定期深层清洁 T 形部位，洁面后以收敛水帮助收敛毛孔，干燥部分则以一般化妆水滋润。要特别注意干燥部位的保养，如眼角等部位要加强护养，防止出现细纹。总之，混合性肌肤的保养要遵循"分别对待，各个击破"的原则，不要怕麻烦

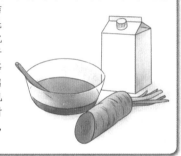

敏感性皮肤

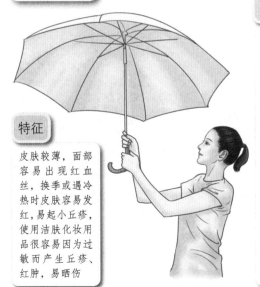

特征

皮肤较薄，面部容易出现红血丝，换季或遇冷热时皮肤容易发红，易起小丘疹，使用洁肤化妆用品很容易因为过敏而产生丘疹、红肿，易晒伤

护理要点

这类肌肤最需要小心呵护，在保养品的选择上应避免使用含有香料、酒精的产品，尽量选用配方清爽柔和，不含香精的护肤品，注意避免日晒、风沙、骤冷骤热等外界刺激。涂抹护肤品时动作要轻柔，不要用力揉搓面部肌肤。值得注意的是，这类皮肤的人在选用护肤品时，应该先做敏感测试，在耳朵后、手腕内侧等地方试用，确定有没有过敏现象。一旦发现过敏症状，立即停用所有的护肤品，情况严重者最好到医院寻求专业帮助

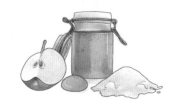

此外，无论何种类型的皮肤都要注意防晒，这是护理皮肤的一个重点。如果不喜欢油腻的防晒霜，外出时最好能戴顶帽子来遮挡紫外线。

读懂《黄帝内经》，谁都能拥有雪莲般清透白皙的脸

肤色的白净、均匀，都要靠体内脏腑的精气来美化与维持。当脏腑的精气充足时，体内气血通畅，精力充沛，阴阳协调，肤色自然丰润美白，斑疣癣疥不会乱长，头发也光亮照人，眼睛有神采，充满魅力；反之，气血瘀滞、精力不足、阴阳失调的人，当然肤色枯槁或面黄如蜡，或肌肤浮肿松弛，脸上皱折多纹，目光迟滞，就算化妆技术再巧妙高明，也难以掩饰。

肝、脾、肾最易影响肤色

中医认为，最容易影响肤色的，当属肝、脾、肾三脏。肝主疏通及宣泄，功能是疏泄全身气、血及津液，人若经常处于忙碌、压力大、紧张及情绪差、易怒的状态下，就会肝气郁结，肝气郁结会造成气血逆乱及瘀滞，肤色便会蜡黄而暗沉，这就是所谓的"肝郁气滞"

脾脏影响肤色的原因，在于脾为气血生化之源。中医所谓的脾脏不是西医的脾脏，而是讲整个消化系统，所以说"脾主中州"，意即脾在五脏中主要是吸收营养再滋养其他的脏腑，所以中医的脾主统血，也主肌肉、主四肢，所以说是气血的生化之源。如果饮食失调及心神不宁影响了消化功能，就会产生脾虚湿蕴的现象

中医认为是肾主水，也就是主掌人体全身津液平衡，倘若操劳过度，则会水亏火旺，虚火上升而郁结不散，使皮肤粗糙缺少光泽。另外，中医认为"肺主皮毛"，由于"肺为气之主，肾为气之根"，肾虚或肾水不足，则会影响肺脏功能，肤色也会变差

要美白应该怎么补

1. 要想肤色白皙气色好，平常要多吃红枣、枸杞子、黄芪等

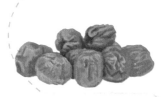

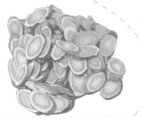

红枣性温味甘，归脾胃经，能补中益气，对于容易血虚的女性还能养血安神，同时红枣富含维生素A、维生素C，也符合西医营养学的美白效用

枸杞子归肝、肾经，能滋肾、润肺、补肝及明目，也能促进血液循环，而且枸杞子性平味甘而适合各种体质的人食用

黄芪则性温味甘，归脾、肺经，可益气升阳、养血补虚，大补脾肺，用西医的说法，就是可以强化新陈代谢，有助于黑色素代谢，也有助体内废气及老废代谢物质的代谢，很适合运动量不足的女性食用

2. 要想美白，还可借助玉竹、白术、白芷、白及和醋

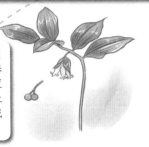

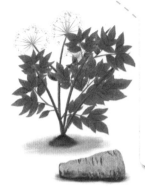

玉竹性平味甘，能滋阴生津、润肺养胃，使女性肠胃更能吸收养分，脸上的肌肤能很快变成粉嫩苹果脸

白术性温，味甘、苦，主要作用是补肺益气，并能燥湿利水、健胃镇静，有助于消除脾虚水肿，让皮肤更光亮

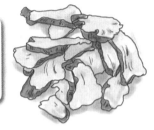

白芷入肺、脾、胃经，为祛风汤化导药，可缓解皮肤湿气，有助排脓、解毒

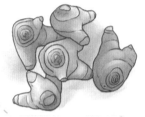

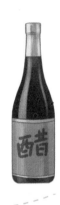

醋也是肌肤嫩白的好朋友。不管哪种因素导致的皮肤变黑，都可以用醋疗来缓解。中午和晚上吃饭时喝上两小勺醋，不仅可以美白，还可预防血管硬化的发生。除了饮食之外，在化妆台上放一瓶醋，每次在洗手之后先敷一层，保留20分钟再洗掉，可以使手部的皮肤柔白细嫩。此外，在每天的洗脸水中稍微放一点醋，也能起到美白养颜的作用

白及能补肺，主要作用在于逐瘀及生新，有助皮肤修复及清除黑色素，不只适合外用敷脸，内服也能美白

在《黄帝内经》中寻找肌肤水润的秘诀

美女一定要是水水嫩嫩的，皮肤干燥缺水不仅让美丽大打折扣，还会让人过早地长出皱纹，绝对是美容养颜的大敌，就让我们在《黄帝内经》中寻找肌肤水润的秘密吧。

《黄帝内经》云："肺外合皮毛"。也就是说皮肤的润泽、水感、晶莹都必须以润肺为本，涂抹保湿补水护肤品为标，内外结合才能达到润泽晶莹，从里到外都水嫩的效果。下面我们来介绍几个给肌肤补水的小方法。

西瓜皮焕肤补水面膜

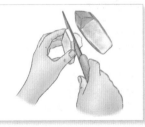

【方法一】把一方干净的西瓜皮用快刀剖成2毫米厚薄的薄片。用瓜皮轻轻按摩脸部肌肤有舒缓镇静补水的功效。

【方法二】整个西瓜，洗干净，刨去青皮，然后再刨下一片片的白皮一片一片地贴在脸上和手臂上，大约5分钟更换一次新的西瓜皮片，共换四次，然后用清水洗净。

樱桃桂花汤

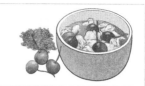

先将冰糖加适量水溶化，加入银耳 50 克煮 10 分钟左右，然后加入樱桃 30 克，桂花适量煮沸即可，此汤水有助于补气、养血、滋润皮肤。

葡萄酒蜂蜜面膜

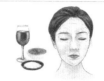

用 50 克小麦粉做基础材料，倒入葡萄酒 30 毫升，搅拌成糊状。加一大匙蜂蜜，薄薄一层直接涂于皱纹处，或先抹在脸贴上，再贴在脸上，20 分钟后取下。该方法可让皮肤滋润光滑，皱纹减淡。

银耳莲子百合糖水

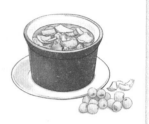

准备好银耳、莲子、百合、冰糖。将银耳和莲子洗净，用凉水泡一晚上。如果使用的百合是干的，那么百合也需要泡一晚上。锅里加水后将银耳、莲子、百合放入，等水开后改用小火炖。大概 1 小时后，放入冰糖，煮 5 分钟就可以了。饮用时先放到冰箱里冰一下，口感更好。银耳、莲子、百合都是美容佳品，经常饮用此汤，皮肤自然水水嫩嫩。

豌豆美容粥

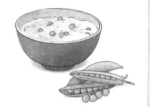

豌豆 100 克，红糖适量。将豌豆用温水浸泡数日，用微火煮作粥，至熟烂如泥；加入红糖，做早餐或随时食之。此粥功效在于理脾益气，祛湿利水，消肿通乳，生肌生肉，滋养皮肤，适用于胃肠失和、脾失健运引起的脘腹胀满、面、肢轻度浮肿，面色干黄等症，亦可用于妇女产后乳汁不下。

银耳菠萝枸杞汤

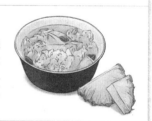

银耳 5 克，枸杞 5 克，菠萝罐头半罐（小罐），冰糖 1 大匙。将银耳洗净，用水泡发后去蒂，切成小朵，放入锅内，加 4 碗水，用大火煮开后转小火熬煮约 20 分钟。接着放入枸杞，煮至熟软时加入菠萝片，并糖调味即可起锅。待甜汤凉却后，移入冰箱冷藏，更能生津止渴。此汤可快速排出体内毒素，润肤美白。

几种常吃的润肤水果

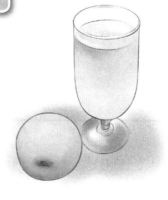

1. 雪梨

润肺，给肌肤补充水分，增白皮肤，去皱纹，抗衰老，令肌肤白嫩润泽，状如婴儿。经常口鼻干燥，肌肤干燥瘙痒者，生吃梨见效神速，且无副作用

注意事项

脾胃虚寒者、极度怕冷者、胃溃疡患者、腹泻者、糖尿病患者、血虚者应慎吃或少吃梨。另外，梨有利尿作用，夜尿频者，睡前少吃梨；梨不能与螃蟹同吃，以免腹泻

2. 荸荠

迅速补给肌肤水分，去除皱纹，使肌肤润泽白皙，焕发活力生机，充满弹性，还能使眼睛明亮水汪汪。另外，荸荠还可以降血压

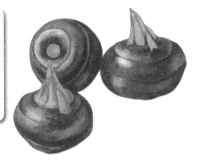

最适宜食用者

肌肤干燥缺水者、面部有皱纹者、眼睛干涩者、儿童和发烧病人、咳嗽多痰者、咽干喉痛者、消化不良者、大小便不利者、癌症患者应多吃荸荠；荸荠对于高血压、便秘、糖尿病尿多、小便淋沥涩通、尿路感染均有一定功效，而且可预防流脑及流感的传播

注意事项

脾胃虚寒者、腹泻者、血瘀者不宜吃荸荠；荸荠最好煮熟吃，因为荸荠生长在泥中，外皮和内部都有可能附着较多的细菌和寄生虫，所以一定要洗净煮熟后方可食用。生吃一定要去皮，寄生虫和细菌大部分都在皮部

3. 百合

补充肌肤必要的水分，使肌肤莹润光泽。含胶质，能使肌肤充满弹性。能增白肌肤，使肌肤水嫩、润白、弹性紧实；还能清心热安心神，帮助治疗失眠。有睡眠困扰的朋友可以多吃经常吃百合莲子山药粥。油性皮肤的人多吃百合能控制痘痘的滋生

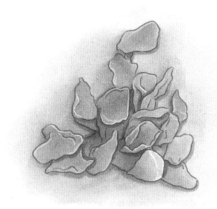

注意事项

百合最好是去药店购买干的，回来炖着吃或熬粥吃

下"斑"以后更美丽

关于斑的成因，《黄帝内经》认为：它是"气血运行不畅，皮肤失养"导致的。皮肤色素沉积主要是"代谢"的不平衡，降解速度低于合成速度所造成的。因此，消斑的根本还在于解决代谢问题，而人体的代谢是需要时间的。所以去斑需要循序渐进的过程。经常进行面部按摩，这些讨厌的斑点就会慢慢变淡甚至消失。所有爱美的、想要祛斑的姐妹们都一起来吧。

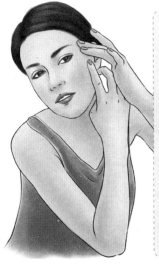

很多女人过了30岁，就发现两颊渐渐飞上了"蝴蝶"，黑色或者褐色的斑点密布脸颊，看起来就像蝴蝶的翅膀，这就是我们所说的黄褐斑，也称为蝴蝶斑。只可惜这只"蝴蝶"带来的却不是美丽，而是让人焦虑的烦闷。很多人还发现，这些斑点随着年纪的增大越来越多，颜色也越来越深，美丽就快被这些斑点给淹没了。要拯救你的美丽，就要驱除这些美丽的祸根，做个下"斑"以后的漂亮女人。

以双手大鱼际（拇指的根部）在双侧颧骨部由内向外做环形按揉1分钟

大鱼际、太阳穴是祛斑的法宝

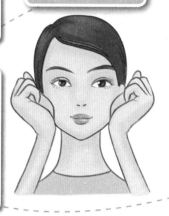

以双手拇指指腹由前额正中向两边分推，从眉毛上方推至太阳穴，反复推1分钟，然后用双手中指指腹由睛明穴（两眼内眼角稍靠下的部位）开始沿两侧鼻背向下推抹至迎香穴（在鼻翼外缘中点旁，当鼻唇沟中），反复推抹1分钟

双手手掌置于两颊外侧，以示指、中指、无名指、小指指腹贴于两侧面颊部，手指按次序地由下向上运动，做扫的动作，反复进行1分钟

用拇指指腹按揉印堂穴（在额部，两眉头之间）1分钟。再用双手中指指腹分别按揉两侧四白（眼眶下缘正中直下一横指处）、迎香、颊髎穴（在颧骨下颌突的后下缘稍后，咬肌的起始部，颧肌中）各1分钟

祛斑汤水

黑木耳红枣汤

【材料】黑木耳30克，红枣20枚。

【做法】将黑木耳洗净，红枣去核，加水适量，煮半小时左右。每日早、晚餐后各食一次。

【功效】黑木耳可去面上黑斑。经常服食，可以驻颜祛斑、健美丰肌；大枣和中益气，健脾润肤，有助黑木耳祛除黑斑。

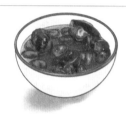

黄瓜粥

【材料】大米100克，鲜嫩黄瓜300克，精盐2克，生姜10克。

【做法】将黄瓜洗净，去皮去心后切成薄片。然后将大米淘洗干净，生姜洗净拍碎后待用。锅内加水约1000毫升，将大米和姜末加入，大火烧开后，改用文火慢慢煮至米烂时下入黄瓜片，再煮至汤稠，入精盐调味即可。

【功效】每天两次温服，可以润泽皮肤、祛斑、减肥。

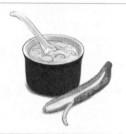

西红柿汁

每日喝1杯西红柿汁或经常吃西红柿，对防治雀斑有较好的作用。因为西红柿中含丰富的维生素C，被誉为"维生素C的仓库"。维生素C可抑制皮肤内酪氨酸酶的活性，有效减少黑色素的形成，从而使皮肤白嫩，使黑斑消退。

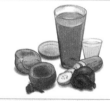

柠檬冰糖汁

将柠檬榨汁，加冰糖适量饮用。柠檬中含有丰富的维生素C，此外还含有钙、磷、铁和B族维生素等。常饮柠檬汁，不仅可以白嫩皮肤，防止皮肤血管老化，消除面部色素黑斑，还具有防治动脉硬化的作用。

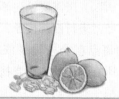

外敷法祛斑

茯苓面膜

【材料】白茯苓 15 克，蜂蜜 30 克。

【做法】将白茯苓研成细细的粉末，然后将蜂蜜与茯苓调成糊状即成。洁面后用茯苓蜂蜜糊敷脸 20 分钟，然后用清水洗去即可。

【功效】本面膜有营养肌肤，消除老年斑黄褐斑的功效。古医家认为茯苓能化解一切黑斑瘢痕，与蜂蜜搭配使用，既能营养肌肤，又能淡化色素斑。

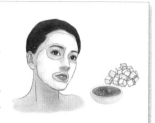

苹果番茄面膜

【材料】苹果 1 个或者番茄 1 个，淀粉 5 克。

【做法】将苹果去皮，捣成果泥，敷于脸部，称为苹果面膜。每日一次，20 分钟后清水洗净。将鲜番茄捣烂，调入少许淀粉增加黏性，敷于面部，称为番茄膜。每日一次，20 分钟后用清水洗去。

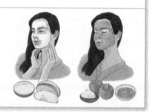

这两种面膜因富含维生素 C，可抑制骆氨酸酶，阻止黑色素的合成，所以能祛除面部黄褐斑和雀斑，并对皮肤起到增白的作用。这两种天然的绿色美容法，贵在坚持长期使用，不能三天打鱼，两天晒网，或浅尝辄止。

拯救"熊猫眼"小绝招

经常眼眶黑黑的人多半肾气亏损，需要增加营养。在饮食中增加优质蛋白质摄入量，多吃富含优质蛋白质的瘦肉、牛奶、禽蛋、水产等。还应增加维生素 A、维生素 E 的摄入量，因为维生素 A 和维生素 E 对眼球和眼肌有滋养作用。含维生素 A 多的食物有动物肝脏、禽蛋、胡萝卜等。富含维生素 E 的食物有芝麻、核桃、葵花子等。

另外，民间有一些治疗黑眼圈的偏方。

土豆片眼膜

土豆有补气、健脾、消炎、解毒的功效。将土豆削皮洗净后，切成 2 毫米的片，然后平躺在床上，将土豆片敷在眼上，约 5 分钟后再用清水洗净。这款眼膜在夜晚敷，更有助消除眼睛疲劳。值得注意的是有芽的土豆不要用，因为有毒。

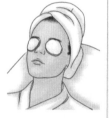

茶叶包敷眼

用冷水浸泡茶叶包（红茶除外），之后取出敷在眼睛上，15 分钟后取下，每周一次，可有效淡化黑眼圈。

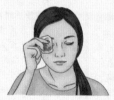

年轻女孩子总是喜欢夜生活，也有因为学业或工作压力而不得不熬夜的，第二天就会发现眼圈下围绕着青黑色的一圈，还微微浮肿，看起来就像"功夫熊猫"。这是因为睡眠不足，疲劳过度，眼睑长期处于紧张收缩状态，这个部位的血流量增加，引起眼圈皮下组织血管充盈，从而导致眼圈瘀血，滞留下黯黑的阴影

轻松去油养护方法

很多女性都有面部油脂过剩的烦恼，要想去油，让脸部清爽，有下面几种方法可以试一试。

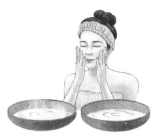

冷热水交替洗脸去油

肌肤呈油性的美女因为出油的原因，通常毛孔也比较粗大，很多人认为用冷水洗脸就可以收缩毛孔，但是这对去油却没有什么效果，所以又想去油又想收缩毛孔最基本的方法就是用冷热水交替洗脸。

用脸盆盛好热水，洗脸时对着水龙头直接用冷水，交替洗，这样洗出来的脸干净清爽、白里透红，不仅油光褪尽了，毛孔也小了很多

控油不忘补水

如果你只控油、吸油，不补充水分，身体内的平衡系统就会自然启动，不断分泌更多的油脂以补充大量流失的油脂，形成"越控越油"的恶性循环。并且，油脂分泌过程中要消耗肌肤内的大量水分，使皮肤处于缺水状态。所以，对付油脂分泌过多的正确方法就是补水。饮水和做化妆水面膜可以从内外两方面同时对肌肤进行补水，这样，油脂分泌过多的问题很快就能得到解决，脸上的毛孔也就不再那么醒目了。

此外，有些人抱怨脸上明明油脂分泌很旺盛，可是唇部周围却还是有皮屑，肌肤没有光泽，妆容不持久，等等。这些都是因为肌肤不够湿润，给肌肤补水同样可以解决这些问题。

不同区域区别对待

去油重点针对 T 字部位：T 字部位油脂腺多，油脂分泌旺盛，是油垢的重灾区。清洁时重点放在额头、两侧鼻翼和下巴部位

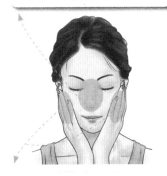

补水重点针对双颊部位：双颊部位的油脂腺很少，几乎是没有，因此补水是必然的。可以每天早晚，尤其是晚上，使用爽肤水外加滋润乳液，在全脸薄薄涂一遍之后，双颊部位加倍加量重复使用

控油、补水，方法多多

挑选无油脂护肤品：买一套适合自己肤质的乳液状的清爽型洗护产品，在去油的同时，又迅速为皮脂膜补充大量水分，尽快达到清爽滋润不油腻的效果

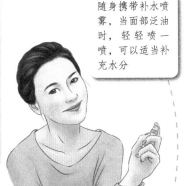

随身携带补水喷雾，当面部泛油时，轻轻喷一喷，可以适当补充水分

补水面膜加强补水：每星期敷 1～2 次补水面膜，让保湿因子渗入皮肤底层，并迅速扩散开，滋润那些"等待喝水"的细胞组织

内部补水最重要。每天八杯水，而且不要一次喝下几大杯，那样得不到足够的吸收，要分多次慢慢喝。多喝水能有效加速体内毒素和废物的排出，抑制多余油脂的分泌

天然去雕饰，痘痘去无踪

干净光洁的皮肤上冒出痘痘，会严重影响美观。为了完美肌肤、为了无瑕青春，一定要吹响紧急"战痘"号角！

痘痘是怎么形成的

关于痘痘形成的具体原因，中医认为：面鼻及胸背部属肺，所以青春痘常常是由肺经风热阻于肌肤导致的，也可能是因食用了过多的肥甘、油腻、辛辣食物，脾胃蕴热，湿热内生熏蒸面部诱发了青春痘。青春痘多出在年轻人身上，是因为他们血气方刚，阳热上升，与风寒相搏，郁阻肌肤。此外，外涂化妆品刺激引起毛囊口堵塞也是本病的重要诱因。

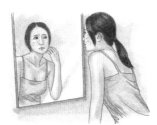

在医学上，痘痘叫作"痤疮"，在中医学中相当于"痤"或"痤痱"，或"肺风粉刺""面疮"等

四种体质容易长痘

每个人的体质不同，痘痘的具体表现和诱发原因也有异处。我们要根据自己的体质，对症抗痘。容易长痘痘的体质有这样几种：

肺热型	呈这种体质的人所长的痘痘是丘疹状的，也就是面部有一个一个的小包。这样的人平时容易口干，心烦，舌苔黄，容易上火。所以应该清肺解毒，可以多喝些菊花茶，也可配合喝点枇杷膏，饮食一定要忌荤腥。
湿热型	呈这种体质的人所长的痘痘往往是脓包型的，容易流脓、流水，而且有痛感，身体上还伴有便秘等症状。这样的体质建议排出内毒，可以多吃萝卜等。另外，每天早上起来喝一碗蜂蜜水，能够润肠通便。
痰瘀型	呈这种体质的人所长的痘痘是硬的，囊肿型的。这样的人喜欢流汗，但是怕热。这种体质又经常长痘的话，可能预示着某种妇科疾病，建议去医院做检查。平时可以多吃点海带。
上火下寒型	呈这种体质的人脸上长痘痘，四肢却经常冰凉，平时容易疲倦。这就既需要治寒又需要治火。用人参、黄芪一起治，人参治寒，黄芪治火。这种体质的人平时一定要忌口，绝对不要吃海鲜。

痘痘的防治

认清了自己的体质，我们就可以对症施治。不过一些日常的清洁程序却是呈各种体质的人通用的。

长痘痘的人通常皮肤油腻，或者属于混合型皮肤，面部某一区域油腻。可以晨起和睡前交替使用中性偏碱香皂和仅适合油性皮肤使用的洗面奶，清洁油腻部位。并用双手指腹顺皮纹方向轻轻按摩 3 ~ 5 分钟，然后用温水洗干净

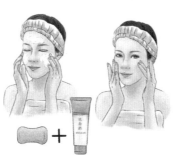

在家中自制祛痘面膜。将柠檬挤出的汁混入一个蛋清内，打匀，涂在面部，敷半个小时，然后用清水洗掉即可。另外，芦荟可以清热解毒，所以配合内服芦荟叶汁效果更好

战"痘"之后续——去痘印

脸上的痘印用厚厚的化妆品遮盖，只会使情况越来越糟糕，内外兼治才是根本。一是内里调节，靠补来完善，多喝滋补汤一定能起到作用；二是外补，除了基本的护肤品和个人卫生以外，还可以做定期的保养。下面介绍一种简单的去痘印的方法。

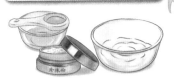

1. 珍珠粉＋鸡蛋清祛痘印

取一个鸡蛋的蛋清，与10克珍珠粉相混合。然后均匀涂抹在脸上，注意避开眼部和唇部。尽量涂厚一点，15～20分钟后洗掉。一个星期坚持做两次。珍珠粉和鸡蛋清都具有镇静和美白肌肤的功效，将两者混合在一起当面膜使用，不但肌肤会越来越柔滑，痘痘的痕迹也能慢慢变淡

祛痘印方法

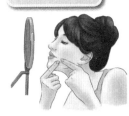

2. 祛痘印须知

对着小镜子挤痘痘，是错误的做法，有可能造成无法祛除的痘印、小坑。如果你实在想把其中的脏物挤出来，就要使用特殊工具，以免挤压伤害皮肤。打一盆热水，把经洗面奶或细砂磨砂膏（敏感型肌肤不适用）清洁后的脸置于升腾的蒸汽中，而后用热毛巾包裹面部3分钟。这样可促使毛孔打开，再用事先以75%酒精棉球消毒过的医用注射针头的针帽或粉刺器柔和地挤压粉刺边缘的皮肤，即可将粉刺挤出来。用手乱挤乱压，容易留疤

越老越美不是梦，《黄帝内经》减龄魔法还你年轻靓丽

做女人永不老，紧致肌肤有妙法

中医认为：肾主藏精。肾精充盈，肾气旺盛时，五脏功能才会正常，而气血旺盛，则容颜不衰。当肾气虚衰时，人就会表现出容颜黑暗、鬓发斑白、齿摇发落等未老先衰的症状。所以，要想让衰老来得慢些，首先就要把肾养好。

饮食补肾

多食用一些黑色食品以达到强身健体、补脑益精、防老抗衰的目的。在国外，"黑色食品"是指两类食品：一是具有黑颜色的食品，二是粗纤维含量较高的食品

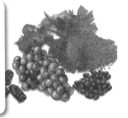

常见的黑色食品有黑芝麻、黑豆、黑米、黑荞麦、黑枣、黑葡萄、黑松子、黑香菇、黑木耳、海带、乌鸡、甲鱼等

经常吃一些带黏液的食物，如猪皮、猪蹄之类，能够紧肤美容，是因为其中含有的胶原蛋白，可以抗皱延缓衰老

按摩补肾

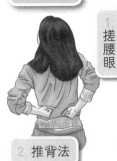

1. 搓腰眼

用两手搓后腰，每天早晚各一次，两手握拳，大拇指和示指组成的小圆圈叫拳眼，用拳眼分别对准后腰脊椎两侧肾脏的位置，然后一边水平地来回搓，一边把肾脏向中间挤压。要一直搓到两侧肾区都感觉到热为止

2. 推背法

推后背能够提升全身的正气，增强肾脏功能，从而滋养全身。具体手法就是从下向上，从尾椎开始沿着脊柱用拇指指肚向上推，来回地推，遇到特别疼的地方就多按压揉捏。这方法能让你睡得香，还对肾脏和全身肌肤非常有益处

别在你的脸上留下岁月的"纹路"

当皮肤上的第一道细纹出现，衰老就已经开始光临你了。女人过了 25 岁，皮肤就开始逐渐衰老；到 30 岁左右，最脆弱的眼部皮肤开始出现细纹；40 岁后，额头开始产生皱纹；到了 50 岁以后，整个面部就能明显看到岁月雕琢的痕迹。

导致皱纹产生的原因很多，从《黄帝内经》中的观点来看，主要有以下几种：

内脏功能失调	人体面部与其他部位一样，需要营养，而人体内的营养物质是通过内脏的功能活动产生的。所以，内脏功能失调必然导致营养物质的缺乏，使面部肌肤失去气血滋养而导致早衰，出现皱纹。
饮食不当	人体摄食量不足，体内营养物质匮乏，使面部肌肉失去营养，产生皱纹，长期饮食不平衡，可导致皱纹的产生。
情志不调	导致人体气血运行不畅，面部肌肤失去血液的滋养，导致皱纹产生。

皱纹是泄露年龄秘密的大敌，但聪明女人总有抹平皱纹的办法。

眼角干纹主要是皮肤的缺水造成的。它常出现于眼角干燥时，随着面部表情的变化时隐时现。细纹主要是由环境因素，如吸烟、熬夜，长期处于密闭空调房间，以及长期在阳光下曝晒等造成的。鱼尾纹是眼角皱纹中最严重的一种，衰老是它最大的诱因

2. 预防方法

眼部运动可以强化眼部四周肌肤，使之富有弹性。首先尽量睁大眼睛，持续 3 ~ 5 秒钟，然后慢慢闭上双眼，到上下眼皮快要接触时再睁开，动作要缓和，连续重复五次。这个动作早中晚各做 1 次。同时要给眼部肌肤供给足够的养分及补充失去的水分，你可以选择一些合适的眼霜。涂眼霜的手法要轻柔。正确的方法是：首先以无名指沾上少许眼霜，用另一手的无名指把眼霜匀开，用"打点"的方式轻轻点在眼皮四周，最后以打圈方式按摩五至六次即可。动作一定要轻，而且不可以拉扯眼部肌肤

1. 产生原因

眼角皱纹

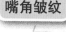

嘴角皱纹

1. 产生原因　皮肤在夜晚不能得到充足的养分和休息，就很容易在嘴角出现弹性下降、松弛及早衰现象

2. 预防方法　养成良好的作息习惯，避免熬夜或者过度紧张疲劳对改善嘴角皱纹非常重要。同时也要注意日常饮食营养平衡，多吃富含维生素 A、维生素 C、维生素 E 的食物，多喝水。用西红柿汁涂擦嘴部皮肤，不仅能增加嘴部皮肤表皮细胞的水分，而且能起到营养细胞的作用，从而增加其弹性。涂抹的方式是用中指指腹，由往上以画圆的方式按摩，做 3 ~ 5 次。依照嘴角皱纹垂直方向按摩，当皱纹呈横态时，就要纵向按摩；皱纹呈纵态时，就要横向按摩

法令纹

1. 产生原因　法令纹出现在鼻子的两旁，像一个大写的"八"字横亘在你的脸庞上，是衰老最明显的标志

2. 预防方法　深吸一口气，然后闭紧嘴巴做漱口状鼓张两面颊，就像在嘴里含了一大口水一样。然后用舌头在口内移动并推抵两颊。每天重复这些动作，坚持早中晚各做 1 次

除了改变不良生活习惯，保持乐观开朗的良好心境外，饮食疗法也可起到较好的防皱、消皱的作用。皮肤真皮组织的绝大部分是由弹力纤维构成的，皮肤缺少了它就失去了弹性，皱纹也就聚拢起来。鸡皮及鸡的软骨中含大量的硫酸软骨素，它是弹性纤维中最重要的成分。把吃剩的鸡骨头洗净，和鸡皮放在一起煲汤，不仅营养丰富，常喝还能消除皱纹，使皮肤细腻。另外多吃蔬菜瓜果，比如丝瓜、香蕉、橘子、西瓜皮、西红柿、草莓等瓜果蔬菜，对皮肤有最自然的滋润、祛皱效果。

另外，除了因为年龄增长而产生皱纹，一些习惯性小动作也是罪魁祸首。

1. 用手托脸

把肘撑在桌子上，用手托着脸。这个动作对脸部的挤压会造成脸上的皮肤被拉扯，很容易出现皱纹被拉扯，导致脸部皱纹的产生

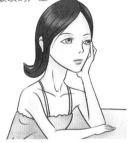

2. 偏侧咀嚼

只用一侧牙齿咀嚼食物，长期如此会导致脸型左右不对称

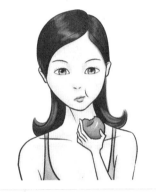

3. 拉扯眼皮

当眼睛感觉不适时、化妆时、涂抹眼霜时都难免拉扯眼皮，会导致眼部肌肤明显受损

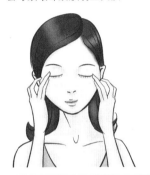

4. 超时敷面膜

长时间的敷面膜不仅对你的皮肤不能提供保养，还会使它变干、变老

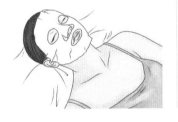

5. 睡眠姿势

经常采用一侧睡眠，很容易压迫那一侧的肌肤。另外午睡习惯用手臂枕着头脸的方式也是皮肤受到挤压，导致皱纹产生的一大原因

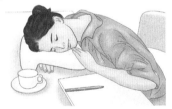

所以，要想抹平皱纹，这些习惯性的小动作也要注意避免，否则它们会成为年龄的帮凶，让你更早更快地生出皱纹。

解读《黄帝内经》中的塑身秘方，每个女人都可以燕瘦环肥

减肥塑身要用"绿色"方法

影响减肥的最大问题，就是《黄帝内经》中所说的"肝郁"和"脾虚"。肝郁使胆汁分泌不足，脾虚使胰腺功能减弱，而胆汁与胰腺正是消解人体多余脂肪的两位干将。只有将这两位干将的积极性调动起来，才能迅速地解决肥胖问题。

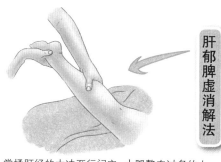

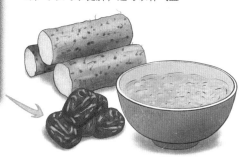

脾虚可用食补，多吃些大枣、小米粥、山药之类的，不仅可以健脾，还可以补气血

肝郁脾虚消解法

常揉肝经的太冲至行间穴，大腿赘肉过多的人，最好用拇指从肝经腿根部推到膝窝曲泉穴。这通常会是很痛的一条经，但对治肝郁很有效

上面提到的方法，对减臀部和大腿上的赘肉是很有效的。至于腰部赘肉太多的人，可以敲带脉。方法很简单：躺在床上，然后用手轻捶自己的腰部，100 次以上就可以了。经常敲打带脉不仅可以减掉腰部赘肉，还可以治愈很多妇科疾病。

如果你属于急性子的人，那么建议你采用更简单的方法：想瘦哪儿就敲哪儿。通常哪个地方的赘肉多，就说明经过这里的经络出了问题。你敲打这里，会把气血集中到这里。气血集中过来，此处的经络运行旺达，赘肉就会搬走了。不过，需要说明的是，在敲打后，敲打部分可能会先胖起来，这是细胞充水的表现，不久就会瘦下去。

下面我们再介绍几种中医食疗减肥法：

荷叶茶

【做法】荷叶以叶大、完整、色绿、无斑点者为最佳。取鲜嫩荷叶洗净后切碎晒干，每天取 10 克泡茶饮服，坚持一段时间就能看到效果。

【功效】荷叶味淡、微涩，入心、肝、脾经，有利尿、祛瘀作用。现代医学研究发现，荷叶煎剂能使人体的脂肪消耗增加，还能降血压、降血脂。

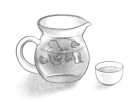

山楂饮

【做法】取出楂肉 60 克，加水 500 毫升煎水代饮。每日 1 剂，连服 10 日。

【功效】山楂性味酸甘微温，有开胃消食、化滞消积、活血化瘀之功效，特别对消油腻化肉积有较好效果。

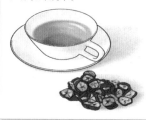

冬瓜汤

【做法】用 250 克冬瓜连皮煎汤饮服。

【功效】冬瓜有利水消肿、减肥轻身的功效。

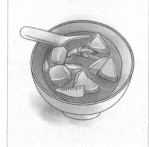

玉米须茶

【做法】把玉米须割下阴干。用玉米须 30 克加 400 毫升水，烧开后当茶饮服。

【功效】玉米须味甘性平，有利水消肿之功，可减少体内胆固醇的存积，还可预防高血压、糖尿病的发生。

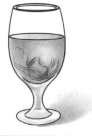

几个小招数让你轻松拥有迷人平坦小腹

很多女性都有类似的困扰：稍不留意腹部的赘肉就会噌噌地长出来，而且很难减掉，胖胖的肚腩衬得胸部却越来越显小。这脂肪怎么就不往该去的地方去呢？

其实，对付小腹赘肉的方法有很多，下面给大家介绍几种简单实用的方法。

按摩任脉瘦小腹

对付小腹赘肉最好、最轻松的方法就是按摩任脉。任脉就是我们身体正中间的那条线，主阴，对于女人来说非常重要。任脉上共有 24 个穴位，咽喉、两乳中间、肚脐上下都是。从肚脐向下开始按摩，一直按到肚脐下一个手指的宽度和三个手指的宽度之间的地方，不止对减肥有效，对女性健康也非常有益。

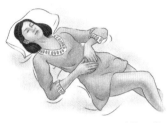

每天按摩这些穴位，要使劲按，特别是胖的人，更要用力向身体里面按，这样才能刺激到穴位，带走赘肉

如果腹部能够紧实，不再有赘肉，那么相应地，胸部看起来也会立体很多，丰满很多。

腹式呼吸瘦小腹

腹式呼吸是最轻松的瘦小腹的方法，《黄帝内经》中所说的"吐纳导引"，"吐纳"其实就是腹式呼吸。

腹式呼吸可使中下肺叶的肺泡在换气中得到锻炼，延缓老化，保持良好弹性，增加肺活量，使机体获得充足的氧，随血液运行而布散周身，并源源不断地给大脑供氧，使人精力充沛。除此之外，腹式呼吸运动对胃肠道也有极好的调节作用，能促进胃肠道的蠕动，利于消化，加快粪便的排出。因此，坚持做腹式深呼吸，既可锻炼腹肌，消除堆积在腹部的脂肪，又能预防多种代谢性疾病的发生。

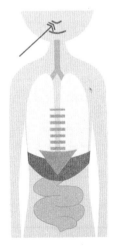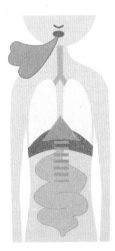

腹式呼吸简单易学，站、立、坐、卧皆可，随时可行，刚学时以躺在床上练习为好。仰卧于床上，松开腰带，放松肢体，思想集中，排出杂念。由鼻慢慢吸气，鼓起肚皮，每口气坚持10～15秒钟，再徐徐呼出。做腹式呼吸时间长短由个人掌握，也可与胸式呼吸相结合

平常走路和站立时，也可以用力缩小腹，再配合腹式呼吸。这样，小腹肌肉就会慢慢地变得紧实，从而达到瘦身的目的。

缩小腹，配合腹式呼吸就能让你的曲线流畅无比。也许一开始你会觉得很不习惯，走两步路就又不自觉地突出小腹，但只要随时提醒自己，"缩腹才能瘦身"，几个星期下来，不但小腹逐渐趋于平坦，走起路来也更显迷人。

运动法瘦小腹

1. 蹬车运动

躺在地板上假装蹬一辆想象中的自行车。正确的动作是，背部下方压紧地板，双手置于头后；膝盖弯曲呈45度角，双脚做蹬车的动作，左脚踝要碰到右膝，接着再用右脚踝去碰左膝

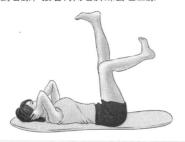

2. 提膝运动

找一把牢固的椅子，坐在椅子的边缘，膝盖弯曲，双脚平放于地面。收紧腹部，身体微微后倾，将双脚抬离地面几厘米。保持稳定的动作，将膝盖拉向胸部，同时上身前曲。然后将双脚恢复原位，不断重复

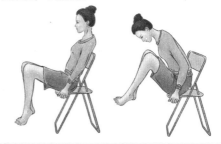

3. 手臂仰卧起坐

躺下，屈膝，双脚并拢。用一条毛巾从后侧绕过颈部，双手各拉一端。收缩腹部，肩部抬起，后背慢慢卷起，再缓缓后仰，几乎挨到地板时继续起身，不断重复。如果你觉得太难，上身只要抬离地板也就行了

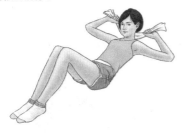

4. 举球运动

仰卧，手里拿一个网球，抬起双手冲着天花板，双腿伸直并拢，双脚上钩。收紧腹部及臀部肌肉，将双肩和头部抬离地面几厘米。确定球是始终朝上冲向房顶而不是向前的

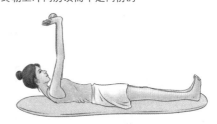

　　按摩、腹式呼吸、运动，这几个方法其实可以同时进行，这样效果会更明显，而且不会有任何的不适感。坚持一段时间，你就能拥有迷人的平坦小腹，也可以穿着紧身上衣秀一下自己的好身体了。

做女人"挺"好——永不过时的丰胸秘方

　　女人们都想做公主，"太平公主"却无人愿意做。你想告别"飞机场"的平坦，"搓衣板"的干瘪，做一个美丽自信的"大女人"吗？若想，请认真阅读下面的内容，真正健康适用而且永不过时的丰胸秘方就在这里。

乳房大小跟什么有关系

　　《黄帝内经》认为，女子进入青春期后，由于肾气逐渐充盛，"天癸至，任脉通，太冲脉盛，

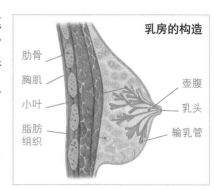

乳房的构造

肋骨
胸肌
小叶
脂肪组织
壶腹
乳头
输乳管

月事以时下"。"肾气"在这里主要是指人体的生长发育和主生殖的生理功能；"天癸"是一种类似西医所说的性激素的物质；任脉和冲脉则是两条下与内生殖器官相接，上与乳房相连的经脉。同时，冲脉还有存储血液的作用，因而我们称之为"血海"。当血海满溢的时候，血液上可化为乳汁，下可形成月经，并按时来潮。

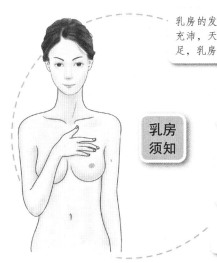

乳房须知

乳房的发育，是与肾气和血是否充足密切相关的。如果肾气不充沛，天癸不足，则任脉不得通，冲脉不能盛，最终导致血不足，乳房便不能充分发育，以致停留在青春前的幼稚状态

现在市场上的丰胸产品五花八门，但大多都治标不治本，并不能从根本上解决女性乳房发育的问题。其实，要想拥有丰满的胸部，首先就要把肾养好

血对于乳房发育的确很重要，而血又依赖于脾胃。脾胃为人的后天之本，人体的可持续发展是由脾胃来决定的。如果脾胃的消化吸收功能强，吃了食物之后，生出的营养物质就多，血也就多

良好的生活习惯是人体发育的保障，只有休息好，血气才能充足，元气才能充足，乳房才可以良性发育

三步按摩丰胸法

第一步：双手四指并拢，用指肚由乳头向四周呈放射状轻轻按摩乳房 1 分钟。在操作时动作要轻柔，不可用力过猛

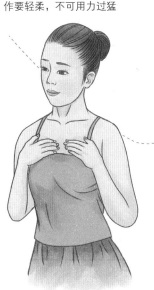

第三步：用右手掌从胸骨处向左推左侧乳房直至腋下，再返回至胸骨处；共做 3 遍，然后换左手推右侧乳房

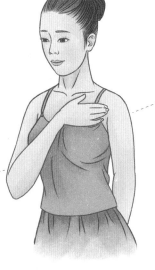

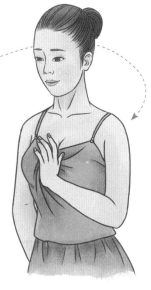

第二步：用左手掌从右锁骨下向下推摩至乳根部，再向上推摩返回至锁骨下；共做 3 遍，然后换左手推摩右侧乳房

坚持做胸部按摩，不但可以使胸部健壮丰满，凸现女人的曲线美，还能达到清心安神、宽胸理气的目的，最终令人气血通畅、精神饱满、神清气爽。

其他健胸法

支撑柔软胸部的是胸肌。如果胸肌运动不足，随着年龄的增长就会出现胸部下垂移位。你可以用以下方法来增强胸肌活力。

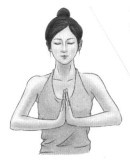

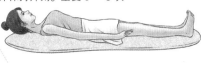

仰卧，头和臀部不离地，向上做挺胸动作，并保持片刻。重复6～8次

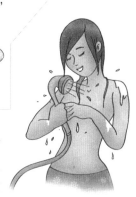

双手在胸前合掌，相互用力合压。合压时，胸部两侧的胸肌拉紧，呈紧绷状态，约进行5秒钟后放松。重复10次左右

在沐浴的时候交替用冷热水冲击胸部，增强血液循环，也能使得乳房更加有弹性。生活中要保持良好的习惯，姿势要正确，不要经常弯腰驼背，睡眠时不要卧睡，而是尽量采用躺睡或侧睡的姿势

此外，饮食也需要精心调理。多吃富含维生素 E 和 B 族维生素的食物，如瘦肉、蛋、奶、豆类、芝麻等，也有利于保持乳房的健美。这里给你推荐两款专业医师的美胸靓汤。

猪尾凤爪香菇汤

【材料】猪尾 2 只，凤爪 3 只，香菇 3 朵，水 6 碗，盐少许。

【做法】把香菇泡软、切半，凤爪对切，备用。猪尾切块并氽烫。然后将材料一起放入水中，并用大火煮滚再转小火，约熬 1 小时，再加入少许盐即可。

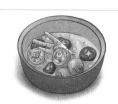

青木瓜猪脚丰胸汤

【材料】猪脚骨高汤 4 杯，青木瓜 1 个，黄豆 100 克，盐 1 小匙。

【做法】将青木瓜去皮及子，洗净、切块；黄豆泡水约 3 小时，洗净、沥干。锅中倒入猪脚骨高汤煮滚，放入黄豆煮至八分熟，加入青木瓜煮至熟烂，加入调料调味即可。

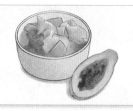

另外，还有一个小窍门：丰胸的最佳时机在每月经期之后。你可以这样计算：把每月经期开始作为第一天，然后往后推，第 11～13 天就是最佳时期，稍微次之的是第 18～24 这 7 天。为什么这 10 天是最佳丰胸时间呢？关键就在刺激乳房的激素上。在这段时间里，影响胸部丰满的卵巢动情激素 24 小时等量分泌，正是激发乳房脂肪囤积增厚的最佳时机。而在生理期时，乳房可能出现胀大现象，但实际上激素分泌量一般，食补或按摩都可能造成乳房不适。而生理期即将结束时，则是激素分泌最低的时间，即使再努力进行食补和按摩，乳房脂肪形成的效果依然不好。所以，不管是哪种丰胸方法，一定要在恰当的时间进行，效果才会显著。

每个女人都能拥有承上启下的玲珑柳腰身

　　腰，在女性的"S"曲线中起着承上启下的作用。腰身臀型若恰到好处，在视觉上就能给人曲线玲珑、峰峦起伏的美感；反之，就会显得粗笨。所以，每个女人都要注意塑形美体，让自己拥有腰细臀翘的玲珑身材。要想拥有纤细的腰身，最简单的方法就是在饮食上注意，多吃杏仁、鸡蛋及豆制品。

杏仁中所含的矿物质镁是身体产生能量、塑造肌肉组织和维持血糖的必需品。稳定的血糖能有效防止过度饥饿引起的暴食及肥胖。杏仁最神奇的地方就是它可以阻止身体对热量的吸收。研究发现，杏仁细胞壁的成分可以降低人体对脂肪的吸收。所以，女性朋友要想让腹部平坦，可以每天吃十几粒杏仁

鸡蛋所含的蛋白质和脂肪会让人有过饱的假象，所以经常吃鸡蛋的女性，在一整天里饥饿感比较轻

大豆富含抗物化物、纤维及蛋白质。大豆吃法多样，可以作为零食或者用来做菜、煲汤。豆制品的种类很多，如豆腐和豆浆，都是健康美味又减肥的

要多吃新鲜的水果蔬菜。瘦腹效果最好的水果是香蕉，它有润肺养阴、清热生津、润肠通便的功能。坚持每天吃一两根香蕉，有助于排出体内毒素，收缩腰腹，焕发由内而外的健康美丽。黄瓜、西瓜皮、冬瓜皮等也有抑制肥胖的功效。经常食用这些，可起到清热除湿减肥之效

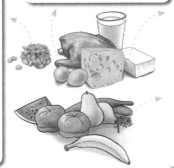

　　腰部是窈窕身材的关键，但只"细"不"结实"的腰身也不符合美的标准。因此，爱美的女性除了要注意饮食外，还应重视经常"运动"腰部，以增强腰肌张力和柔韧性。

1. 收腹运动

可躺在地上伸直双脚，然后提升、放回，不要接触地面。每天保持 3 ～ 4 次，重复做 15 遍

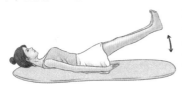

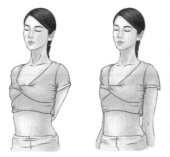

2. 仰卧起坐

膝盖弯曲成 60 度，用枕头垫脚。右手搭左膝，同时抬起身到肩膀离地，做 10 次后，换手再做 10 次

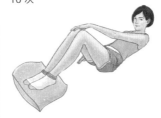

3. 呼吸运动

放松全身，用鼻子吸进大量空气，再用嘴慢慢吐气，吐出约 7 成后，屏住呼吸。缩起小腹，将剩余的气提升到胸口上方，再鼓起腹部，将气降到腹部。接着将气提到胸口，再降到腹部，再慢慢用嘴吐气，重复做 5 次，共做两组

4. 转身运动

左脚站立不动，提起右脚，双手握着用力扭转身体，直到左手肘碰到右膝。左右交替进行 20 次

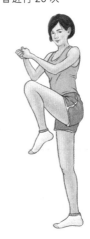

臀部问题大抄底

浑圆而富有弹性的臀部是女性健美的标志之一，圆翘的臀部，会带动身材曲线的窈窕。但很多女性朋友的臀部先天条件就不是很好，要么扁平无形，要么松弛没有弹性，还有的严重下垂。要想解决这些问题，我们首先要弄明白造成臀部不完美的原因，然后再采取相对应的措施。

1. 长时间站立

站得太久也不好，因为血液不易自远端回流，造成臀部供氧不足，新陈代谢不好，长久下去还可能会引起小腿的静脉曲张。挺胸、提肛、举腿是良好的站姿，脊背挺直，收腹提气，此时再做一下肛门收缩的动作，可收缩臀部

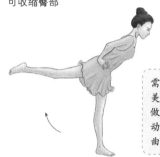

需要长时间站立的美女，不时动一下，做做抬腿后举的动作，对塑造"S"曲线大有好处。

2. 久坐造成

上班族女性，因久坐办公室不常运动，脂肪渐渐累积在下半身，这样容易出现臀部下垂

这类女性，可以试试这个提臀法：休息站立，或者等候公交车时，脚尖着地，脚后跟慢慢抬起，同时用力夹紧臀部，吸气，然后慢慢放下，呼气，坚持做就会有显著效果。

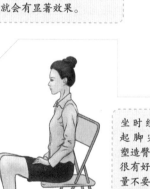

3. 斜坐造成

不能斜坐在椅子上，因为斜坐时压力集中在脊椎尾端，造成血液循环不良，使臀部肌肉的氧气供给不足，对大脑不利。也不能只坐椅子前端1/3处，因为这样坐全身重量都压在臀部这一小方块处，长时间下来会感觉很疲惫

坐时应脊背挺直，坐满椅子的2/3处，将力量分摊在臀部及大腿处，如果长时间坐累了，想靠在椅背上，请选择能完全支撑背部力量的椅背。尽量合并双腿，长久分开腿的姿势会影响骨盆形状。

坐时经常踮起脚尖，对塑造臀部线条很有好处。尽量不要长时间双腿交叉坐，否则会造成腿及臀部的血液循环不畅。

此外，有的女性有臀部肌肉松弛的问题，要想使臀部肌肉结实起来，可以每天做下面的臀部按摩，只需三个星期就能有显著效果。

（1）双掌叠加按揉一侧臀部，反复操作2分钟。同法操作对侧臀部

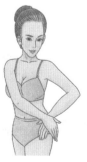

（2）双手捏住一侧臀部肌肉，反复用力捏揉两分钟。同法操作对侧臀部

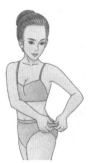

（3）单掌或双手掌叠加，将掌根置于一侧臀部上方关元俞穴处，向外下方推，经胞育穴至环跳穴止，反复推按1分钟

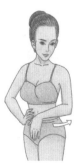

（4）以一手掌根部置于大腿后侧臀下方的承扶穴处，反复按揉1分钟

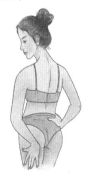

（5）以一肘尖置于一侧环跳穴处，屈肘塌腰，将身体上半部的重量集中于肘尖部，由轻而重地持续按压1分钟

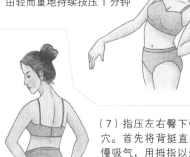

（6）双手十指相对靠拢，指间分开，手腕放松，双前臂做主动的旋转运动，用小指侧有节律地叩击臀部，反复操作1分钟

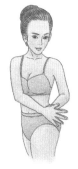

（7）指压左右臀下臀沟中心的承扶穴。首先将背挺直，肛门夹紧，慢慢吸气，用拇指以外的四根指头按压承扶穴，往上按压6秒钟时，将气吐出，如此重复10次，每天早晚各做10次，坚持1个月就会有效果

美女的纤腿秘籍

对于很多白领来说，一天可能会在办公室坐上8个小时甚至更久，慢慢地，你会发现双腿越来越粗壮了。其实，只要找准腿部按摩部位，每天进行自我按摩，你会发现在不知不觉中，双腿就变得纤细修长了。

按摩纤腿

1. 膝盖与两侧按摩

膝盖周围很少累积脂肪，因为膝盖是骨骼相连的关节部位，只是这个部位很容易浮肿或出现松弛的现象，而使得腿部变得越来越粗。由膝盖四周开始进行按摩，可以改善膝盖四周皮肤松弛现象，不过，按摩要频繁进行，否则是无法起到改善曲线的功效的

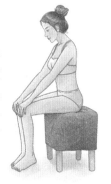

2. 紧实大腿线条

大腿内侧的皮下脂肪是很容易堆积松弛的，按摩大腿的方法是取坐位，腿部全部离开地面，臀部支撑身体平衡，双手按住膝盖上部大腿中部，轻轻按摩。这样可以消除腿部的浮肿，让双腿肌肤更加有弹性，修长腿部线条

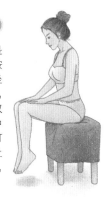

3. 改善小腿微循环

方法一：减小腿要由打松结实的小腿肥肉开始。双手掌心紧贴腿部，四指并拢，大拇指用力压住腿部肌肉，从脚跟的淋巴处中速向上旋转，两手旋转的方向必须相反。每条腿各2～3分钟

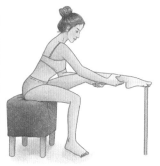

方法二：睡前将腿抬高，呈90度直角，放在墙壁上，休息二三十分钟再放下，将有助于腿部血液循环，减轻脚部浮肿

纤腿秘诀

1. 抓捏法

大腿和臀部的交接处常会出现橘皮组织，最好用收敛性强的护肤品。同样，用抓和捏的方式使它被吸收，也可以达到促进血液循环加强新陈代谢的效果。你可能会感到很热，但这对于消除橘皮组织、消除水肿效果极佳。

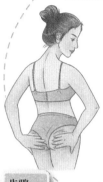 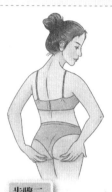 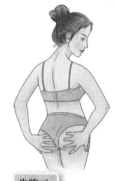 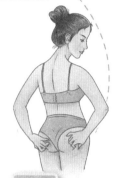

步骤一 需用按压力大、速度慢的手法刮拭

步骤二 两只手放在臀部下方，然后往两旁提

步骤三 双手抓住整个单边的臀部，往外抓

步骤四 利用揉捏方式，促进臀部血液循环

2. 穿调整型裤子

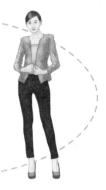

除了抓捏法，另一种物理性塑身法，就是穿调整型的裤子。穿着调整型裤子可以改善你的线条，让大腿线条变得好看；长期穿的话，肉也会集中在应该集中的地方。

第二种方法我们不是很提倡，因为可能会给大家带来不舒适的感觉。当然，如果有人想尝试，也未尝不可。

芹菜是修长美腿的好拍档

芹菜是一种能过滤体内废物的排毒蔬菜，更是让美女们拥有修长美腿的好拍档。这是因为芹菜中含有大量的胶质性碳酸钙，容易被人体吸收，补充人体特别是双腿所需的钙质。而且芹菜健胃顺肠，有助于消化，对下半身水肿、修饰腿部曲线有着至关重要的作用

芹菜功效

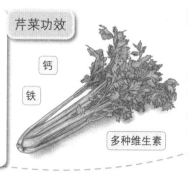

钙

铁

多种维生素

用芹菜来美腿的吃法

准备圆白菜两片、芹菜3根、米醋半勺、砂糖少许、盐少许。去除圆白菜的硬心，切成细丝，芹菜切成小段备用。然后将切好的圆白菜和芹菜放入容器内，淋上加砂糖和盐搅拌过的米醋即可

孕妇下肢水肿，按揉陷谷穴

有些孕妇，在妊娠中、晚期会出现下肢水肿。轻者限于小腿，先是脚踝部，后来慢慢向上蔓延，严重的可引起大腿、腹壁或全身水肿。之所以出现这种情况，完全是由于怀孕后盆腔血液回流导致下腔静脉的血量增加，而增大的子宫又压迫了下腔静脉，使下身和下肢的血液回流受阻，因而下肢静脉压力升高，以致小腿水肿。所以，要想消除水肿，就要使血液流通顺畅；而要使血液上下顺畅，就要按揉陷谷穴

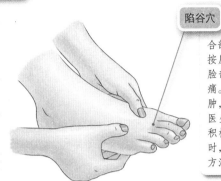

陷谷穴 在脚背上第二、三趾骨结合部前方的凹陷处，按压此处可以消除脸部水肿、脚背肿痛。如属全身性水肿，那就应尽快找医生查明原因。在积极进行治疗的同时，也可以用其他方法进行辅助治疗

　　或许我们很多人都无法拥有模特那样的身高，也没有那样魔鬼的身材，但是只要我们不放弃努力，在完美的道路上一直向前走，我们也能拥有纤细匀称的美腿，也能成为回头率百分之二百的极品美女。

将健壮手臂按摩出柔美线条

　　本节将告诉你一个简单的瘦手臂的小妙方，只要持之以恒，就能告别"蝴蝶袖"，锻炼出结实的臂肌。

　　塑造纤细匀称的双臂需要从基本的按摩开始，小臂的按摩以平直柔和为佳，上臂的按摩以手半握抓紧为佳，以促进皮下脂肪软化。你不妨每天花十几分钟为双臂进行按摩，在疏通淋巴组织之余，还可减轻水肿现象。若配合具消脂去水功效的纤手产品，效果更佳。

　　按摩瘦手臂具体按摩步骤如下：

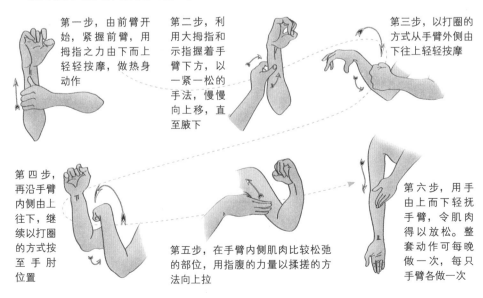

第一步，由前臂开始，紧握前臂，用拇指之力由下而上轻轻按摩，做热身动作

第二步，利用大拇指和示指握着手臂下方，以一紧一松的手法，慢慢向上移，直至腋下

第三步，以打圈的方式从手臂外侧由下往上轻轻按摩

第四步，再沿手臂内侧由上往下，继续以打圈的方式按至手肘位置

第五步，在手臂内侧肌肉比较松弛的部位，用指腹的力量以揉搓的方法向上拉

第六步，用手由上而下轻抚手臂，令肌肉得以放松。整套动作可每晚做一次，每只手臂各做一次

太瘦也不美，不胖不瘦两相宜

在别人大喊减肥的同时，有人却有这样的困扰：怎么吃都不长肉，身材总是干瘪消瘦，毫无丰满性感可言，单薄得好像一阵风就能吹倒。她们最大的愿望就是能变得稍微"胖"一点，告别"搓衣板"似的身材。

相对于由胖变瘦来说，由瘦变胖似乎更加困难，并不是单纯地多吃就能起到作用。所以，首先应该研究"瘦"的原因所在：

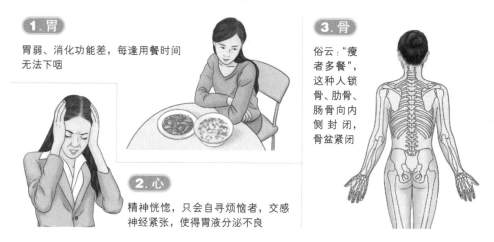

1. 胃

胃弱、消化功能差，每逢用餐时间无法下咽

2. 心

精神恍惚，只会自寻烦恼者，交感神经紧张，使得胃液分泌不良

3. 骨

俗云："瘦者多餐"，这种人锁骨、肋骨、肠骨向内侧封闭，骨盆紧闭

以上三点都是过分苗条的主要原因。这些人进餐应细嚼慢咽，处事应该悠然。为了使神经安定，最好洗温水澡。使用穴道指压法，不仅能使体重增加，也可使身体丰腴。另外，经常刺激一些穴位也能治疗过分消瘦。

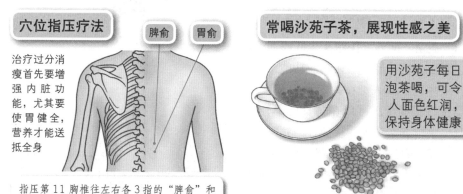

穴位指压疗法

脾俞 胃俞

治疗过分消瘦首先要增强内脏功能，尤其要使胃健全，营养才能送抵全身

指压第 11 胸椎往左右各 3 指的"脾俞"和第 12 胸椎往左右各 3 指的"胃俞"，可使胃液分泌旺盛，增强消化能力。指压时应一面缓缓吐气，一面强压 6 秒钟，如此重复30 次，但必须是用餐 30 分钟之后再进行

常喝沙苑子茶，展现性感之美

用沙苑子每日泡茶喝，可令人面色红润，保持身体健康

沙苑子是我国荔县沙苑地区著名的药物土产之一，其味甘、性温，能补益肝肾，固精明目，主治肝肾虚、头晕、目涩、腰膝酸痛、遗精、早泄、遗尿等症

身体虚弱的美女们不要觉得骨感就是美，瘦成皮包骨的样子也是挺恐怖的。所以，还是应该适当地让自己丰满些，经常指压上面提到的穴位和常喝沙苑子茶就可以让你变得健康丰腴，尽显性感之美。

做完美女人很简单，《黄帝内经》中就有全方位保养方案

了解秀发乌黑柔顺的秘密

头发生长和衰老，和肾气的盛衰有直接和密切的关系。肾藏精，精生血，血的生成本源于先天之精，化生血液以营养毛发。人的元气根源于肾，由肾中精气化生。元气为人体生命运化之原动力，能激发和促进毛发的生长。要想使自己的秀发飘逸有光泽，就要注意补肾，最好的办法就是按摩太溪穴和涌泉穴。

太溪穴 肾经的原穴，它是补肾的近道儿。从脚踝内侧中央起，往脚趾后方触摸，在脚踝内侧和跟腱之间，有一个大凹陷，这凹陷中间，可感到动脉跳动之处即是太溪穴。每天坚持用手指按揉太溪穴，除了要有酸胀的感觉之外，还要有麻麻的感觉

涌泉穴 是人体少阴肾经上的要穴。它位于脚底中线前、中三分之一交点处，当脚趾屈时，脚底前凹陷处。每天睡前用手指按压涌泉穴3分钟，或者艾灸，都有很好的疗效

建议你每天睡觉之前先用热水泡脚，然后按揉太溪穴3～4分钟，再按压涌泉穴，只要能长期坚持下去，一定会有很好的效果。

除此之外，还有很多方法也是养发护发的关键，下面给大家介绍几种，以供参考。

每天按摩头皮

头皮上有很多经络、穴位和神经末梢，按摩头皮有利于头发的生长，可防止头发变白、脱落。此外，按摩头皮能够通经活络，刺激末梢神经，增强脑的功能，提高工作效率。很多人把按摩想象得很复杂，其实按摩很简单。可以在每日的早、晚，用双手手指按摩头皮，从额骨攒竹穴位起按摩，经神庭穴位、前顶穴位到后脑的脑户穴位，手指各按摩数十次，直至皮肤感到微微发热、发麻为止。

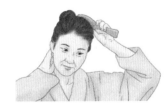

梳发也是按摩，但一定要有个限度。如果连续梳刷50次，甚至100次以上，很容易会因梳头过度，增加头发负担，而使头发受损，不但起不到按摩效果，反而更加刺激油脂腺，使发根过于油腻，发尾易于干枯、断裂。这里我们不妨也学学孙思邈的"发常梳"：将手掌互搓36下令掌心发热，然后由前额开始扫上去，经后脑扫回颈部。早晚做10次

头发还是水洗的好

干洗头发是发廊流行的洗头方式，直接将洗发产品挤在头发上，然后喷少许水揉出泡沫，按摩十几分钟后冲洗掉。很多人觉得这既舒服，又能洗得更干净。这种想法和做法是大错特错的。干燥的头发有极强的吸水性，直接使用洗发剂会使其表面活性剂渗入发质；而这一活性剂只经过一两次简单的冲洗是不可能去除干净的，它们残留在头发中，反而会破坏头发角蛋白，使头发失去光泽。

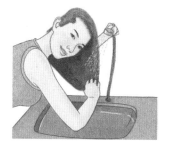

中医认为洗头发的时候做按摩很容易使寒气入侵。理发师在头发上倒上洗发水，就开始搓揉头发，再按摩头部、颈部。按摩使头部的皮肤松弛、毛孔开放，并加速血液循环，而此时头上全是冰凉的化学洗发水，按摩的直接的后果就是吸收化学洗发水的时间大大延长，张开的毛孔也使头皮吸收化学洗发水的能力大大增强，同时寒气、湿气也通过大开的毛孔和快速的血液循环进入头部。由此可见，洗头发还是水洗的好，同时在洗头时不要做按摩

不要像搓衣服一样洗头发

　　像洗衣服一般扭搓揉洗的手法，很容易使头发因绞结、摩擦而受损，甚至在拉扯中扯断发丝。

正确的洗发步骤

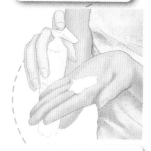

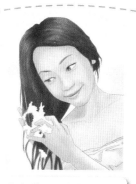

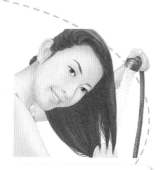

（1）洗发前先用宽齿梳将头发梳开、理顺，温水从头皮往下冲洗头发，洗发水挤在手心中，揉出泡沫后均匀抹在头发上

（2）然后用十指指肚轻柔地按摩头皮几分钟；最后用手指轻轻捋发丝，不要将头发盘起来或搓成一团，保持发丝垂顺

（3）洗头发的时候一定要用指腹搓头皮，每一处头皮都要被洗发精的泡沫覆盖，并且用指腹搓过每一处头皮，这样头皮才会洗得干净

护发素要正确涂抹

　　洗发后使用护发素会让头发变得柔顺，所以很多女性在使用护发素时毫不吝啬，厚厚地涂满头，特别是在发根处重点"施肥"。可是久而久之头发却出现油腻、黏贴、头屑多等"消化不良"症状。其实，头发不比植物，更何况植物的根吸收过多营养尚且会发育不良呢？在发根使用过量的护发素只会阻塞毛孔，给头发造成负担。

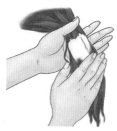

发梢才是最易受损，需加强保护的部位。使用护发素时，应先涂抹在发梢处，然后逐渐向上均匀涂抹

千万不要湿着头发睡觉

　　很多人洗完头发，头发没干就去睡觉，殊不知，经常这样会引起头痛。因为大量的水分滞留于头皮表面，遇冷空气极易凝固，导致气滞血瘀，经络阻闭，郁疾成患。特别是冬天，寒湿交加，更易成病。

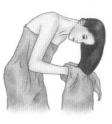

洗完头后一定不要马上睡觉，要等到头发干了再睡

饮食缓解脱发

人体每天必须摄入一定量的主食和水果蔬菜。可是，现代城市人的主食消费量越来越少，这给健康带来了一定的隐患。主食摄入不足，容易导致气血亏虚、肾气不足。

为了保持身材故意不吃主食，很容易因营养不均衡而使肾气受损。此外，主食吃得少了，吃肉必然增多。研究表明，肉食摄入过多是引起脂溢性脱发的重要"帮凶"。每个健康成年女性每日粮食的摄入量以400克左右为宜，最少不能低于300克。即使在减肥期间也不能不吃主食。此外，适当摄入一些能够益肾、养血、生发的食物，如芝麻、核桃仁、桂圆肉、大枣等，对防治脱发将会大有裨益。

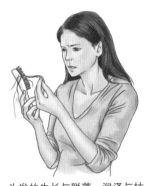

头发的生长与脱落、润泽与枯槁除与肾中精气的盛衰有关外，还与人体气血的盛衰有着密切的关系，而这些问题与主食摄入不足有密切关系

健康的头发会以一定的速度新陈代谢、掉落、再生，因此一般人每天大约掉100根头发是正常的现象。但是当生活和饮食处于不正常的状态时，身体也会忠实地将健康状态反映在头发上！

美女一定要有"美眉"的点缀

眉毛对一个人的外貌影响很大，很多关于眉毛的成语就说明了这个道理，例如眉清目秀、眉目传情、眉飞色舞、愁眉不展等。在女性的面部中，眉毛还是最为简单最容易改变的地方，而且在变化时给人的印象非常深刻。不少爱美的女性没事就拿个小镊子对着镜子一番折腾，但这种对待的眉毛态度要不得。

美眉须知

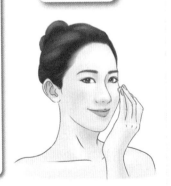

1. 拔眉的坏处

用小镊子拔眉，会令长出的眉毛更加杂乱，眼皮出现松弛现象。拔眉毛时的反复拉动作很容易令肌肤松弛，从而产生皱纹。而且，眉毛周围神经血管比较丰富，若常拔眉毛，易对神经血管产生不良刺激，使面部肌肉运动失调，从而出现疼痛、视物模糊或复视等症状，还可能引发皮炎、毛囊炎等。此外，眉毛拔除后，毛囊张开，若不及时采取收敛护理，很容易感染发炎，造成红肿或暗沉

2. 修眉须知

拔眉与用修眉刀修眉，都会导致皮肤与毛囊的损伤，无论是拔眉毛还是刮眉毛，都要顺着眉毛生长的方向，可以先用温水敷一会儿，让毛孔尽量张开；不要选择触头锋利的眉钳和眉刀，使用前后最好用酒精擦洗；拔的时候不要太用力，可以用一只手固定住局部的皮肤，不要过度牵拉皮肤；修完眉后最好涂一些润肤霜

3. "文眉""绣眉"的坏处

"文眉""绣眉"，都会在局部留下微小的创面，还易被细菌感染，可引起毛囊炎、蜂窝组织炎、疖肿，甚至有发生败血症、乙型肝炎的可能。如果局部炎症侵犯真皮层，则可导致皮肤疤痕形成，或因毛囊遭到破坏，使眉毛乱生，甚至毁容。另外，眼眶四周密布着神经和血管，拔除眉毛及"文眉"等不良刺激，还可影响视觉或导致眼部肌肉运动功能失调，可能出现短暂或永久性伤害

美丽容颜配上如水双眸才够完美

美女们保养如水双眸最首要的一点就是避免用眼过度。隔一段时间就休息一会儿，或者远眺，或者做做眼睛保健操，都是有好处的。

眼睛的养护除去平时要节约用眼，不要过度劳累外，还可以通过食疗、按摩等方法进行。

食疗护眼

视疲劳者要注意饮食和营养的平衡，注意食疗和药疗相结合。

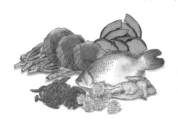

日常饮食中，建议适当吃些猪肝、鸡肝等动物肝脏，同时补充牛肉、鲫鱼、菠菜、荠菜等富含维生素的食物。在中药里，当归、白芍等可以补血，菊花、枸杞则有明目之功效，经常用眼的人可以将其泡水代茶饮

此外，木瓜味甘性温，将木瓜加薄荷浸在热水中制成茶，凉凉后经常涂敷在眼下皮肤上，不仅可缓解眼睛疲劳，还能减轻眼下囊袋。无花果和黄瓜也可用来消除眼袋：睡前在眼下部皮肤上贴无花果片或黄瓜片。生姜皮味辛性凉，食之可以消除水肿，调和脾胃。

推荐一款非常好喝的养肝护眼膳食——猪肝绿豆粥，它能补肝养血、清热明目、美容润肤，让女人容光焕发，很适合那些面色蜡黄、用眼过度、视力减退的姐妹。

猪肝绿豆粥

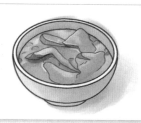

【材料】猪肝 100 克，绿豆 60 克，大米 100 克，食盐、味精各适量。

【做法】先将绿豆、大米洗净同煮，大火煮沸后再改用小火慢熬，煮至八成熟之后，再将切成片或条状的猪肝放入锅内同煮，最后加入调味品即可。

转眼

经常转眼睛有提高视神经的灵活性、增强视力和减少眼疾的功效。

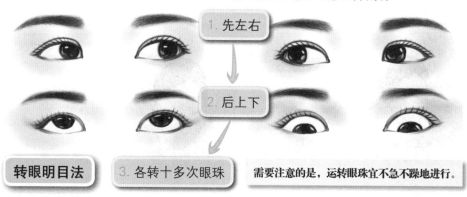

1. 先左右
2. 后上下
3. 各转十多次眼珠

转眼明目法

需要注意的是，运转眼珠宜不急不躁地进行。

用冷水洗眼

眼睛干涩时，有人喜欢用热汤热水来蒸眼、洗眼，觉得这样很舒服，其实这种做法是不利的。火攻眼睛，如果用热汤洗，简直就像把刀投给贼人，而用热水洗眼睛虽然会暂时感到滑润，但过一段时间就会感到发涩。

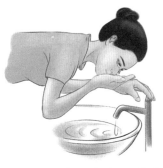

眼睛用冷水洗是最好的，虽然刚开始时眼睛发涩，不舒服，但过一段时间就会变滑

按揉太冲穴

肝开窍于目，肝气通畅，双眼才会有神采。

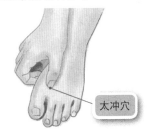

太冲穴

太冲穴（位于足背侧，第一、二趾跖骨连接部位中）是肝经的输土穴，是疏通肝气最有效、最迅速的穴位，美眼功效自是不用说的

按摩护眼

眼部按摩对保护眼睛、增进视力、消除疲劳都有很大作用，是简便、行之有效的措施。操作时注意力要集中，全身肌肉放松，呼吸要自然，按压穴位要正确，手法要缓慢，旋转幅度不宜过大，由轻到重，速度要均匀，以感到酸胀、略痛为宜。

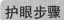
护眼步骤

1. 指压、按摩眼周

3. 让眼睛做操

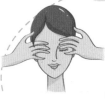

在眼睛上方，从眼角朝眼尾处缓缓移动手指。用大拇指的指腹按压太阳穴处，每按一处深呼吸一次

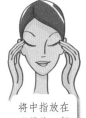

将中指放在眼尾处，朝外侧轻轻地提拉按摩

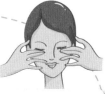

将手指放在眼睛下方，从眼尾向眼角慢慢移动，用示指和中指（或中指和无名指）指腹按压眼睑

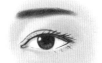

眼睛过于疲劳时需要做些眼部运动进行舒解。

将双眼闭上 2～3 秒

尽量睁大眼睛，停 2～3 秒

眼球分别向左、右移动，各停 2～3 秒

眼睛向上看，停 2～3 秒

眼睛向下看，停 2～3 秒

2. 按摩脸颊及眉头

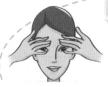

在眉头上方附近用中指和无名指以画圆圈的方式稍微用力按摩

在颧骨上方处以画圈的方式按摩。这个步骤再加上一步眉头按摩，平均约按 3 分钟即可

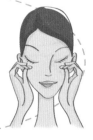

总之，任何养护方法都需要自己的坚持和用心，只要注意饮食，合理用眼，再加上每天坚持转眼、按揉太冲穴，在感觉眼睛干涩难受时用冷水冲洗，你就能拥有一双水波流转的美目。

健康红润的双唇是美女的特有标签

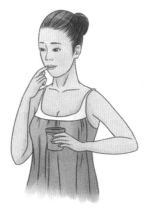

嘴唇是人脸上的一道亮丽的风景线，关系着女人的美丽。所以，我们不仅要养护脸部肌肤，也要好好养护唇部。

年轻女孩嘟嘟嘴，红润而富有弹性的嘴唇俏皮地撅起，可爱之态淋漓尽致。可是，随着年龄的增加，这份俏皮也会随着嘴唇的老去而渐渐消减。唇部的老化并不是危言耸听，看一看，你有下列这些现象吗！

蜂蜜味甘、性平和，有清热、补中、解毒、润燥、止痛的功效。嘴唇干燥时，可在就寝前细心地让蜂蜜渗入嘴唇。几天后，嘴唇就可恢复柔嫩光滑。当然，你也可以涂唇油，但一定要厚点，再剪个保鲜膜的小片贴在唇上，然后用热毛巾敷在上面，直到毛巾冷却就可以了，这样可以使得唇油中的精华被嘴唇彻底吸收

1	弹性减弱，纵向的唇纹增多，涂抹唇膏也不能掩盖。
2	唇峰渐渐消失，丰厚的唇变得细薄。
3	唇色日渐暗沉。
4	唇线也开始模糊，在描摹唇线的时候发现越来越费力。

如果有了这些现象，就是你的双唇在向你敲响衰老的警钟了。别惊慌，做做下面这些运动，衰老的步伐就会减缓。

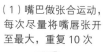
（1）嘴巴做张合运动，每次尽量将嘴唇张开至最大，重复10次

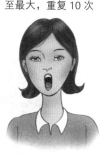

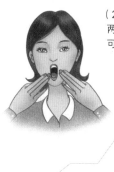
（2）用中间三指从中间往两侧按摩嘴唇四周的肌肉，可以缓解肌肉紧张

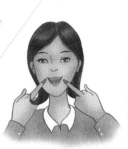
（3）用双手中指指腹以画圈的方式按摩两侧嘴角，力道不要过重

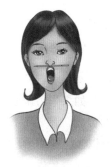
（4）如果是在办公室，那么你可以将一支干净的笔杆用鼻尖和上唇夹住，然后向各个方向转动脸部肌肉

生活中，很多女性很关心眼角的皱纹，而鲜有人注意到唇部的皱纹。其实，皮肤的老化松弛，以及表情肌的过度收缩，常会造成嘴角、唇部皱纹丛生，这会对脸部的美观造成极大的影响。以下是几种唇部护养法，可供大家参考。

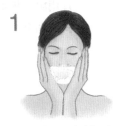
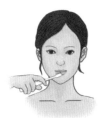
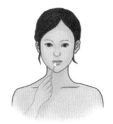
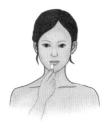

（1）毛巾用温水沾湿后，轻轻敷在双唇上2～3分钟

（2）用儿童型软毛牙刷刷掉死皮

（3）用棉棒沾温水洗去残留的死皮

（4）涂抹蜂蜜（居家）或者护唇膏（外出）

嘴唇是非常娇弱的部位，干燥、低温、冷风的环境都会损伤到它，尤其是秋冬季节，空气干燥、气温低，特有的干风甚至很容易使得唇上翘起"干皮"

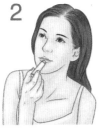

外出、游泳的时候，要涂上一层润唇膏，让娇弱的双唇得到适当的保护。

双唇和其他部位的肌肤一样，清洁之后不涂上点滋润的东西是很容易丧失水分的。白天涂润唇膏主要是为了补水和防护，晚上则是做深层滋养的最佳时机。所以，爱美的女士千万不要忘记在临睡前给双唇涂一层保湿型润唇膏

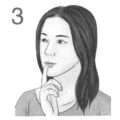

很多女性把护唇当成白天的护理工作，而晚上不做任何唇部护理就上床睡觉，结果第二天往往会感到双唇很干，唇纹很明显。

从嘴唇的颜色也可以看出一个人的健康状况，唇色发白，常见于贫血和失血症；只有下唇苍白，则为胃虚寒，平时还会出现上吐下泻、胃部发冷、胃阵痛等现象；唇色淡红，多属血虚或气血两虚，要补充营养了；唇色深红，常见于发热；唇色泛青：血液不流畅，易患急性病，特别是血管性病变；唇色发黑，多为消化系统有病，如便秘、腹泻、下腹胀痛、头痛、失眠、食欲不振等；唇上出现黑色斑块，口唇边有色素沉着，常见于慢性肾上腺皮质功能减退。爱美的姐妹们一定要注意观察，及时根据唇部颜色调整自己的身体。

齿如编贝，为你的笑容增添魅力神采

如果朱唇微起，露出的不是如编贝的皓齿，而是一排大黄牙，参差不齐，再迷人的笑容也只会让人望而却步。所以，姐妹们千万不要忽略了牙齿的保养。

保养牙齿，首先需要改掉下面这些伤齿的坏习惯：

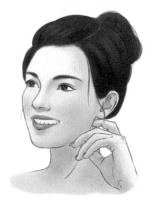

咬硬物	经常咬过硬的食物，甚至把牙齿当成"开瓶器"。牙齿内有一些纵贯牙体的发育沟、融合线，经常用牙齿咀嚼硬物会使得牙齿容易从这些薄弱部位裂开。
偏侧咀嚼	咀嚼食物时总是"偏爱"一边，会造成肌肉关节及颌骨发育的不平衡。
剔牙	柔软的牙龈其实经不起摧残，经常剔牙会使得牙龈不断萎缩，并且可能增加患牙周炎的机会。

女人，在微笑的时候是最迷人的

　　现实中很多人的牙齿发黄、发黑，甚至遍布牙斑。那么，要想拥有一口皓齿，必须重视日常清洁，做到饭后漱口，保持早晚刷牙的习惯。当然，你还可以常吃甘蔗，《本草纲目》中说：甘蔗性平，有清热下气、助脾健胃、利大小肠、止渴消痰、除烦解酒之功效，可改善心烦口渴、便秘、酒醉、口臭、肺热咳嗽、咽喉肿痛等症。而且，甘蔗还是口腔的"清洁工"，反复咀嚼可以把残留在口腔以及牙缝中的垢污清除；同时，咀嚼甘蔗还可以锻炼牙齿、口腔及面部肌肉，起到美容的作用。另外，教你一个让牙齿白皙的小方法：漱口后，将新鲜柠檬汁涂在牙齿表面，静待一会儿后，用清水漱口。柠檬可以帮助去掉香烟、酱油食物留给牙齿的颜色。

　　保护牙齿，还要铲除一些常见病，如牙龈萎缩、牙齿脱落等。牙齿关系着美丽，也关系着健康，爱护牙齿，刻不容缓。

呵护颈部，你就是美丽优雅的白天鹅

　　颈部都是最容易产生皱纹的部位，原因是我们对颈部护理的长期忽视，不注意颈部的防晒保湿，致使颈部皮肤丧失水嫩平滑；颈部的皮肤十分细薄而且脆弱，皮脂腺和汗腺的分布数量只有面部的三分之一，皮脂分泌较少，锁水能力自然比面部要差许多，容易出现干燥，使颈部皱纹悄然滋生；日常生活和工作中的不良姿势，会过多地压迫颈部，诸如爱枕过高的枕头睡觉；经常伏案工作，少有意识抬头活动活动颈部；用脖子夹着电话听筒煲电话粥等，都会催生颈部皱纹。此外，电脑辐射、秋冬季节的天气干燥也容易导致颈部干燥起皱。

　　要想保持颈部的光洁莹润，最简单、最有效的办法就是做日常护理。

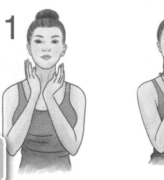

每天洁面的同时清洁颈部，然后涂抹颈部护肤品。护肤产品通常都含有让颈部皮肤紧致、滋润和抗老化的成分，每天早晚坚持使用，可延缓颈部皱纹的出现

注意清洁和涂抹颈部护肤品

注意颈部防晒

紫外线不仅是促使面部皮肤衰老的罪魁祸首，也是造成颈部皮肤老化的元凶，因此颈部的防晒工作也是重点

冷热交替敷法

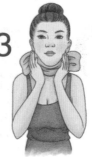

取一条小毛巾，用冷水浸湿，轻轻拧干水，敷在颈部。拉紧贴在颈部，取下。再换用一条毛巾，用热水浸湿，敷在颈部。冷热交替敷10分钟

到专业美容院做一整套完善的颈部护理，这样有利于改善颈部皮肤松弛、缺水和轮廓感下降的情况

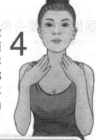

定期做专业颈部护理

经常进行颈部按摩

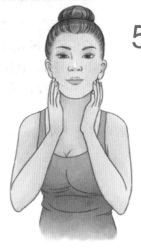

5

颈部按摩的手法

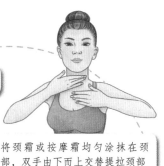

将颈霜或按摩霜均匀涂抹在颈部，双手由下而上交替提拉颈部

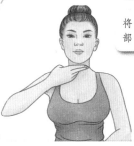

用示指、中指对颈部自下而上做螺旋式按摩

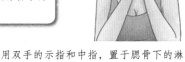

用双手的示指和中指，置于腮骨下的淋巴处，按压约 1 分钟，做排毒按摩

经常进行颈部按摩可以保持皮肤光滑、细嫩、有弹性，减少或消除皱纹，避免脂肪的堆积，让颈部光滑柔美，肤色均匀透彻

延缓颈部皮肤松弛

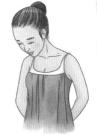

6

头由左至右旋转运动50 次，动作宜轻柔，以免扭伤颈部

早起或晚睡前做头左右侧屈、前后俯仰各36 次

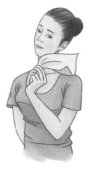

将小毛巾叠成四层蘸上冷水，轻轻挤出水。用右手揪住小毛巾角，用力拍打右下巴颏儿和右脸下部，拍打 10 ～ 15 次，再换左手持小毛巾拍打左脸下部和左下巴颏儿

颈部也需要去角质

将燕麦磨成粉，加蜂蜜、水搅拌成糊状涂于颈部，以螺旋的方式由下往上按摩，10 分钟后以清水洗净，每周 1 次，你会发现暗沉的颈部肌肤渐渐有了光泽

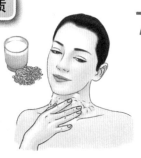

7

橄榄油也是保持颈部滋润的好帮手，它具有去皱功效，适合全身涂抹。洗澡时，将少许橄榄油涂于颈部，然后轻轻按摩，5 分钟后用清水冲洗干净即可

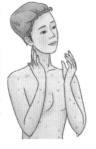

双手堪为女人的魅力点睛之笔

　　光滑、细腻的手部皮肤往往暗示了主人优越精致的生活；粗糙、干裂的手则向他人传达你的艰辛劳苦。即使是女人最在意的年龄问题，也会被双手暴露。因此，手堪为女人魅力的点睛之笔，值得我们付出耐心与热情细致地去呵护。

看手知健康

　　正常情况下，手部的温度应和脸部温度一致，如出现差异，则需考虑病症的产生。《黄帝内经》中记载大量对手的观察，如"掌内热者腑内热，掌内寒者腑内寒"，手掌的温度过高或过低通常是疾病或体质不好的表征。如全手发凉，多为阴虚或气血亏虚；如高烧病人手凉，是即将惊厥昏迷的危险征兆；如手心温度低于脸部温度，多为心血衰竭或心功能不全。

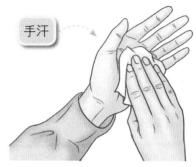

手汗

手心发热而手掌常出汗，为阴血虚所致；手掌出冷汗，手足不温，为气虚或阳虚所致；只有一侧手掌出汗，多为气血痹阻，经络不畅；手掌出汗如珠，淋漓不断，四肢厥冷，多为阳气虚脱之象；手掌出汗且发热不退，多为内热所致

　　《黄帝内经》中还说："手三阴经从胸走手，手三阳经从手走头，足三阳经从头走足，足三阴经从足走腹（胸）。"由此可见，手足是人体十二经的起止部位，人体的气血都要通过手足流通全身。所以，手和脚的状况能反映全身气血的盛衰，预测可能会出现的疾病。

手的养护

　　所谓"十指连心"，手是身体中很重要的一个部位，所以我们要懂得保养。

手的养护法	**2.十指相敲法养护方法**
1. 揉核桃养护方法	就是让我们双手的十指相对，互相敲击。这种方法能很好地锻炼手指上的井穴，既能锻炼手的灵活性，也能练肝气，对大脑的养生也十分有好处。手脚冰凉的女孩儿一定要经常十指相敲，这样，血脉可以通到四肢末梢

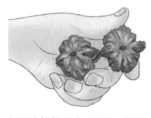

把两个核桃放在手心里，揉来揉去的，这种方法可以很好地活动每根手指。多活动手指不仅可以起到护手作用，还可以缓解疲劳，避免老了以后患痴呆症。上班等车、坐车之际，你也可以取两个核桃或乒乓球练习练习

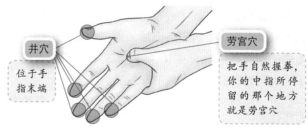

井穴
位于手指末端

劳宫穴
把手自然握拳，你的中指所停留的那个地方就是劳宫穴

劳宫穴是人体气机最敏感的穴位，通过劳宫穴补养心脏，起效的速度非常快。如果在一些场合觉得紧张、手心出汗、心跳加快、呼吸困难，你不妨按按左手的劳宫穴，它可以帮你找回从容自信

手部按摩操

　　手部按摩不但能产生热能，促使毛细血管扩张，改善微循环和淋巴循环，将代谢物和有毒物质清除干净，还能疏通全身经络气血，起到养生保健、预防疾病的效果。

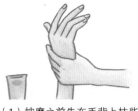

（1）按摩之前先在手背上抹些护手霜，然后从手指尖到手腕向上揉搓，直到手背充分吸收为止，两只手各做 10 次

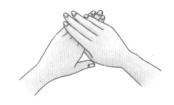

（2）一只手平放，另一只半握用手指的中间关节摁住放平的手背的上骨头上下移动

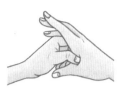

（3）用一只手摁住另一只手的大拇指和示指间陷进去的部位，并以螺旋形滑动、旋转等手法揉捏

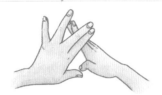

（4）用示指和中指的中间关节在另一只手的侧面上下滑动

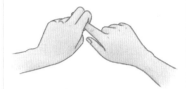

（5）用示指和中指的中间关节抓住另一只手指甲的底部用力往外抽

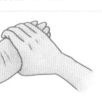

（7）在打开手掌心的状态下，用另一只手握住除大拇指以外的四个手指向后扬，反复做 2～3 次

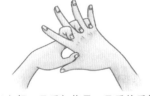

（8）把一只手扣住另一只手的手指间，用力摁住空隙的部分并向后扬，反复做 10 次后用拳头使劲拍打手掌

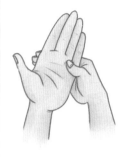

（6）打开手掌心后用另一只手托住，然后用大拇指用力推手指的根部，然后沿从手腕到大拇指和示指的方向用力摁住

护手小窍门

　　如果你想让自己的手变得柔嫩健美，可以用温肥皂水洗手，擦干后浸入温热盐水中约 5 分钟，擦干后再浸入温热的橄榄油中，慢揉 5 分钟，再用肥皂水洗净，接着再涂上榛子油或熟猪油。过 10～12 小时后，双手会变得更加柔软细嫩。坚持用淘米水洗手，也可以收到意想不到的好效果。

　　另外，生活中还要注意一些护手的小细节，避免自己的双手成为"主妇手"。

1. 深层清洁	每天，我们的双手都要接触无数的外物，也就更易受到侵害。灰尘、细菌也会乘虚而入。所以要经常清洗双手。洗手时最好能使用温水，或者冷热水交替使用。
2. 涂抹手部护肤品	用有舒缓作用的手部修护乳涂抹于手部，注意选择含有维生素及蛋白质的产品，能帮助促进细胞新陈代谢及迅速改善皮肤弹性，令皮肤柔软润泽。

3. 给手去角质	选择含有蛋白质的磨砂膏混合手部护理乳液，按摩手背和掌部。因为蛋白质及磨砂粒能帮助漂白并深层洁净皮肤，去除死皮，促进细胞新陈代谢。更简单的是：做菜时顺便留点蛋清抹在手背上，等它稍微干一点再搓掉，也能很好地去角质，让手上的皮肤像婴儿般嫩滑。
4. 手指长倒刺的处理	手指的倒刺比较多，可以先把长刺的手指在温水里泡上四五分钟，然后找个专业的剪刀顺着刺剪，接下来把维生素E的胶囊剪开倒在手掌心里，逐个按摩手指；按摩完毕不要洗擦，接着戴上一个棉质的手套或布把手裹好，睡一晚。第二天，你的手指就能变得细嫩美丽了。
5. 日常养护	①用含维生素E的营养油按摩指甲四周及指关节，可去除倒刺及软化粗皮；②随时做做简单的手指操，可以锻炼手部关节，健美手形；③美手也需要以内养外，调理好日常饮食，平日应充分摄取富含维生素A、维生素E及锌、硒、钙的食物；④做家务时最好能戴上塑胶手套，尤其是洗碗、清洁家居时更要用手套防护；⑤手部也要注意防晒。

其实，关于手的美没有绝对的标准，但从视觉效果上来看，丰满、修长、流畅的手形及细腻、平滑的手部肌肤更能给人美的享受。所以，要做一个美到老的女人，一定不能忽视对手的保养。

关注细节，让烂漫的花朵盛开在指甲上

想展现自己的魅力？不要以为只有通过发型和妆容才可以表现，只要你用些心思，烂漫的花朵也可以盛开在指甲上，爱美的美女们一定要留神哦。

指甲美丽的前提是健康，看看下面几项，你符合几个呢？

1	颜色呈粉红，表面要有光泽。
2	指甲根部应该有月牙状的白色指甲根。
3	没有倒刺。
4	指甲没有断裂和增厚的现象。
5	指甲周围皮肤没有发炎、红肿的现象。

健康指甲的小条件，你要是没有满足，在平时的养护中就要更加注意了

一般来说，指甲颜色发白，还有些小斑点，是缺乏铁、锌等微量元素。瓜子仁、豆类中多含有丰富的微量元素，这类女性把瓜子仁或南瓜仁剥好当零食吃，或将豆类和米一起煮成粥，都可以有效补充微量元素

手指甲上的半月痕应该是除了小指都有。大拇指上，半月痕应占指甲面积的1/4～1/5，示指、中指、无名指则应不超过1/5。手指上没有半月形或只有大拇指上有半月形，说明人体内寒气重，循环功能差，气血不足，以致血液到不了手指的末梢。小米、菠菜、大枣等有补气血的功效，适合此类女性食用。半月形过多、过大，则易患甲亢、高血压等病，应及时就医诊断

指甲容易断裂，或出现分层，说明人体缺少蛋白质，鱼、虾、奶、蛋等富含蛋白质和钙质。另外，香蕉、牛肉、花生、鸡肉、海藻等富含锌、钾、铁等矿物质，能使指甲坚固，常吃加强营养，指甲分到的营养也会多起来，变得饱满光洁

指甲护理要点

应该经常修剪指甲，指甲的长度应保持不超过手指指尖。修指甲时，指甲沟附近的"爆皮"要同时剪去，不能以牙齿啃指甲

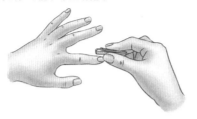

如果想让你的手指看起来比较修长，可以把指甲稍微磨尖，同时使用一种透明稍带粉红或肉色的指甲油来增加效果

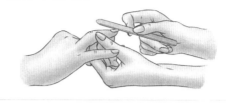

指甲油不要涂抹得太频繁，每周至多涂抹指甲油3～5天，让指甲至少能自由呼吸两天。涂指甲油之前要用消毒水清洁指甲表面、指甲与皮肤连接处，以防感染

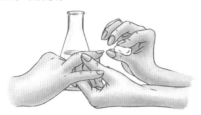

如果你的指甲比较缺乏光泽，可以取橄榄油90克，并加入30克蜂蜜，2个鸡蛋清，两朵新鲜的玫瑰花瓣或6滴100%的纯玫瑰精油。将它们一起放入砂锅中，小火加热至皮肤可接受的温度，将手浸于其中15分钟。最后，用清水洗净

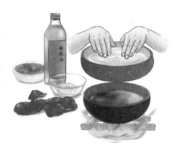

其实，在中医看来，对于指甲的保养只做表面功夫是不行的。"肝脏，其华在甲"，指甲的好坏反映了肝脏的健康与否。所以，只要补血泻火养肝，指甲自然就会粉嫩有光泽。

有的女孩认为美甲是对指甲的一种养护，所以没事就喜欢去做美甲，就像给指甲穿上了漂亮的衣服，整个人也美滋滋的。其实，这恰恰是一种伤害指甲的做法。

所以，对健康的指甲来说，最好的保养方法就是：给它们修剪出漂亮的形状，让它自由呼吸，和外界交换新鲜空气。这就足够了。

出得厅堂，步步留香——玉足保养术

生活中，我们更多的时候只是目光朝上，只注重面子的修饰，却很少往下看，忽视了对脚的呵护。其实，真正懂得爱惜自己的女人，会从头到脚都保养好，不忽略任何一个地方。

每天泡脚

对于一些寒证，如平素怕冷，手足凉并伴有慢性腹泻、痛经、冠心病等，泡脚非常有效。每天坚持热水泡脚，能缓解压力，放松身心，保持心情的愉悦，有美容养颜的功效。

人的脚部穴位众多，人体奇经八脉都连通至此，素有"第二心脏"之称，对于如此重要的部位，美女们更不能掉以轻心。把脚养好就是健康和美丽的双重收获

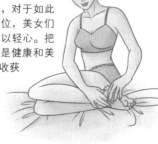

热水泡脚非常有讲究，最佳方法如下：

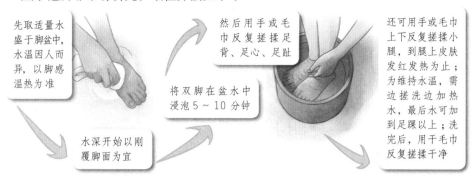

先取适量水盛于脚盆中，水温因人而异，以脚感温热为准

将双脚在盆水中浸泡5～10分钟

然后用手或毛巾反复搓揉足背、足心、足趾

还可用手或毛巾上下反复搓揉小腿，到腿上皮肤发红发热为止；为维持水温，需边搓洗边加热水，最后水可加到足踝以上；洗完后，用干毛巾反复搓揉干净

水深开始以刚覆脚面为宜

泡脚时在水中加入一些对身体有益的中草药成分，可改善副肾淋巴器官的色素沉着现象，促进激素分泌，慢慢使面部及身体各处肌肤变得白皙而有光泽。

足部按摩

我们上面已经提到，足部穴位众多，经常进行足部按摩能增强血脉运行，调理脏腑，舒通经络，加快新陈代谢，从而强身健体，祛除病邪。脚心的涌泉穴是足少阴肾经的起点，按摩这个穴位有滋阴补肾、颐养五脏六腑、防止早衰的作用。

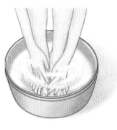

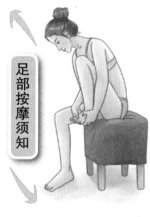

足部按摩须知

进行足部按摩前先用温水泡洗，边浸泡边用两脚互搓，或用手在水中搓足，5～15分钟后用毛巾擦干，再行搓擦，有助于提高效果。当然，你也可以使用脚踏按摩器、脚底按摩器等刺激你双脚的穴位，促进脚部的血液循环，使劳累了一整天的双脚彻底放松

进行足部按摩时，也不要忘记多动脚趾。祖国医学认为，大脚趾是肝、肺两经的通路。多活动大脚趾，可舒肝健脾，增进食欲，对肝脾肿大也有辅助疗效。第四趾属胆经，按摩可防便秘、肋骨痛。常按摩脚心、脚趾，对神经衰弱、顽固性膝踝关节麻木痉挛、肾虚、腰酸腿软、精神性阳痿、失眠、慢性支气管炎、周期性偏头痛及肾功能紊乱等，都有一定的疗效或辅助治疗作用

美女玉足的日常护理

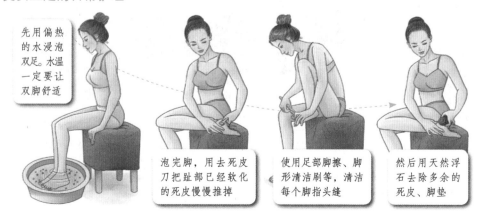

先用偏热的水浸泡双足。水温一定要让双脚舒适

泡完脚，用去死皮刀把趾部已经软化的死皮慢慢推掉

使用足部脚擦、脚形清洁刷等，清洁每个脚指头缝

然后用天然浮石去除多余的死皮、脚垫

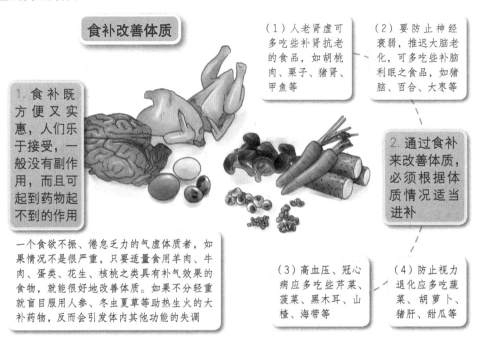

第4章

美丽其实很简单，
研读《黄帝内经》，寻养生养颜法

变美很简单，吃吃喝喝就是挽救我们容颜和青春的大功臣

食物中有神秘的、最好的养颜能量

我们东方美女有自己独特的养颜之道，效果往往令人惊叹。其中一种常用的方法就是通过食补来美容，因为食物中就有神秘的、最好的养颜能量。中医美容学讲，五脏健康，容颜才美。其中的奥妙就是吃，食物可以补养五脏，可以帮助我们把内在调理好。《黄帝内经》一直强调圣人不治已病治未病，通过食补来预防疾病，推迟衰老，延年益寿。《黄帝内经》更重视经脉，它讲十二正经和奇经八脉。奇经八脉就是储存多余经气的地方，也就是藏元气的地方。在所有的中药书里，没有一味药能入奇经八脉。也就是说，没有一味药可以补元气，只有食物能补益元气，天天吃东西才可以补益我们的身体。

食补改善体质

（1）人老肾虚可多吃些补肾抗老的食品，如胡桃肉、栗子、猪肾、甲鱼等

（2）要防止神经衰弱，推迟大脑老化，可多吃些补脑利眠之食品，如猪脑、百合、大枣等

1. 食补既方便又实惠，人们乐于接受，一般没有副作用，而且可起到药物起不到的作用

2. 通过食补来改善体质，必须根据体质情况适当进补

一个食欲不振、倦怠乏力的气虚体质者，如果情况不是很严重，只要适量食用羊肉、牛肉、蛋类、花生、核桃之类具有补气效果的食物，就能很好地改善体质。如果不分轻重就盲目服用人参、冬虫夏草等助热生火的大补药物，反而会引发体内其他功能的失调

（3）高血压、冠心病应多吃些芹菜、菠菜、黑木耳、山楂、海带等

（4）防止视力退化应多吃蔬菜、胡萝卜、猪肝、甜瓜等

五色五味与养颜

青色应肝，酸味入肝，所以面色发青的人，不宜多服青色及味酸的食物

白色应肺，辛味入肺，因此要想肌肤美白，可常食白色、辛味的食物，如牛奶、豆浆等

具体到食物与养颜方面的关系，五味和五色与人体相通，所以通过食物的五味、五色可以协调人的容颜美

赤色应心，苦味入心，因此要想面色红润，可补以红色、味苦的食物，如西红柿、橘子、红苹果等

黄色应脾，甘味入脾，所以容颜缺少明黄色的，可辅以黄色、味甘的食物。如胡萝卜、蛋黄等

黑色应肾，咸味入肾，所以面黑者应少吃黑色及咸味食物

顺应时节的食物最养颜

如今，青菜水果一年四季都有卖，本应夏天才有的东西冬天也能吃到。从一定意义上讲，这给我们的生活带来了方便，但这也让很多人失去了季节感

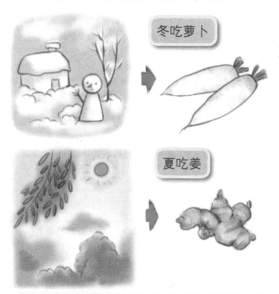

冬吃萝卜

夏吃姜

《黄帝内经》中认为，人以天地之气生，以四时之法成，养生要顺乎自然，应时而变。养颜亦是如此，不同的季节应该吃不同的食物。俗语中的"冬吃萝卜夏吃姜"说的就是这个理，因为应季的食物往往最能应对那个季节身体的变化。例如，夏天虽然热，但阳气在表而阴气在内，内脏反而是冷的，所以人很容易腹泻，应多吃暖胃的姜；而冬天就不同，冬天阳气内收，内脏反而容易燥热，所以要吃萝卜来清胃火

如果我们不分时节乱吃东西，夏天产的东西冬天吃，很可能在需要清火时却吃下了热的东西。另外，反季节的瓜果蔬菜中大部分都含有化学成分，吃了，化学品的残余就会积累在身体里，伤害我们的肝肾。所以，美女们不要因为一时的贪嘴而伤害了身体；否则，当色斑、皱纹等提前光临的时候可就追悔莫及了。

再掀素食养生美颜革命

时下，一股食素之风蔚为流行，都市中的时尚贵族们厌倦了这个城市的喧闹与拥挤，厌倦了餐桌上油腻的山珍海味，她们开始希冀从素食中寻觅一缕清香，一分美丽。

1. 素食助你吃出美丽

《黄帝内经》说："膏粱之变，足生大疔，受如持虚。"意思是说：长时期进食鱼肉荤腥、膏粱厚味，身上就会发出大的疔疮来。这是因为肉类、鱼类、蛋等动物性食物，会使血液里的尿酸、乳酸增加，乳酸随汗

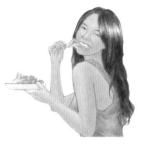

排出后，停留在皮肤表面，会侵蚀皮肤细胞，使皮肤没有张力，失去弹性，容易产生皱纹与斑点。而素食作为最有效、最根本的内服"美容"圣品，可使人体血液里的乳酸大为减少，将血液里有害的污物清除掉。素食者全身充满生气，脏腑器官功能活泼，皮肤自然柔嫩光滑

2. 素食美女吃出苗条

素食者还能保持适当的体重。欧美最新的营养学，已抛弃动物性食物的高热量学说，而以"低热量"为目标，发展到素食主义。如果采用素食，减肥的效果显著，且

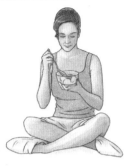

能顾及健康。其关键在于植物性食物能使血液变成微碱性的，使身体的新陈代谢活泼起来，借此把蓄积于体内的脂肪以及糖分分解燃烧掉，起到自然减肥的效果

3. 素食美女吃出好心情

食素者往往会感觉心清净明，思维也似乎变得更加敏捷了，这是事实。因为让大脑细胞活跃起来的养分主要是麸酸，其次是B族维生素。而谷类、豆类等素菜是麸酸和B族维生素的"富矿"，一日三餐从"富矿"里汲取能量，可以增加人的智慧，使人容易放松及提高注意力

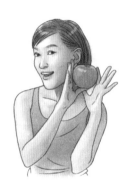

从概念上，素食分四种：一是"全素素食"（不吃所有动物和与动物有关之食物），二是"蛋奶素食"（在动物性食物中只吃蛋和牛奶），三是"奶素食"（除牛奶外所有动物性食物均不食用），四是"果素"（除摄取水果、核桃、橄榄油外，其他食物均不食用）。另外，素食原指禁用动物性原料及禁用五辛苦（即大蒜、小蒜、阿魏、慈、茖）的寺院菜和禁用五荤（即韭、薤、蒜、芸薹、胡荽）的道观菜，现主要指用蔬菜（含菌类）、果品和豆制品面筋等制作的素菜等。

4. 素食入门须知

1	常吃素食有益美容，但并不提倡一点肉食也不沾，一日三餐可以加入一些低脂肪的肉类，如鸡肉、牛肉等，只要少吃就好。为了美丽，美女们就要斤斤计较，不能太放任自己的欲望。
2	保证饮食均衡。食素者要确保每日饮食中含有蛋白质、维生素B_{12}、钙、铁及锌等身体所必需的基本营养成分。蛋白质主要从豆类、谷类、奶类中摄取；富含铁的素食有奶制品、全麦面包、深绿色的多叶蔬菜、豆类、坚果、芝麻等。
3	素食减肥要天然。应注意以天然素食为主，而不是我们在市场上见到的精制加工过的白面、蛋糕等易消化的食物。天然素食包括天然谷类、全麦制品、豆类、绿色或黄色的蔬菜等。
4	避免暴露在阳光下。有些蔬菜（如芹菜、莴苣、油菜、菠菜、小白菜等）含有光敏性物质，过量食用这些蔬菜后再去晒太阳、接触紫外线，会出现红斑、丘疹、水肿等皮肤炎症。该症在医学上被称为"植物性日光性皮炎"。所以，素食者饭后应尽量避免暴露在阳光下。

不同年龄、体质的人应选择适合自己的素食类型。发育期的少女，由于肌肉、骨骼、大脑的生长，需要更多蛋白质等营养素，建议采用奶蛋素食。而对于中年妇女来说，在素食的过程中应该多吃豆类与深绿色的食物，因为豆类中含有丰富的异黄酮，能缓解更年期症状，而深绿色食物中的钙则能有效预防骨质疏松

五谷为养，慧眼识杂粮

你知道五谷杂粮都有哪些吗？你知道它们的具体用途吗？你知道它们的饮食禁忌吗？从下面的介绍中，你可以根据自己的体质和喜好吃出健康和美丽！

1. 小米

小米含有容易被消化的淀粉，很容易被人体消化吸收。现代医学发现，小米内所含色氨酸会促进一种使人产生睡意的五羟色氨促睡血清素的分泌，所以小米也是很好的安眠食品。小米性凉，病人食用很合适

禁忌：淘洗太多次或用力搓洗，会使小米外层的营养素流失。小米最好不要和杏仁同食，会令人吐泻。

3. 玉米

玉米中含有一种特殊的抗癌物质——谷胱甘肽，它进入人体后可与多种致癌物结合，使其失去致癌性。玉米所含微量元素镁也具有抑制癌细胞生长和肿瘤组织发展的作用。此外，玉米富含维生素，常食可以促进肠胃蠕动，加速有毒物质的排泄

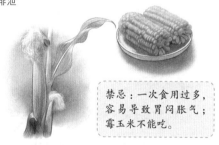

禁忌：一次食用过多，容易导致胃闷胀气；霉玉米不能吃。

2. 大麦

大麦含大量的膳食纤维，可以刺激肠胃蠕动，起到通便作用，如过食饱胀，用水送服大麦面即可。大麦可降低血中胆固醇，预防动脉硬化、心脏病等疾病；大麦富含钙，利于儿童生长发育

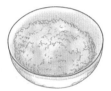

禁忌：大麦炒熟后性质温热，内热体质的人不宜常食用。

4. 芝麻

芝麻，尤其是黑芝麻是极易得而效果极佳的美容圣品。首先，其所含丰富的维生素 E，可抑制体内自由基的活跃，能达到抗氧化、延缓衰老的功效。其次，芝麻因富含矿物质，如钙与镁等，有助于骨头生长，而其他营养素能美化肌肤

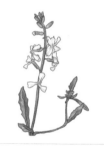

禁忌：慢性肠炎、肠泻、牙痛、皮肤病、有白带者忌食。

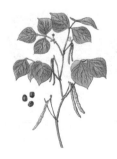

禁忌：红豆有利尿的效果，所以尿多的人要避免食用。

5. 红豆

红豆含铁质，能让，气色红润，多摄取红豆有补血、促进血液循环，同时还有补充经期营养、舒缓痛经的效果。现代医学发现，红豆能促进心脏的活化、利尿

早在《黄帝内经·素问》中就提出了"五谷为养，五果为助，五畜为益，五菜为充"的总原则。也就是说，五谷杂粮是人们赖以生存的根本，千百年来，人们就是靠着这些最常见的食物繁衍生息，享受着健康和美丽。

早饭吃饱、午饭吃好、晚饭吃少

中医认为，人和自然界是个统一的整体，早上和中午的时候，尽管你自身的消化能力弱了，但是可以借助自然界的阳气来运化食物。晚上，你吃得好了，吃得多了，自然界的阳气借助不了，自身的运化能力又弱，代谢的多余的东西就容易在体内囤积，长期如此下去，身体就会被拖垮。

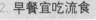

早饭一定要吃饱、吃流食

2. 早餐宜吃流食

1. 早餐宜吃饱

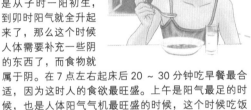

早晨 7～9 点是胃经当令之时。经脉气血是从子时一阳初生，到卯时阳气就全升起来了，那么这个时候人体需要补充一些阴的东西，而食物就属于阴。在 7 点左右起床后 20～30 分钟吃早餐最合适，因为这时人的食欲最旺盛。上午是阳气最足的时候，也是人体阳气气机最旺盛的时候，这个时候吃饭最容易消化。另外，到早上 9 点以后就是脾经当令了，脾经能够通过运化把食物变成精血，然后输送到人的五脏去，所以早饭吃得再多也不会发胖

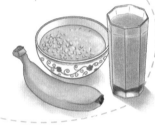

要想让早上吃的食物迅速转变成血液津精，源源不断地供给全身的每一个器官，就应避免饼干、面包之类的干食。因为经历了一夜的消耗，人体的各种消化液已经分泌不足，此时如果再食入饼干、面包等干食，就会伤及胃肠的消化功能，降低血液津精的生成与运输。我们早饭要吃粥、豆浆之类的"流食"，以促进血液津精的生成，让人体能及时有效地得到阴的补充

中午吃好，营养要全面

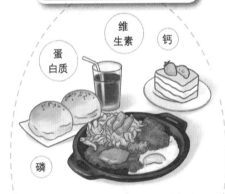

维生素
钙
蛋白质
磷

到了中午，该小肠经当令了，我们小肠是主吸收的，所以这时一定要好点，吃得有营养点；否则在体内不能吸收就会变成垃圾。一旦形成垃圾，人体就得调出元气来化掉它，这样就会耗损阴精，让身体变虚弱

晚饭要少吃，要清淡

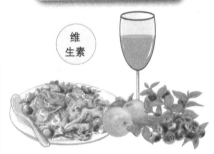

维生素

晚上阳气下降，阴气上升，体内呈现一派阴霾之气，这个时候是没有足够的能量来消化食物的，所以要吃得清淡点，要少吃点。因为这时候即使吃得再多再好也不能把早上中午的给补找回来；相反，身体无法消化和吸收吃进去的食物，就会出现胃不和安，影响睡眠不说，还很容易长胖，对健康也非常不利。所以，建议女性为了自己的健康和苗条身材考虑，最好要遵循早晨吃饱、中午吃好、晚上吃少的规律，否则不仅容易堆积脂肪，还可能吃出一身病

每个女人都与水有一段不解之缘

美女都离不开水，想成为美女的女人更需要水，鲜嫩水灵、含苞欲放的女性群体，永远是这个世界上一道最靓丽的风景。

水是最好的美容品

水不仅是体内多种营养物质的溶剂和载体，还是体内各种生化反应的媒介，参与调节人的体温、热量、电解质的平衡，维持正常的消化吸收、血液淋巴循环、皮肤代谢等多种功能。对于每一个爱美女性来说，水是保持皮肤良好形态的首要条件，当含水量充裕时，皮肤就

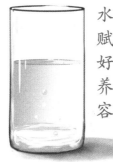

水是大自然赋予人类再好不过的营养素和美容品。

正常情况下，人体一天的进水量（包括饮料、固体食物、体内自身合成的水），需达到 2000 毫升左右，方能维持机体的水平衡。人体这么多的生命之液，约 20% 就蕴藏在皮肤中

显得丰满、细腻、富有弹性，缺水时皮肤便变得干燥、粗糙、角化，出现脱屑、皱纹，缺少柔软性和伸展性。因此，在人体所需的各种营养素中千万不可遗忘水。

什么样的皮肤才算缺水

想要拥有像婴儿般细滑的肌肤，就一定不要让它缺水。那么，什么样的皮肤才算是缺水的呢？你可以先做个小测试，看看自己的肌肤是否已经进入了"干涸期"。

1	洗脸后总觉得干巴巴，太不舒服了。
2	脸部肌肤有紧绷感。
3	下班从空调房出来，或长时间用完电脑，皮肤像是快要裂开一样地疼痛。
4	用手轻触面部时，没有湿润感，并缺之弹性。
5	在镜子面前仔细观察，面色暗淡，有干纹。
6	眼周肌肤有细纹。
7	和眼周的干燥程度相近，嘴唇一样受到细纹的威胁。
8	洗澡过后有发痒的感觉。
9	有的部位有干燥脱皮现象。
10	上午刚过，T 形区就变得油光闪闪，脸上却越发觉得干燥。

如果四项以上均答"是"，说明你的肌肤已经"危在旦夕"，警钟长鸣，急需你尽早采取补水措施应对了

做个娇嫩欲滴的"水美人"也是有讲究的

都说女人是水做的，对于女性来讲，保持充足的水分是十分重要的。做女人难，做个娇嫩欲滴的女人更难，我们要想做个"水美人"就要给身体喂饱水。一般来说，人体一天需要八杯水。

每天起床后，空腹先喝一杯水，过十几分钟后再去吃早饭，这是第一杯水。在早上9～10点的时候再喝一杯水，在中饭前半小时再喝一杯水，有助于润肠。这是早上三杯水的喝法

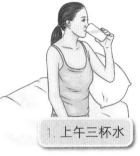

1. 上午三杯水

下午时间段较长，可以在13～14点喝一杯水，15～16点喝一杯水，然后在饭前半小时再喝一杯水，这样是六杯水

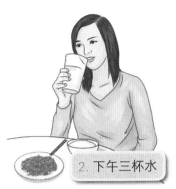

2. 下午三杯水

晚上在19～20点之间再喝一杯水，然后在睡前半小时再喝一杯水，这样一天八杯水就喝完了。不过，有的女性可能因为喝了睡前那杯水，第二天眼睛会肿肿的，这样的话，就可以减去睡前的那杯水

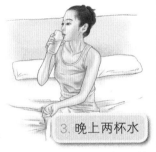

3. 晚上两杯水

喝水时，应该一口气将一整杯水（200～250毫升）喝完，因为凉开水对养肤美容的效果最好，而且只有一口气喝完一杯水才可被身体真正吸收、利用

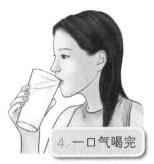

4. 一口气喝完

有些人虽然也经常饮水，但皮肤仍旧非常干燥，主要原因就是人体的储水功能较弱、藏不住水，因此喝了水，还必须将其留住，而留住它的关键是营养。需多吃含骨胶原、黏多糖、卵磷脂、维生素、矿物质丰富的食物。

肌肤的外部补水

我们的皮肤很容易干燥起皮，特别是一些皮肤呈干性的女性。如果利用水果、蔬菜、蜂蜜等制成面膜，既省钱，效果又好。现在就给大家介绍两款适合DIY的补水美白面膜。

矿物质水和黄瓜面膜

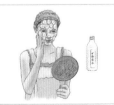

【方法】把面膜纸蘸湿（最好是用含矿物质和微量元素的水）后敷在脸上，然后将切成薄片的黄瓜贴在面膜纸上轻轻拍打，直到黄瓜片和面膜纸完全接触，15分钟后取下黄瓜片和面膜纸即可。

【功效】有美白、补水的作用。

醋、盐美白面膜

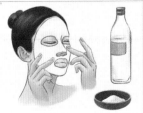

【方法】美容用的醋最好选用白醋，先把白醋和盐用水溶解，比例大概为水：白醋：盐为9：3：1，用调和好的混合液把面膜巾润湿，直接敷在脸上20分钟。

【功效】见效快，敷上去皮肤马上会变白。因为醋、盐有杀菌的作用，所以难看的痘痘也能一并杀掉。

养颜靓汤，口腹之欲与滋养容颜的双重盛宴

汤的保健功效是得到了全世界公认的。不过，喝汤和吃药要对症一样，要根据自己的身体需要选择适合自己的汤，喝对了养生又美容，喝错了就会危害健康。

好喝又养颜的家常汤品

有些养颜汤，用的食材都比较昂贵，有的姐妹可能觉得不是很实用。那么，下面我们就介绍一些食材易得、简单好做的汤水。

健脑养颜汤

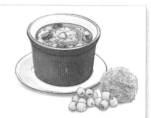

【材料】莲子肉100克，木耳25克，龙眼肉15克，水7碗，冰糖1块。

【做法】龙眼肉浸洗干净；莲子肉洗净留衣；木耳浸洗，同莲子肉、龙眼肉加水煲滚，再用中火煲45分钟，放冰糖即成。

【功效】健脾补肾，益胃，能安神养血。用它们煲糖水饮用，对滋润养颜、补血健脑十分有益，最适合产妇滋补饮用。

红枣木耳美容红颜汤

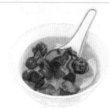

【材料】红枣50克，水发黑木耳100克，白糖适量。

【做法】将水发木耳去杂质洗净，切成小块。红枣去核，一同放入锅中加清水适量煮至红枣、木耳烂熟，放入白糖调味即可食用。

【功效】红枣具有润肺健脾、止咳、补五脏、疗虚损的作用，配以滋补强身的黑木耳，其补益、滋养、活血、养容的作用增强。

莲藕养颜汤

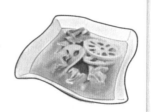

【材料】猪脊骨500克，生地黄60克，莲藕500克，去核红枣10枚。

【做法】生地黄、莲藕、红枣洗净；猪脊骨洗净，斩件；将全部材料放入锅内，加清水适量，大火煮滚后，小火煲3小时即可。

【功效】藕生食能清热润肺，凉血行瘀；熟吃可健脾开胃，止泻固精。枣能补中益气，滋脾胃，润心肺，调营卫，缓阴血，生津液，悦颜色。此汤适合贫血、心跳、失眠、面目肤色松浮的女性饮用。

银耳雪梨柚子蜜养颜汤

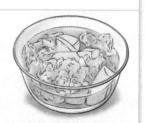

【材料】银耳、雪梨、柚子蜜适量。

【做法】用清水把银耳泡开；将新鲜的梨切成丁，与泡好的银耳一起用清水煮开后，调至小火熬到黏稠，加入适量柚子蜜。

【功效】能生津润肠，滋阴止血，有润肺止咳、降火宁心清热解毒等作用。这款汤不但可以滋阴润肺，还可以宁心止咳，有益肺胃。

银耳樱桃养颜汤

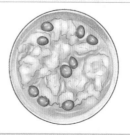

【材料】银耳2朵，樱桃100克，冰糖适量。

【做法】银耳用清水浸软；樱桃洗净，去核；先将银耳加水煮半小时，放入冰糖煮溶，最后加入樱桃，煮片刻即可食用。

【功效】银耳有滋阴清热、润肺止咳、养胃生津、益气和血等功效，樱桃具有补中益气、祛风除湿、健脾和胃等功效。这两种食物都是养颜美白的常用之品，同煮成汤可补气养血、白嫩皮肤。

喝汤也有讲究

喝汤虽好，但是也要有讲究，不是随便什么时间，无论怎么喝都会对身体有好处的。

俗话说："饭前先喝汤，胜过良药方。"这是有科学道理的。因为从口腔、咽喉、食道到胃，犹如一条通道，是食物必经之路。吃饭前，先喝几口汤，等于给这段消化道加点"润滑剂"，使食物能顺利下咽，防止干硬食物刺激消化道黏膜，保护消化道，降低消化道肿瘤的发生率。

当然，饭前喝汤有益健康，并不是说喝得多就好，要因人而异，也要掌握进汤时间。一般中晚餐前以半碗汤为宜，而早餐前可适当多些，因一夜睡眠后，人体水分损失较多。进汤时间以饭前 20 分钟左右为好，吃饭时也可缓慢少量进汤。总之，进汤以胃部舒适为度，饭前饭后都要切忌"狂饮"。

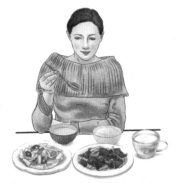

饭前喝汤可以增强饱腹感，降低人的食欲，避免吃得过饱，导致肥胖

不要忘了粥补这款养颜良方

粥，自古以来就是历代帝后、嫔妃、达官显贵享用的美食。粥又是药膳食疗佳品，各种营养相宜的食物组合在一起煮成粥就是很好的滋补方。远在两千多年前，我们的祖先就已经用粥来防病治病了。经常食粥不仅可以调剂口味、平衡膳食，更能补养身体，美容养颜。

粥被古代医家和养生家称为"世界第一补人之物"，是中国饮食文化中的一绝。古往今来，人们不仅用粥来养生，还用它来治病。

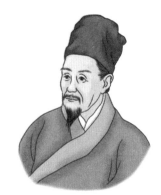

李时珍是明代的医药学家，他活了75 岁，在古代这已经算是长寿者了。李时珍的养生保健方法，就与他的粥养是分不开的。李时珍非常推崇粥养生，他说："每日起食粥一大碗，空腹虚，谷气便作，所补不细，又极柔腻，与肠胃相得，最为饮食之妙也。"

粥可滋补亦可养颜

西医的营养学里有一种叫"要素饮食"的方法，就是将各种营养食物打成粉状，进入消化道后，即使在人体没有消化液的情况下，也能直接吸收。由此看来，消化、吸收的关键与食物的形态有很大关系，液体的、糊状的食物就可以直接通过消化道的黏膜上皮细胞进入血液循环来滋养人体，而粥恰好符合这些条件，它对老人、儿童、脾胃虚弱者都是适宜的。

几款美味养颜粥

既然喝粥有这么多好处，那我们就来看看下面的几款健康美味的养颜粥吧！

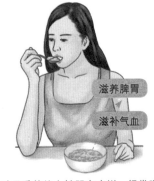

滋养脾胃

滋补气血

对于爱美的女性朋友来说，经常喝粥更可以滋养脾胃，滋补气血，有益容颜

红枣菊花粥

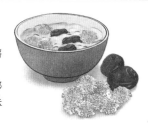

【材料】红枣 50 克，粳米 100 克，菊花 15 克，红糖适量。

【做法】将红枣、粳米和菊花一同放入锅内加清水适量煮粥。待粥煮至浓稠时，放入适量红糖调味即可。

【功效】此粥具有健脾补血、清肝明目之功效，长期食用可使面部肤色红润，起到保健防病、驻颜美容的作用，适合睡眠不好、皮肤灰暗的女性食用。

补血美颜粥

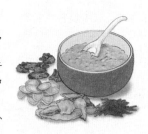

【材料】川芎 3 克，当归 6 克，红花 2 克，黄芪 4 克，粳米 100 克，鸡汤适量。

【做法】将米洗净用水浸泡，当归、川芎、黄芪切成薄片后装入干净的小布袋中，放入瓦锅内加鸡汤共熬成药汁；将粳米放入药汁中煮粥，待粥浓稠时加葱花、精盐、生姜调味即可。

【功效】此粥有活血行气，补养气血之功效，女性常食能调经补血、驻颜美容，适合月经不调、皮肤粗糙的女性食用。

黄芪橘皮红糖粥

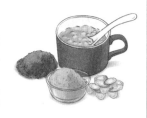

【材料】黄芪 30 克，粳米 100 克，橘皮末 3 克，红糖适量。

【做法】将黄芪洗净，放入锅内，加适量清水煎煮，去渣取汁；锅置火上，放入粳米、黄芪汁和适量清水煮粥，粥成加橘皮末煮沸，再加入红糖调匀，即可食用。

【功效】橘皮末能理气健胃、燥湿化痰。红糖温中补虚、活血化瘀。黄芪是补气的良药。此粥有益气摄血作用，适合肺热、咳嗽多痰的女性食用。

玫瑰情人粥

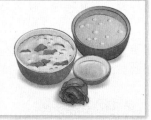

【材料】白米 50 克，新鲜玫瑰花 1 朵，香浓鸡汤 8 杯，蜂蜜适量。

【做法】先将鸡汤煮沸，放入淘净的白米继续煮至滚时稍微搅拌，改小火熬煮 30 分钟，加入玫瑰花瓣再煮 3 分钟即可。

【功效】此粥有美容减肥的功效，适合脾胃不强、虚火过剩的女性食用。玫瑰花具有促进血液循环的功效，能使肌肤光滑。

煮粥也要有讲究

粥的制作也十分讲究，因为它关系到粥的功效。《老老恒言》的"粥谱说"卷详述食粥的煮法，总结了"择米""择水""火候""食候" 4 法。

1. 择米

"米用粳，以香稻为最，晚稻、早稻次之。"因此，一定要选择新鲜、质佳、无霉变、无污染的好米

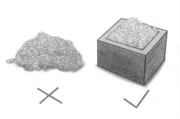

2. 择水

在煮粥时，必须注意水质的污染和水中矿物质的含量。水要一次添足，中途不要临时再添水，这样"方得正味"

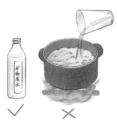

3. 火候

火候包括火的大小、煮的时间、入料顺序 3 个方面，是影响粥的质量的一个关键步骤。火按大小分为文火、武火和文武火。文火弱小，而武火强大，文武火适中。一般情况下，煮粥时用文火为好，这样既可以将米煮出油和味来，又不损害其中营养。下料的时间与材料性质

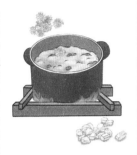

有关，难熟的食物先入锅，易熟的后入锅，易挥发的最后入锅。一般先煮米，后下料，最后加调味品

4. 食候

所谓食候，就是食粥的时间。具有补益作用的药粥最好早晨空腹服；具有安眠作用的药

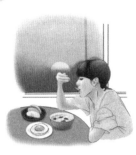

粥，一日三餐都可服，但临睡前服效果最好

喝粥跟着季节走

喝粥也要顺应气候的变化。如绿豆粥性味甘寒，具有清热解毒、消暑止渴、利尿的功效，最适合夏季食用；莲米粥健脾补胃、益气，对夏季腹泻、心烦失眠有一定疗效。秋天气候干燥，就要服具有润燥、暖体、养肺、益气作用的粥，例如，莲肉粥养神固精，扁豆粥和中补脏，胡桃粥润肌防燥，松仁粥润肺益肠，燕窝粥养肺止咳。冬天气候寒冷，就要食用羊肉粥等具有温补作用的粥，以起到温补元阳，暖中御寒的效果。

茶清香，人清秀——加入"爱茶一族"

喝茶可以养生，《本草纲目》里说："（茶）苦寒无毒，性冷。有驱逐五脏之邪气、镇神经、强壮精神，使人忍饥寒，防衰老之效能。"现在，很多资深美女都对茶叶的美容功效有一定的认知，懂得用茶水洗脸，用茶包对付黑眼圈。现在，茶类护肤品越来越多，大家更是纷纷加入"爱茶一族"的行列。在茶叶的清香里轻抚自己的脸，烦躁的心情顿时安静下来，整个人似乎也变得清澈靓丽了。

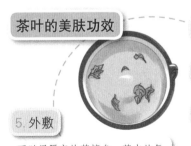

茶叶的美肤功效

1. 抗氧化 茶叶中提取的茶多酚是最好的抗氧化剂之一，它能够帮助人体中和、清除自由基

2. 保润泽 茶叶中所含有的氨基酸能保持肌肤润泽

3. 消炎杀菌 茶叶本身还具有去火、消炎、杀菌等功效，长痘痘的肌肤最欢迎茶叶的呵护

5. 外敷 可以用隔夜的茶擦身，茶中的氟能迅速止痒，还能防治湿疹；用隔夜茶洗头，还有生发和消除头屑的功效；皮肤被太阳晒伤，用毛巾蘸隔夜茶轻轻擦拭，能有效缓解皮肤的晒伤；用茶水洗眼睛可以起到明目，保护视力的功效

4. 防辐射 喝茶，特别是喝绿茶，能有效地防辐射

需要提醒大家的是，茶水外用于保健，如前所说的洗眼、漱口等，就要用浓茶；而以内饮的方法养生，茶就要冲泡得淡一些；否则，不仅达不到有益健康的目的，反而会对我们的身体造成不适。

自制养颜茶

茶叶的美颜功效不容怀疑，这里我们就教大家几种自制美颜茶，以调理身体，解决各种肌肤问题。

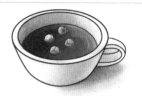

芍药茶——祛瘀血

有些女性经常感觉手脚冰冷，其实是因为她们的血液循环不流畅，因此提倡饮用芍药茶以促进血液循环，将体内各处积聚的瘀血排出体外。做法是：将 15 克野生晒干的芍药跟 400 毫升水一起煮，待剩下一半分量时，再放入生姜、枣和蜂蜜。

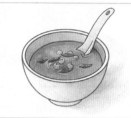

薏米绿茶——消水毒

滞留体内的水分变成毒素时，很容易诱发水肿。这时应该多饮用能令身体变暖，排出身体多余水分的花草茶。薏米绿茶能驱除体内湿气，为身体排毒，是不错的选择。先将 100 克薏米，200 克左右的绿豆和 600 ~ 800 毫升的水一起煮，至水剩下一半时，加入绿茶，继续加热 1 分钟就可以熄火，每天喝三次。

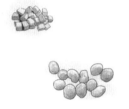

半夏茯苓茶——化痰滞

半夏和茯苓茶有助于驱除痰滞和消化不良等现象，因此对于新陈代谢不畅，消化不良和头疼等慢性疲劳引起的疾病有一定的疗效。只需要 6 克半夏，4 克茯苓，加上 500 毫升水一起煮 10 分钟左右，喝的时候还可以加少许蜂蜜。但半夏辛散温燥，服用者要根据个人情况来确定是否适合；而茯苓就平民化很多，我们常接触的茯苓膏、四神汤都以它来做原料。茯苓补脾又利尿，还有降血糖、镇静、补气等效果，有些人习惯长期食用。

枸杞茶——通便秘

便秘是美容的大敌，经常便秘的人可以喝点没有特别苦味的枸杞茶，晚上喝一点，第二天上午就会大便通畅，神清气爽。

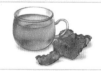

何首乌茶——瘦身

绿茶、何首乌、泽泻、丹参各等量，加水共煎，去渣饮用。每日 1 剂，随意分次饮完，有美容、降脂、减肥等功效。

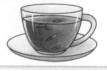

葡萄茶——抗衰老

取葡萄 100 克，白糖适量，绿茶 5 克，先将绿茶用沸水冲泡，葡萄与糖加冷水 60 毫升，与绿茶汁混饮，可抗衰老，保持青春活力。

四季饮茶有区别

要提醒姐妹们的是，饮茶还讲究四季有别：春饮花茶，夏饮绿茶，秋饮青茶，冬饮红茶。其道理在于：春季，人饮花茶，可以散发一冬积存在人体内的寒邪，浓郁的香茶能促进人体阳气发生；夏季，绿茶性味苦寒，可以清热、消暑、解毒、止渴、强心；秋季，青茶不寒不热，能消除体内的余热，恢复津液；冬季，红茶味甘性温，含有丰富的蛋白质，能助消化，补身体，使人体强壮。

在清甜梦乡中享受惬意美丽，会睡的女人才能一直美到老

睡眠养颜真法

充足的睡眠才能保证肌肤的光鲜。那么，睡眠与美容究竟有哪些关系呢？睡觉有没有什么讲究？我们怎样才能睡得更好睡得更舒适呢？下面，我们将对这些问题一一进行解答。

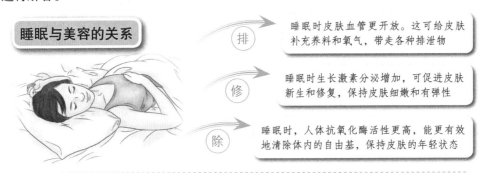

睡眠与美容的关系

排 → 睡眠时皮肤血管更开放。这可给皮肤补充养料和氧气，带走各种排泄物

修 → 睡眠时生长激素分泌增加，可促进皮肤新生和修复，保持皮肤细嫩和有弹性

除 → 睡眠时，人体抗氧化酶活性更高，能更有效地清除体内的自由基，保持皮肤的年轻状态

如果长期睡眠不足或睡眠质量不高，就会精神萎靡，有损健康，提前衰老。反映在面部就是皮肤失去光泽，变得干燥，松弛没有弹性，这就是所谓的"老化"。这种老化随着年龄的增长而加重。25～35岁，眼角开始出现鱼尾纹；40岁左右，皱纹就爬上了额头；等到50岁，整个面部就会出现"人生的年轮"了。

几个小方法助你轻松入眠

虽然很多姐妹已经很努力地去营造一个好的睡眠环境，却因为生活或工作的压力使得心情紧张，在床上翻来覆去睡不着，或者睡着了也一直做梦，第二天还是感觉很疲惫。有一些小方法可以改善这种状况，大家不妨试一下。

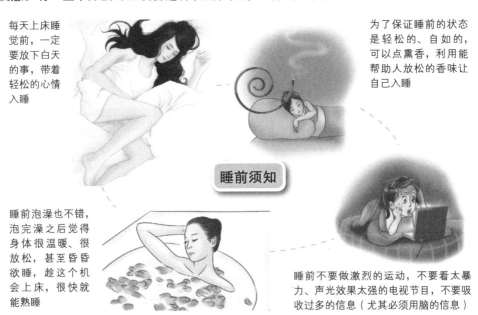

每天上床睡觉前，一定要放下白天的事，带着轻松的心情入睡

为了保证睡前的状态是轻松的、自如的，可以点熏香，利用能帮助人放松的香味让自己入睡

睡前须知

睡前泡澡也不错，泡完澡之后觉得身体很温暖、很放松，甚至昏昏欲睡，趁这个机会上床，很快就能熟睡

睡前不要做激烈的运动，不要看太暴力、声光效果太强的电视节目，不要吸收过多的信息（尤其必须用脑的信息）

助眠汤让你有个好睡眠

如果试过了上面的方法你还是无法入睡，就来试试下面几款安神助眠的美味汤吧，只要连续喝，就能有效改善夜晚的睡眠质量。

荷叶鱼汤

【材料】鲜鱼 1 条，莲子 10 克，荷叶半张，生姜 1 块，盐和料酒各少许。

【做法】生姜洗净后去皮切片，莲子洗净用开水泡半小时左右，荷叶洗净，鲜鱼洗净后切块备用；将姜片、莲子及荷叶放入锅中，加水煮滚 5 分钟后捞出荷叶；再放入鱼块，煮熟后加料酒及盐调味即可。鱼肉容易煮散，一定要等汤煮滚后再放进去，也可以将鱼块用 1 个鸡蛋的蛋清和少许盐腌 15 分钟，能让鱼肉更鲜嫩紧致。

【功效】荷叶鱼汤有助于镇静安眠，尤其在夏天烦躁不安、睡不着时很有帮助。

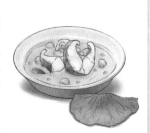

酸枣仁汤

【材料】酸枣仁 20 克，川芎 10 克，知母 10 克，白茯苓 15 克，甘草 10 克。

【做法】将所有药材洗净，将水烧开，倒入所有药材煎煮，入味后当茶喝即可。

【功效】这道酸枣仁汤可以改善失眠、多梦、心悸、浅眠等问题。

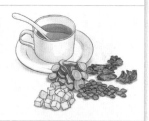

给身体"缓带"，睡个轻松舒适的"美容觉"

会保养的女人都知道"美容觉"一说。所谓"美容觉"，时间是晚上的 10 点至次日凌晨 2 点。这段时间是新陈代谢进行得最多的时间，也是调理内部最好的时间，所以一定要珍惜这段时间，睡个舒舒服服的觉，这样身体才会回报给你一份美丽。

《黄帝内经》里提到一种养生方法："缓带披发。"这其实是在说放松身体，睡眠时更需要为身体"缓带"。让身体完全处于放松、宽松的状态，"美容觉"才能真正起到美容的作用。

1. 睡觉时摘掉胸罩

戴胸罩睡觉容易患乳腺癌。其原因是长时间戴胸罩会影响乳房的血液

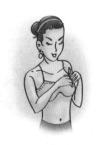

循环和淋巴液的正常流通，不能及时清除体内有害物质，久而久之就会使正常的乳腺细胞癌变

2. 睡觉时不戴隐形眼镜

有的女性因为爱美，喜欢戴隐形眼镜，但睡觉的时候千万别忘了摘掉。因为我们的角膜所需的氧气主要来源于空气，而空气中的氧气只有溶解在泪液中才能被角膜吸收利用

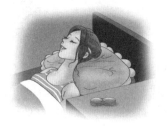

因睡眠时闭眼隔绝了空气，眨眼的作用也停止了，泪液的分泌和循环功能相应减低，结膜囊内的有形物质很容易沉积在隐形眼镜上。长期如此，轻者会代偿性地出现角膜周边的新生血管，严重者则会发生角膜水肿、上皮细胞受损，若再遇细菌，常会发生炎症，甚至溃疡。

3. 不戴手表睡觉

睡觉时一定要把手表摘下来。因为入睡后血流速度减慢，戴表睡觉使腕部的血液循环不畅。如果戴的是夜光表，还有辐射的作用，辐射量虽微，但长时间的积累也可导致不良后果

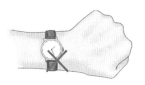

此外，要想获得一个良好的睡眠，还必须注意以下几点：

睡前须知

一忌睡前说话

俗话说："食不言，寝不语。"因为说话容易使人脑子兴奋，思想活跃，从而影响睡眠。因此，在睡前不宜过多讲话

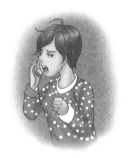

二忌睡前激动

人的喜怒哀乐都容易引起神经中枢的兴奋或紊乱，使人难以入睡，甚至造成失眠，因此睡前要尽量避免大喜大怒或忧思恼怒，要使情绪平稳。如果你由于精神紧张或情绪兴奋难以入睡，请取仰卧姿势，双手放在脐下，舌舔下腭，全身放松，口中生津时，不断将津液咽下。几分钟后你便能进入梦乡

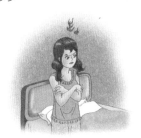

三忌临睡前进食

人进入睡眠状态后，机体中有些部分的活动节奏便开始放慢，进入休息状态。如果临睡前吃东西，则胃、肠、肝、脾等器官就又要忙碌起来。这不仅加重了它们的负担，也使其器官得不到充分休息。大脑皮层主管消化系统的功能区也会兴奋起来，使人常在入睡后做噩梦。如果晚饭吃得太早，睡觉前已经感到饥饿了，可少吃一些点心或水果（如香蕉、苹果等），但吃完之后，至少要休息半小时才能睡觉

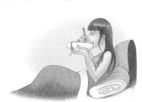

四忌睡前用脑

如果有在晚上工作和学习的习惯，要先做比较费脑筋的事，后做比较轻松的事，以便放松脑子，加快入睡。否则，脑子总是处于兴奋状态，即使躺在床上，也难以入睡，时间长了，还容易导致失眠症

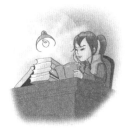

五忌当风而睡

睡眠时千万不要让从门窗进来的风吹到头上、身上。因为人睡熟后，身体对外界环境的适应能力有所降低，如果当风而睡，时间长了，冷空气就会从人皮肤上的毛细血管侵入，轻者感冒，重者口眼歪斜

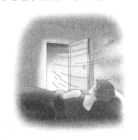

六忌对灯而睡

人睡着时，眼睛虽然闭着，但仍能感到光亮，如果对灯而睡，灯光会扰乱人体内的自然平衡，致使人的体温、心跳、血压变得不协调，从而使人感到心神不安，难以入睡，即使睡着，也容易惊醒

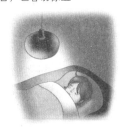

其实，说到底最舒服的睡眠方式就是裸睡。没有了衣服的隔绝，裸露的皮肤能够吸收更多养分，促进新陈代谢，加强皮脂腺和汗腺的分泌，有利于皮脂排泄和再生，使得通身都有一种通透的感觉。而且，裸睡的好处还不止这些：

1. 裸睡能祛痛	裸睡的时候身体自由度很大，肌肉能得到放松，能有效缓解日间因为紧张引起的疾病和疼痛。有肩颈腰痛、痛经的人不妨试试。
2. 裸睡护私处	女性阴部常年湿润，如果能有充分的通风透气，就能减少患上妇科病的可能性。
3. 裸睡享安宁	裸睡不但使人格外感到温暖和舒适，连妇科常见的腰痛及生理性月经痛也能减轻。以往因手脚冰凉而久久不能入睡的妇女，采取裸睡方式后，很快就能入睡了。
裸睡的注意事项	
1	上床睡觉前应清洗外阴和肛门，并勤洗澡。不应在集体生活中或与小孩同床共室时裸睡。
2	被子床单要勤换洗。
3	裸睡时注意不要着凉。人着凉时抵抗力下降，容易感冒。

充足而高效率的睡眠是健康和美丽的强大保证，从今天起，彻底放松身心，享受健康睡眠的自由与快乐，做个睡美人吧。

失眠的完美解决方案

睡觉是一件多么美妙的事情，可是有人却完全享受不到。每天躺在床上辗转反侧，无法入眠。这简直是一种折磨，娇媚的容颜也会因此而变得黯然无光。那么，怎样才能解决失眠的问题呢？

对抗失眠的小法宝

1. 按摩

每天睡觉前按摩"安眠穴"五分钟，可以帮助睡眠。安眠穴在耳后乳突后方的凹陷处，具有安眠镇静的作用

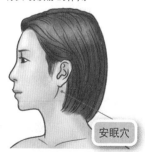

安眠穴

2. 泡脚

每晚临睡前用温水泡脚，可以帮助人进入睡眠状态，尤其适合脑力工作者。泡脚时先用温水浸泡，再慢慢加热水，泡到脚热、微微出汗就可以休息了

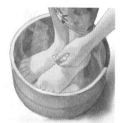

3. 从头到脚放松

首先躺在床上要先放松头部，从头发开始，然后是眼眉。眼眉放松后做深呼吸，然后再慢慢地放松肩膀。肩膀是我们最不容易放松的地方，这个部位经常是抽紧的。再然后是心、肾……就这么一直想下去，想到最后，每一根手指头和每一只脚指头就都放松了。一般没等你想到脚，就已经进入睡眠了。要有好的睡眠，一定要先睡心，先让心静下来。心能够先睡下，身体才能够听从心的安排，才能够睡下

4. 食疗

取龙眼肉 25 克，冰糖 10 克。把龙眼肉洗净，同冰糖放入茶杯中，冲沸水加盖闷一会儿即可饮用。每日 1 剂，随冲随饮，再吃龙眼肉

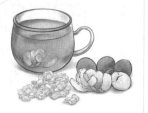

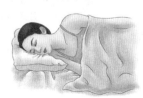

通肝经，失眠不再扰

我们首先看一下肝经的循行路线：肝经起于大脚趾内侧的指甲缘，向上到脚踝，然后沿着腿的内侧向上，在肾经和脾经中间，绕过生殖器，最后到达肋骨边缘止。

肝经出现问题，人体表现出来的症状通常是：腹泻、呕吐、咽干、面色晦暗等。《黄帝内经》认为肝是将军之官，是主谋略的。一个人的聪明才智能否充分发挥，全看肝气足不足。而要让肝气充足畅通，就要配合肝经的工作。

有些人虽然不热衷于夜生活，但是也失眠。中医里讲心主神、肝主魂，到晚上的时候神和魂都该回去的，但是有些人神回去了，魂没有回去。这就叫"魂不守神"，解决办法就是按摩肝经，让魂回去。

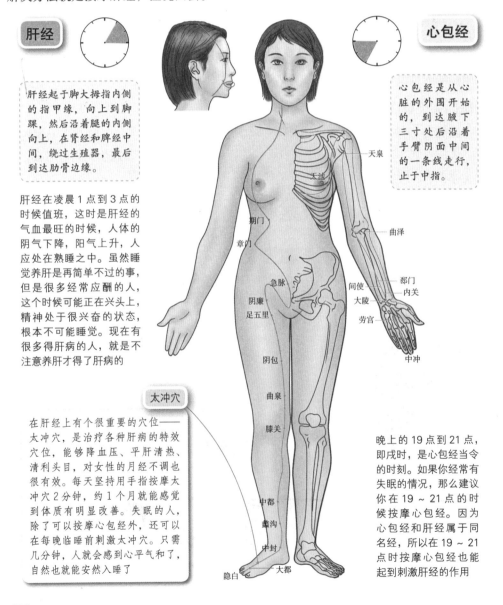

肝经

肝经起于脚大拇指内侧的指甲缘，向上到脚踝，然后沿着腿的内侧向上，在肾经和脾经中间，绕过生殖器，最后到达肋骨边缘。

肝经在凌晨1点到3点的时候值班，这时是肝经的气血最旺的时候，人体的阴气下降，阳气上升，人应处在熟睡之中。虽然睡觉养肝是再简单不过的事，但是很多经常应酬的人，这个时候可能正在兴头上，精神处于很兴奋的状态，根本不可能睡觉。现在有很多得肝病的人，就是不注意养肝才得了肝病的

太冲穴

在肝经上有个很重要的穴位——太冲穴，是治疗各种肝病的特效穴位，能够降血压、平肝清热、清利头目，对女性的月经不调也很有效。每天坚持用手指按摩太冲穴2分钟，约1个月就能感觉到体质有明显改善。失眠的人，除了可以按摩心包经外，还可以在每晚临睡前刺激太冲穴。只需几分钟，人就会感到心平气和了，自然也就能安然入睡了

心包经

心包经是从心脏的外围开始的，到达腋下三寸处后沿着手臂阴面中间的一条线走行，止于中指。

天泉
天池
期门
章门
急脉
阴廉
足五里
阴包
曲泉
膝关
中都
蠡沟
中封
隐白 — 大都

曲泽
郄门
间使 — 内关
大陵
劳宫
中冲

晚上的19点到21点，即戌时，是心包经当令的时刻。如果你经常有失眠的情况，那么建议你在19～21点的时候按摩心包经。因为心包经和肝经属于同名经，所以在19～21点时按摩心包经也能起到刺激肝经的作用

拥有好睡眠的几个小规则

对于非习惯性失眠的姐妹来说，如果能遵循下列规则，也会对睡眠起到促进作用。

1. 规律睡眠时间

四季睡眠春夏应"晚卧早起"，秋季应"早卧早起"，冬季应"早卧晚起"。最好在日出前起床，不宜太晚。正常人睡眠时间一般在每天8小时左右，体弱多病者应适当增加睡眠时间

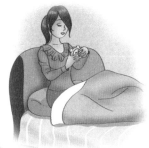

3. 规律睡觉姿势

身睡如弓效果好，向右侧卧负担轻。研究表明，"睡如弓"能够恰到好处地减小地心对人体的作用力。由于人体的心脏多在身体左侧，向右侧卧可以减轻心脏承受的压力，同时双手避免放在心脏附近，以免因为噩梦而惊醒

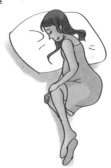

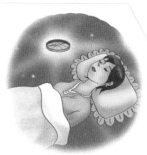

2. 规律睡眠方向

睡觉要头北脚南。人体随时都会受到地球磁场的影响，睡眠的过程中大脑同样会受到磁场的干扰。人睡觉时采取头北脚南的姿势，使磁力线平稳地穿过人体，可最大限度地减少地球磁场的干扰

爱运动爱美丽，动感美女才能拥有健康的白皙红润

瑜伽之魅——练就身轻骨柔的氧气美女

瑜伽，在印度语中意为"身心处于最佳的稳定状态"，是一种里外兼施的缓和运动。当你开始沉下心去练习瑜伽，你会觉得天地之间都是清净自然的气息，甚至可以听到身体的声音。那是一种确定，确定控制自己身体的感觉，从而慢慢地抓到自己的心。长期坚持下来，瑜伽会让你容光焕发。

清晨瑜伽伸展十二式

从清晨开始就让我们踏上瑜伽之旅吧。可以先做几个回合的瑜伽呼吸：横膈膜呼吸法、单鼻孔呼吸法。完成呼吸练习之后，休息5分钟，然后以简单、伸展为主要原则，以消除身体僵硬感、恢复精力为目的，进入下面瑜伽的姿势练习。快乐、充实的一天就这样开始了。

在远古时代，人们一向是在太阳刚出现在地平线上时，就对着朝阳做拜日式，祈祷阳光给予生命能量。今天，人们更多地利用拜日式来提升精气神和塑造形体。

拜日式由12个连贯的动作组成，又叫伸展十二式。它作用于全身，每一个姿势都是前一个姿势的平衡动作。它包括前弯、后仰、伸展等动作，配合一呼一吸，加强全身肌肉的柔韧性，同时促进全身的血液循环，调节身体各个系统，如消化系统、呼吸系统、循环系统、神经系统、内分泌系统等的平衡，使人体各系统处于协调状态。

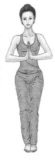

（1）直立，两脚并拢，双手于胸前合十，调整呼吸，使身心平静

（2）吸气，向上伸展双臂，身体后仰，注意髋关节往前推，这样可减少腰部压力，双腿伸直，放松颈部

（3）吐气，向前屈体，手掌下压，上身尽可能接近腿部（如有需要，可稍弯曲双膝）。注意放松肩膀、颈部和脸部

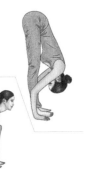

（4）吸气，左腿往后伸直（初学时也可膝盖着地），右腿膝盖弯曲，伸展脊柱，往前看

（5）保持呼吸，右腿退后，使身体在同一直线上，用两手和脚趾支撑全身，腹部和腿部要尽量伸展、收紧，肩下压

（6）吐气，使膝盖着地，然后放低胸部和下巴（也可前额着地），保持髋部抬高。注意放松腰部和伸展胸部

伸展十二式

（7）吸气，放低髋部，脚背着地，保持双脚并拢，肩下压，上半身后仰，往上和往后看

（8）吐气，抬高髋部，使身体呈倒"V"形，试着将脚跟和肩膀下压

（9）吸气，左脚往前迈一步，两手置于左脚两边，右腿往后伸展，往前看

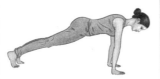

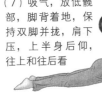
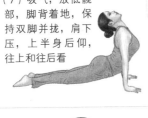
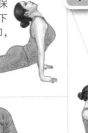

（10）吐气，两脚并拢，身体慢慢前弯，两手置于地面或腿部

（11）吸气，两手臂向前伸展，然后身体从髋部开始慢慢后仰

（12）吐气，慢慢还原成直立姿势

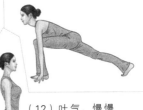
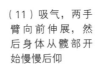

消除疲劳的瑜伽四式

经过一天的工作和学习，到了晚上，往往会觉得很疲惫。这时你可以在屋子里放上轻柔的音乐，用瑜伽来熨帖自己的身心，消除疲劳。

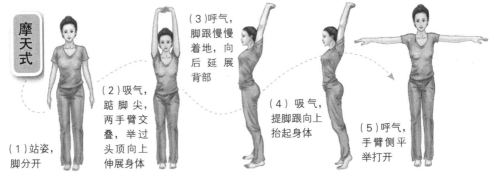

摩天式

（1）站姿，脚分开

（2）吸气，踮脚尖，两手臂交叠，举过头顶向上伸展身体

（3）呼气，脚跟慢慢着地，向后延展背部

（4）吸气，提脚跟向上抬起身体

（5）呼气，手臂侧平举打开

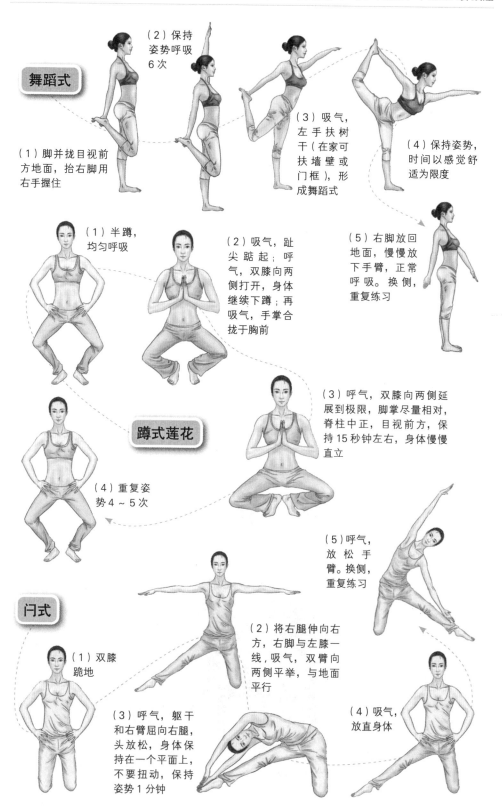

舞蹈式

（2）保持姿势呼吸6次

（1）脚并拢目视前方地面，抬右脚用右手握住

（3）吸气，左手扶树干（在家可扶墙壁或门框），形成舞蹈式

（4）保持姿势，时间以感觉舒适为限度

（5）右脚放回地面，慢慢放下手臂，正常呼吸。换侧，重复练习

（1）半蹲，均匀呼吸

（2）吸气，趾尖跷起；呼气，双膝向两侧打开，身体继续下蹲；再吸气，手掌合拢于胸前

蹲式莲花

（3）呼气，双膝向两侧延展到极限，脚掌尽量相对，脊柱中正，目视前方，保持15秒钟左右，身体慢慢直立

（4）重复姿势4~5次

闪式

（1）双膝跪地

（2）将右腿伸向右方，右脚与左膝一线，吸气，双臂向两侧平举，与地面平行

（3）呼气，躯干和右臂屈向右腿，头放松，身体保持在一个平面上，不要扭动，保持姿势1分钟

（4）吸气，放直身体

（5）呼气，放松手臂。换侧，重复练习

练习瑜伽时的注意事项

练习瑜伽时，有一些细节姐妹们一定要注意：

1	室内练习时，开窗通风，保持空气的流通。这对于调息练习尤为重要。可以摆放绿色植物或鲜花。
2	关注自己的身体状况，切忌强己所难。如果身体有不适的地方或是病状，尽量不要练习过难的动作，也可以完全不进行练习。
3	女性在经期内，不宜做瑜伽练习。
4	瑜伽对一些特殊生理状况都有很好的调整作用，如孕期保健，但最好在老师的指导辅助下进行。

打坐，以静制动的养生美颜功

生命在于运动，亦在于静养，养颜也是如此。打坐和瑜伽都强调静，以静制动。《黄帝内经》中说："呼吸精气，独立守神。"这里的"独立守神"，即是静功的结果。打坐可以安定思虑，保持健康，是修养身心的一种重要方法。

现代科学研究已证实，打坐可以增强肺功能和心肌功能，调整神经系统功能，协调整体功能，对多种疾病均有良好的防治作用，比如神经官能症、头痛、失眠、高血压和冠心病等。此外，静坐还能有效地排出心理障碍，治疗现代极易多发的心身性疾病。静坐尤其适合脑力劳动者，能够缓解因用脑过度而出现的神经衰弱、心悸、健忘、少寐、头昏、乏力等症状。通过打坐，我们能够使自己的身体阴阳平衡，经络疏通，气血顺畅，从而达到益寿延年之目的。

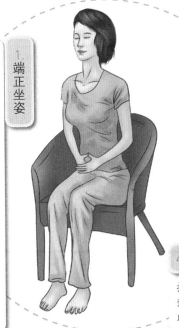

打坐注意要点

端坐于椅子上、床上或沙发上，面朝前，眼微闭，唇略合，牙不咬，舌抵上腭；前胸不张，后背微圆，两肩下垂，两手放于下腹部，两拇指按于肚脐上，手掌交叠捂于脐下；上腹内凹，臀部后凸；两膝不并（相距约10厘米），脚位分离，全身放松，去掉杂念（初学盘坐的人往往心静不下来，慢慢就会习惯的），似守非守下丹田（肚脐眼下方），慢慢进入忘我、无我状态，步入空虚境界。这时候你会感觉没有压力，没有烦恼，全身非常轻松舒适

1. 端正坐姿

2. 选择清幽的环境

选择无噪声干扰，无秽浊杂物，而且空气清新流通的清静场所。在打坐期间也要少人打扰

3. 选择最佳时间

打坐的最佳时间是晨起时或睡前，时间以半小时为宜，不过工作繁重的上班族可以不拘泥于此。上班间隙，感到身心疲惫，可以默坐养神

4. 打坐后调试

打坐结束后，打坐者可将两手搓热，按摩面颊、双眼以活动气血。此时会顿感神清气爽，身体轻盈

打坐可以说是最简单的养生美颜功，它能让我们的身心沉静下来，回到原始自然的状态。经常打坐的女子，慢慢会透出一种淡泊清朗、敦厚温和的气质，这更是非常珍贵的收获。

游泳健身又美体，做一条快乐自在的"美人鱼"

游泳是一项很受美女们欢迎的运动，很多明星也把游泳作为休闲运动的方式，游泳可以放松身心，还能健康美体，就让我们徜徉在水的怀抱中，做一条快乐自在的"美人鱼"吧。

游泳的好处

1. 增强心肌功能

人在水中运动时，各器官都参与其中，耗能多，血液循环也随之加快，以供给运动器官更多的营养物质。长期游泳会有明显的心脏运动性增大，收缩有力，血管壁厚度增加、弹性加大，每搏输出血量增加。所以，游泳可以锻炼出一颗强而有力的心脏

2. 增强抵抗力

游泳池的水温常为26 ~ 28℃，在水中浸泡散热快，耗能大。为尽快补充身体散发的热量，以供冷热平衡的需要，神经系统便快速做出反应，使人体新陈代谢加快，增强人体对外界的适应能力，抵御寒冷。经常参加冬泳能提高人体内分泌功能，从而提高对疾病的抵抗力和免疫力

3. 减肥

游泳时身体直接浸泡在水中，水不仅阻力大，而且导热性能也非常好，散热速度快，因而消耗热量多。人在游泳池中跑步20分钟所消耗的热量，相当于同样速度在陆地上跑1小时的消耗量，会使许多想减肥的人，取得事半功倍的效果，所以，游泳是保持身材最有效的运动之一

4. 健美形体

人游泳时，在水中运动，由于减少了地面运动时地对骨骼的冲击性，可降低骨骼的老损概率，使骨关节不易变形。水的阻力可增加人的运动强度，但这种强度，又有别于陆地上的器械训练，是很柔和的，训练的强度又很容易控制在有氧域之内，不会让人长出很生硬的肌肉块，可以使全身的线条流畅，优美

5. 加强肺部功能

呼吸主要靠肺，肺功能的强弱由呼吸肌功能的强弱来决定，运动是改善和提高肺活量的有效手段之一。游泳促使人呼吸肌发达，胸围增大，肺活量增加，而且吸气时肺泡开放更多，换气顺畅，对健康极为有利

6. 护肤

人在游泳时，水对肌肤、汗腺、脂肪腺的冲刷，起到了很好的按摩作用，促进了血液循环，使皮肤光滑有弹性。此外，在水中运动，大大减少了汗液中盐分对皮肤的刺激

游泳好处虽多，但还是有一些禁忌需要注意：

1	患心脏病、高血压、肺结核等严重疾病，难以承受大运动量的人一定不要游泳。
2	沙眼、中耳炎、皮肤病等传染性疾病患者不应下水，以免给别人带来麻烦。
3	饭后或酒后不宜立刻游泳，因为胃受水的压迫及冷刺激易引起痉挛腹痛，久之会引起慢性胃肠炎。饭后40分钟方可游泳。
4	月经期不宜游泳。有保护装置并且有游泳习惯的人可以游，但时间不宜过长。

健美操——时尚人士的爱美选择

健美操是目前最受人欢迎的一种体育运动。健美操，尤其是健身健美操，对增进人体的健康十分有益，具体表现在以下几方面：

1. 增强体能

健美操可提高关节的灵活性，使心肺系统的耐力水平提高。与此同时，由于健美操是由不同类型、方向、路线、幅度、力度、速度的多种动作组合而成的，常跳健美操还可提高人的动作记忆和再现能力，提高神经系统的灵活性、均衡性，因而有利于改善和提高人的协调能力

健美操的益处

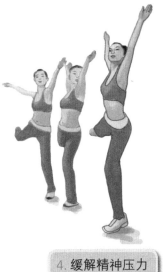

2. 塑造优美的形体

经常练健美操可使人体态优雅、矫健、风度翩翩，还可延缓机体的衰老，保持良好的体态，杜绝中年发福

3. 增强人的社交能力

健美操运动可起到调节人际关系、增强人的社会交往能力的作用。参加锻炼的人来自社会各阶层，因此，这种锻炼方式扩大了人们的社会交往面，把人们从工作和家庭的单一环境中解脱出来，从而认识和接触更多的人。大家一起跳，一起锻炼，每个人都能心情开朗，解除戒心，互相交谈或交流锻炼的经验，相互鼓励。这有助于增进人们彼此之间的了解，产生一种亲近感，从而建立起融洽的人际关系

4. 缓解精神压力

健美操作为一项充满青春活力的运动，可使人们在轻松欢乐的气氛中进行锻炼，从而忘却自己的烦恼和压力，使心情变得愉快，精神压力得到缓解，进而使自己拥有最佳的心态，且更具活力

5. 医疗保健功能

健美操作为一项有氧运动，特点是强度低、密度大，运动量可大可小，容易控制。因此，它除了对健康的人具有良好的健身效果外，对一些身体素质比较差的人来说，也是一种医疗保健的理想手段

由上所述，健美操锻炼不仅能强身健体，还具有娱乐的功能，可使人在锻炼中得到一种精神上的享受，满足人们的心理需要，对促进人体的健康十分有益。

不恰当的运动是美容的大忌

运动能增强人体的新陈代谢，帮助排出体内毒素，焕发人的精神和光彩。运动健身美容的功效是毋庸置疑的，但如果运动方法不当，就起不到预期的作用，所以姐妹们一定要注意了。

1.运动时间不要太晚

现代许多繁忙的都市女性都利用夜间进行运动。人体经过了一整天的体力消耗，到了晚上必定已经没有多余的能量可供运动，因此运动时身体必定要调动储存的肝火，加上运动的激发，精神处于亢奋状态，在夜间九十点钟停止运动后，至少需要两三个小时让这种亢奋状态消除，才可能入睡。由于肝火仍旺，这一夜的睡眠必定不安稳。这种运动对身体不但没有任何益处，如果形成习惯，还可能成为健康的最大杀手

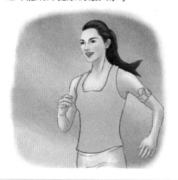

3.冬天要适当运动

冬季是人体阳气潜藏、温养脏腑的好时期。锻炼前，一定要做好充分的准备活动，待热后脱去一些衣服，再加大运动量。锻炼时运动量应由小到大，逐渐增加，尤其是跑步。锻炼后，要及时擦干汗液，若内衣已潮湿，应尽快回到室内换上干衣服。运动是需要循序渐进、持之以恒的事情，即使是在寒冷的冬天，也不应该忽略

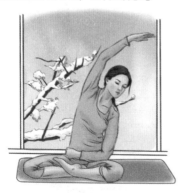

2.运动要有限度

很多女性都认为，只有练到大汗淋漓才能健身，才能达到排毒养颜的效果。运动，尤其是大量运动是要耗费人体大量气血的。大量运动在短时间内造成大量气血的损耗，会逼迫人体把原本应该储藏起来慢慢使用的精气在短时间内大量释放出来，以维持人体生理活动的需要。年轻时运动过度，可能当时并没有什么不适的感觉，但岁数大了的时候很多疾病就可能找上门来。这在那些专业运动员的身上体现得最为明显，他们中的很多人，年龄稍大后身体出现的问题比常人要多

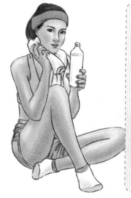

运动有益健康，关键在度，不要盲目相信所有的运动都是有益于人体的，一定要把握好适度的原则。每日取平缓之法，活动活动身体，既能促进经络中气血的流通，又不损耗气血。这才是正确的运动之道。

4.运动时间要选正确

对于运动时间的选择有很多种说法，那么究竟什么时间锻炼比较好呢

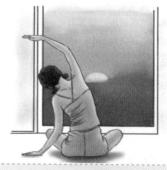

早晨时段：晨起（日出后）至早餐前。
上午时段：早餐后2小时至午餐前。
下午时段：午餐后2小时至晚餐前。
晚间时段：晚餐后2小时至傍晚（日落前）。

一举一动皆有养颜之道

女人的风姿会在举手投足间淋漓尽致地展现，日常生活中你的一举一动、一颦一笑都会将你的美丽流露。可是，平时你是十分关注自己的"小动作"，还是大大咧咧地随它们去，任它们把你的美丽出卖得荡然无存？

不良习惯

1. 挠头

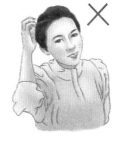

中医认为，人爱挠头是因为胆经不通。胆经的循行路线是从人的外眼角开始，沿着头部两侧，顺着人体的侧面向下，到达脚的小趾和四趾。"胆主决断"，人有事情想不清楚、决断力不够的时候，经常会做挠头动作，而挠的地方正好是胆经经过的地方。这也是人在刺激胆经以帮助决断。所以，爱挠头的女士们，不妨多按摩刺激胆经

2. 跷二郎腿

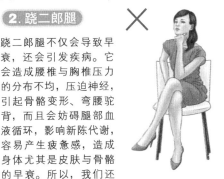

跷二郎腿不仅会导致早衰，还会引发疾病。它会造成腰椎与胸椎压力的分布不均，压迫神经，引起骨骼变形、弯腰驼背，而且会妨碍腿部血液循环，影响新陈代谢，容易产生疲惫感，造成身体尤其是皮肤与骨骼的早衰。所以，我们还是早日戒除这个影响美丽的习惯为好

3. 皱眉

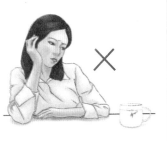

喜欢皱眉的人，一般来讲，双眉间的皱纹都比较深，而且一旦形成将很难消退，只能淡化。

下面给有"川字眉"的女人提供一个淡化方法：用温水清洗眉间，待毛孔张开后涂上去皱保湿霜，然后横向按摩5分钟，早晚各一次

4. 眯眼

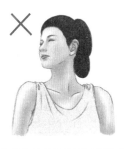

经常眯眼不但会增加眼睛近视度数，使近视加深，还很容易使眼部的皮肤起皱，使眼周出现致密而细小的皱纹，时间一长，皱纹就固定了。所以，患近视的女性，应该及时佩戴合适的眼镜

5. "暴力"撕唇皮

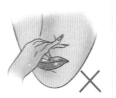

由于各种原因，我们的嘴唇会出现脱皮的现象，有些人会用手撕翘起的唇皮。这是个很不好的习惯，手上有很多细菌，唇皮一旦被撕破导致流血，很容易感染细菌。针对这些情况，推荐大家使用蜂蜜，方法我们在前面已经提到了

6. 单侧咀嚼

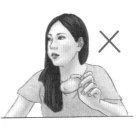

部分女性在咀嚼时往往习惯于只用一边牙齿，这样经常嚼东西的一侧脸面就会显得饱满，而不经常嚼东西的那侧脸面咀嚼肌无法得到锻炼，面肌也得不到活动，时间长了甚至会萎缩退化，形成凹瘪，结果导致两侧脸颊大小不一，影响美丽。所以，对双侧牙齿要"一视同仁"，咀嚼食物的时候，双侧牙齿平均使用。这样，既能减少单侧牙齿的磨损，同时又可以保持双侧面肌匀称

7. 舔唇

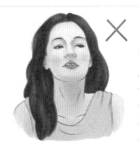

许多女性嘴唇非常干，而且还会脱皮，于是就忍不住舔嘴唇，以为这样可以让自己的唇时刻保持湿润的状态。经常舔唇不仅不能湿润嘴唇，反会加速唇部的水分蒸发，造成嘴唇脱皮裂口。其实，正确的做法是多喝水，为双唇提供足够的水分，随时补擦润唇膏。万一唇部干裂还伴随脱皮现象，就要按照前面我们提到的方法去做

对照一下，这些小动作你有哪些呢？如果有，赶快改正吧，美丽可是容不得一丝瑕疵的，不要让这些小动作给你的整体形象减分。

细节决定美丽，《黄帝内经》中自有经营美丽之道

心情好的女人更温婉动人

走在路上我们经常会看到一些女人，她们面容凌厉，眼神中尽是牢骚与不满，一开口说话更会让人跌破眼镜。她们的心里似乎总是有那么多不如意，事业、老公、孩子……生活的每一处都有值得抱怨的地方，在这种抱怨中，她们脸上呈现的不是经过岁月沉淀的睿智与知性，而是让人望而生厌的庸俗神色。可以说，摧毁她们的不是时间，而是长久的坏心情。

我们常说"怒容满面"，一个人的心情对容颜绝对会有影响。而一个女人即使很漂亮，如果总是满脸暴戾之气，也会让别人敬而远之。

一个总是微笑的女人，即便她的容貌并不惊艳，那种温柔的光芒也会让人感觉很舒服，很愿意同她接近。

世事无常，我们的心情也不可能一成不变，如无风时平静的湖水，偶尔风来泛起涟漪也不失为一种生活的点缀。我们要说的是，无论快乐，悲伤都不要太过。

中医讲究"百病生于气"，这"气"有内外之分

外气指"六淫"——风、寒、暑、湿、燥、火

内气指七情——喜、怒、忧、思、悲、恐、惊

这是人类正常的情绪变化，但应保持协调，否则会损害身体健康，继而影响容颜保养

中医讲"怒伤肝，喜伤心，忧悲伤肺，思伤脾，惊恐伤肾"，是说人的七情过度对脏腑的伤害。但如果七情自然而发，不但不会造成伤害，反而会增进脏腑的功能。

例如：

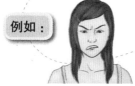

怒伤肝，但对于那些抑郁太久的人，适当的发怒则可激发阳刚之气，宣散郁结之火

忧悲伤肺，但对于长期忍气吞声、忍辱负重的人，诱导其忧悲，可以一哭解千愁

恐伤肾，但当遇到危险时，肾上腺激素会迅速分泌，给我们以平日数倍的能量

人的情志是没有绝对标准的，不能说怎样就是适度的，怎样就是太过了的。如果不时地发泄一下情绪会让你觉得很舒畅很痛快，那它就是有益的。在这方面，个人的感受最重要。

对于我们，重要的是时时懂得知足、惜福，享受自己所拥有的一切，坦然接受生活所赐予的一切。在这种心境下，即使我们做不到恬淡虚无、精神内守，也不至于为了一些小事就捶胸顿足、气愤难消。特别是作为女人，如果能有一分淡然平和的心境，那种从内心散发出来的温柔宁静自会为你的容颜增添动人的光彩。

生气是养颜的大忌——美丽需要调节情绪

生气时，最漂亮的脸孔也像落了秋霜。为什么呢？人生气时血液大量涌向面部，这时的血液中氧气少、毒素多。而毒素会刺激毛囊，引起毛囊周围程度不等的深部炎症，导致色斑等皮肤问题。

所以，女士们一定要注意啊。不开心的时候，可以分开双腿，吸气，双手平举。这个姿势可以调节身体状态，将毒素排出体外。

对于膻中穴，除了拍打外，我们还可以主动作臆想，即在小心眼、郁闷等内向性状态时，想一下"膻中"这个部位，臆想自己"开阔心胸"，从而从一定程度上帮助自己变得乐观豁达。

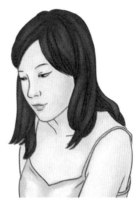

经常生闷气还会使自己脸色憔悴、双眼浮肿、皱纹多生

我们都是凡人，都不可避免地会产生这样或那样的情绪。但任何情感都要发挥有度，以少不为过为原则。如果出现了不良情绪，要及时调整，以免进一步恶化。俗语说，气大伤身。爱生气的人是不健康的，不美丽的，所以这里再给大家提供几种节情控欲的方法，简单实用、操作方便。

1. 手指弹桌

将双眼轻轻微闭，哼着你喜欢的小曲，或念着诗词，用你的手指有节奏地敲打桌面就能缓解抑郁情绪

十指肚皆是穴位，叫十宣，最能开窍醒神，一直被历代大医当作高热昏厥时急救的要穴。十指的指甲旁各有井穴，刺激井穴最能调节情志，怡神健脑。另外，有抑郁情绪的人经常会整日疲劳不堪，四肢无力，连心里也觉得虚弱无力，吃饭走路都没精打采，甚至不知道哪里还能使出力气来。俗语道：十指连心。只要你闭上眼睛，轻轻地在桌上一敲，手指的微痛，立刻就会让您重新找回"心力"，这是人体中宝贵的力量。

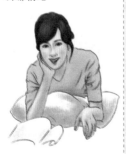

2. 双手合十

我们知道，佛家对人表示问候和尊重时，都会双手合十。其实，从中医的角度来说，双手合十其实就是在收敛心包

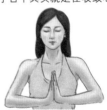

双手合十的动作一般停在膻中这个位置，那么掌根处正好是对着膻中穴。这样做，人的心神就会收住，一合十，眼睛自然会闭上，因为心收敛了，眼睛自然也会收敛。

3. 按压太阳穴

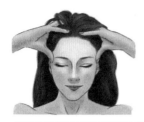

太阳穴位于眉梢与眼外眦之间向后 1 寸许的凹陷处。当人们患感冒或头痛的时候，用手摸这个地方，会明显地感觉到血管的跳动。这就说明在这个穴位下边，有静脉血管通过。因此，用指按压这个穴位，会对脑部血液循环产生影响。不光是烦恼，对于头痛、头晕、用脑过度造成的神经性疲劳、三叉神经痛，按压太阳穴都能使症状有所缓解

> 按压太阳穴时要两侧一起按，两只手十指分开，两个大拇指顶在穴位上，用指腹、关节均可。顶住之后逐渐加力，以局部有酸胀感为佳。产生了这种感觉后，就要减轻力量，或者轻轻揉动，过一会儿再逐渐加力。如此反复，每 10 次左右可休息较长一段时间，然后再从头做起。

4. 拨心包经

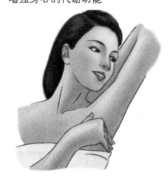

腋窝下面有一根大筋，用手掐住，然后拨动它。每天晚上拨十遍，这样坚持下去就可以排除郁闷和排出心包积液，增强心脏的活力，从而增强身心的代谢功能

另外，对经常处于萎靡状态、有忧郁倾向的人来说，每天上午接受日照半小时，每周到郊外呼吸一下新鲜空气，对缓解不良情绪也很有效。

感受音乐魔力，让美丽心情与跳跃音符共舞

音乐能调节人的情绪，使人心情转好。心情好了，人当然也会变得漂亮了。音乐可以怡情，也可以治病。这并不是虚妄之谈。天有五音，人有五脏；天有六律，人有六腑。《黄帝内经》中便记述了"宫、商、角、徵、羽"这五种不同的音阶，并进一步将它落实到五脏，就出现了"脾在音为宫，肺在音为商，肝在音为角，心在音为徵，肾在音为羽"。在我国古代就有"以戏代药"的疗法，即用音乐治疗病痛。

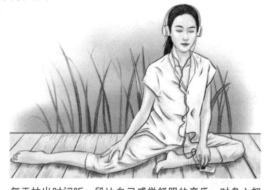

每天抽出时间听一段让自己感觉舒服的音乐，对身心都是有好处的

现代医学也证明：人处在优美悦耳的音乐环境之中，可以分泌一种有利于身体健康的活性物质，调节体内血管的流量和神经传导，改善神经系统、心血管系统、内分泌系统和消化系统的功能。而音乐声波的频率和声压会引起心理上的反应，能提高大脑皮层的兴奋性，改善情绪，振奋精神。同时也有助于消除紧张、焦虑、忧郁、恐怖等不良心理状态，提高应激能力。

音乐无形的力量远超乎个人想象，所以聆听音乐、鉴赏音乐，是现代人极为普遍的生活调剂。但是听音乐也需要"辨证施治"，针对不同的症状选择不同的音乐，才能收到较好的疗效。

1. 性情急躁	宜听节奏慢、让人思考的乐曲。这可以调整心绪，克服急躁情绪，如一些古典交响乐曲中的慢板部分。
2. 悲观消极	宜听宏伟、粗犷和令人振奋的音乐。这些乐曲对缺乏自信的人是有帮助的，乐曲中充满坚定、无坚不摧的力量，会随着飞溢的旋律而洒向听者"软弱"的灵魂。久而久之，会使人树立起信心，振奋起精神，认真地考虑和对待自己的人生道路。
3. 记忆力衰退	常听熟悉的音乐。熟悉的音乐往往是与过去难忘的生活片段紧密联系在一起的，听到这些音乐可以唤起病人对过去生活的追忆。实验证明，使记忆力衰退的人常听熟悉的音乐，确实有帮助恢复记忆的效用。
4. 产妇	宜多听舒缓的、抒情性强的古典音乐和轻音乐，这样可帮助产妇消除紧张情绪，避免抑郁情感的产生。

此外，听音乐也要讲技巧，具体来说主要包括以下几点：

1. 生气忌听摇滚乐	人生气时，情绪易冲动，常有失态之举。在怒气未消时听到疯狂而富有刺激性的摇滚乐，无疑会火上浇油，助长人的怒气。
2. 空腹忌听进行曲	人在空腹时，饥饿感受很强烈，而进行曲具有强烈的节奏感，加上铜管齐奏的效果，人们听了，受音乐的驱使，会进一步产生饥饿感。
3. 吃饭忌听打击乐	打击乐一般节奏明快、铿锵有力、音量很大，吃饭时欣赏，会导致人的心跳加快、情绪不安，从而影响食欲，有碍食物消化。

　　音乐是我们每个人不可或缺的精神食粮，一首优美的乐曲能使人精神放松、心情愉快，令大脑得到充分的休息，体力得到适当的调整。所以，我们在闲暇之时要多听听音乐，在享受艺术的同时也换来健康的身心。

精油美颜，开启女人一生幸福的芳香之旅

　　提及芳香疗法，大家都会觉得那是新近流行的时尚。其实不然。让我们把时间的指针倒拨，直到那遥远得超乎想象的境地，譬如几千年前的古埃及。是的，自那时起，埃及人已经开始使用香油香膏了。

　　对植物的倾心自古有之，而现代"芳香疗法"的正式提出，则是在 20 世纪早期。1937 年，法国化学家盖特弗塞有一次在实验室里研发新产品，结果发生了化学爆炸，烫了手。他在惊慌中把剧痛的手掌浸入了随手拿到的一碗液体里。这也许是神奇的机缘，盖特弗塞发现他手上的疼痛缓解了，而且此后手上也没有留下疤痕。那碗液体正是薰衣草精油。这激发了他极大的兴趣，他开始研究"香精油"的治疗效果。这些油来自天然材料，而且纯度很高，是蒸馏植物的某一部位制成的。他称这个新的方法为"芳香疗法"。

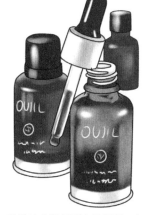

芳香植物被用到各种领域：祭祀、驱邪、医疗以及美容

　　下面我们就介绍一些常用的精油疗法。

玫瑰精油

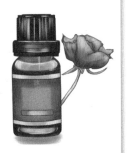

（1）每天早上洗脸时，将一滴玫瑰精油滴于温水中，用毛巾按敷脸部皮肤，可延缓衰老，保持皮肤健康亮丽；
（2）将玫瑰精油3滴＋薰衣草精油1滴＋乳香精油1滴，滴在5毫升玫瑰果油中，每周1～2次做脸部皮肤按摩，可使皮肤滋润柔软，有保湿与抗皱的作用，对于老化及干性肌肤，可以有效调理肤质，让皮肤的新陈代谢活泼化；
（3）用玫瑰花2滴＋天竺葵2滴，滴于5毫升按摩底油中，以顺时针方向轻柔地按摩下腹部，缓和经痛及调理经前症候群，也可用于荷尔蒙失调的更年期障碍；（4）滴5～6滴玫瑰精油于浴缸中，可以促进血液循环，可以改善荷尔蒙失调，对于生理不顺、更年期荷尔蒙分泌不足有调理的作用

茉莉精油

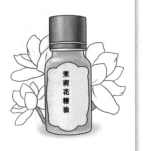

（1）保养皮肤：茉莉精油3滴＋乳香精油3滴＋薰衣草精油2滴＋荷荷巴油10毫升调制均匀，沐浴后身体水分未擦干时涂抹全身，可延缓皮肤老化，改善皮肤松弛；
（2）助产黄金配方：用茉莉精油3滴＋薰衣草精油3滴＋杜松子精油2滴＋小麦胚芽油10毫升＋甜杏仁油40毫升，在分娩时做腹部按摩，可加快分娩，减轻分娩痛苦；
（3）减少妊娠纹：用茉莉精油3滴＋乳香精油2滴＋荷荷巴油5毫升，按摩腹部，每天一次，能减少妊娠纹；（4）滋润护发：茉莉1滴＋檀香木2滴＋天竺葵2滴＋荷荷芭油20毫升调制均匀，洗发后按摩头发和头皮，能滋润秀发；（5）开朗心情：将茉莉3滴＋甜橙3滴＋檀香2混合均匀后滴入熏香灯中，温暖的气息能使人精神愉快，忘记烦恼

天竺葵精油

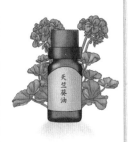

（1）问题肌肤：天竺葵4滴＋玫瑰3滴＋佛手柑2滴＋乳液50毫升，抹擦患处，能平衡皮脂分泌，改善肌肤状况，唤醒肌肤活力；（2）丰胸健美：天竺葵精油5滴＋檀香精油2滴＋玫瑰精油3滴＋10毫升基础油调匀，每晚睡前涂于乳房上，并按摩5～10分钟，可促进乳腺发育，起健胸作用；（3）泌尿系统感染：天竺葵3滴＋杜松子2滴＋佛手柑3滴混合均匀，滴在浴缸里，半身浴15～20分钟，能改善尿道感染；
（4）强化循环系统：天竺葵5滴＋檀香3滴＋快乐鼠尾草2滴＋甜杏仁油20毫升调制成按摩油，按摩胸部、颈部，能强化循环系统，对喉部及唇部的感染有疗效，并能安抚神经痛；（5）女性呵护：天竺葵5滴＋橙花2滴＋薰衣草3滴＋杏桃仁油20毫升调制成按摩油，全身按摩能调节荷尔蒙，改善经前症候群、更年期症状、乳房胀痛等；（6）抚平情绪：天竺葵3滴＋葡萄柚3滴＋依兰2滴，滴在熏香炉中，能提振精神，舒解压力

茶树精油

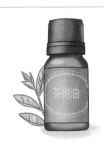

（1）将茶树精油1滴滴在洗手盆里洗手，可抑菌、杀菌，让双手散发草本芳香；
（2）将茶树精油3滴＋迷迭香精油4滴滴于3千克热水中，坐浴15分钟，连续一周，能有效改善阴道炎、膀胱炎；（3）茶树精油4滴＋薰衣草精油3滴＋葡萄籽油5毫升，调配后涂抹于患处，严重者直接使用茶树精油4滴和薰衣草精油3滴混合后直接涂抹于局部患处，能抑制香港脚，改善病情；（4）经常用茶树精油2滴＋薄荷1滴＋500毫升温水漱口，可保持口气清新，防止蛀牙；（5）将茶树精油2滴＋桉树精油3滴＋天竺葵精油1滴，滴于香熏炉做蒸熏，可改善、治疗咳嗽和呼吸系统疾病

檀香精油

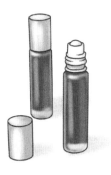

（1）皮肤保养：将檀香5滴＋薰衣草3滴＋天竺葵2滴加入50毫升无香料乳液中，用于日常的皮肤护理和按摩，可消除皮肤干燥、脱皮及干疹，柔软皮肤；（2）防治呼吸系统疾病：檀香2滴＋没药1滴＋薰衣草2滴混合均匀，滴入热水中，将蒸气吸入，对胸腔感染之支气管炎、肺部感染的喉咙痛、干咳也有效果；（3）放松情绪：将檀香3滴＋乳香3滴＋玫瑰2滴调制均匀，滴入熏香炉中，可安抚神经紧张及焦虑；（4）女性保健：将檀香3滴＋安息香3滴＋玫瑰3滴混合均匀，滴入八分满的浴缸中泡澡，能净化性器官，激发阴道的分泌作用，改善由性接触或性行为引起的疾病

迷迭香

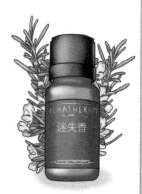

（1）强化心脏：迷迭香5滴＋玫瑰3滴＋牛膝草2滴＋甜杏仁油10毫升＋葡萄籽油10毫升，用以按摩，能使低血压恢复正常，是珍贵的强心剂和心脏刺激剂；（2）缓解肌肉酸痛：迷迭香5滴＋黑胡椒3滴＋姜2滴＋甜杏仁油16毫升＋小麦胚芽油4毫升，用以按摩，可以止痛，舒缓痛风、风湿痛以及使用过度的肌肉；（3）瘦身减肥：迷迭香3滴＋葡萄柚3滴＋杜松2滴，用以沐浴，因为它的利尿属性，可以有助于排出女性经期中水分滞留症状，达到瘦身效果，对肥胖症也有好处

薰衣草精油

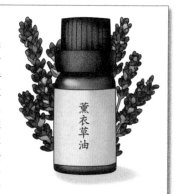

（1）睡觉时将1～2滴薰衣草滴于枕头上，能安然入梦；（2）薰衣草5滴＋薄荷2滴＋荷荷芭油30毫升调制均匀，然后轻揉胸前和背部，能缓解咳嗽症状；（3）薰衣草3滴＋百里香2滴，以熏蒸法放在卧室内就寝，能预防流行感冒；（4）薰衣草1滴＋茶树2滴调制均匀，滴入一碗热水（1000毫升）中，吸入含有精油分子的蒸汽5～10分钟，能缓解咽喉炎或咽喉痛；（5）薰衣草3滴加入100毫升冷水中，冷敷或轻按太阳穴至后脑部，或者薰衣草1滴＋薄荷1滴＋荷荷芭油5毫升，按摩太阳穴和额头，可以缓解头痛或偏头痛；（6）薰衣草3滴＋茶树3滴＋蒸馏水90毫升做成伤口洗涤剂，能促进擦伤或割伤等伤口的愈合；（7）天竺葵10滴＋迷迭香10滴＋薰衣草5滴＋荷荷芭油50毫升，用按摩的方式帮助血液循环，能缓解腰腿疼痛；（8）薰衣草2滴＋姜2滴＋葡萄籽油15毫升，按摩关节或泡澡，能治疗风湿关节炎；（9）薰衣草6滴＋尤加利5滴＋迷迭香4滴＋荷荷芭油25毫升，制成按摩油，按摩疼痛的部位，能缓解肌肉酸痛；（10）薰衣草1滴，涂于唇上，可治疗唇疮；（11）薰衣草5滴＋茶树油5滴，滴入温水中，用足浴法泡脚，能治疗香港脚；（12）将薰衣草适量直接涂抹于鼻孔、太阳穴，或滴于纸巾上，直接吸入，能预防晕车；（13）薰衣草6滴＋茶树3滴，或甘菊6滴＋佛手柑2滴混合均匀，取4～5滴滴入盆中坐浴约15分钟，可治愈阴道炎

芳香精油对女人的吸引力应该是天生的，美丽与芳香总对女人有着致命的诱惑力。有哪个女人会厌弃来自纯真自然的呵护，更何况这呵护带着缤纷的色彩和迷人的芳香？

《本草纲目》中的女人养颜经

第1章

修复颜面，
从《本草纲目》中挖掘保养之道

借本草美白，变人间尤物

美白，自然才是好选择

护肤最好依赖天然的方法，那些化学制剂往往有副作用，美白肌肤也是如此。《本草纲目》记载，醋可以消肿痛，散水汽，理诸药，还具有美白功效。放少许醋于温水中，搅拌后用蘸水拍打脸部，最后用清水冲洗掉脸上的醋味即可。用绿茶洗脸，可以淡化斑点、美白皮肤，也能减轻脸上痘痘的红肿。

作为一种最基础的保养皮肤的工作，洗脸可是一门大学问，不容小视。正确的洗脸方式可以帮你彻底清除污垢，达到美白的效果，而不正确的洗脸方法会损伤皮肤，加速皮肤的老化。所以，奉劝那些洗脸方法不对的女性朋友，要及时改正。

（1）泡一壶茶，15分钟后，等茶的颜色明显泡出时，将茶渣倒入装有水的洗面盆中，然后用茶叶和水轻轻拍打面部皮肤。这样才能让绿茶的有效成分渗透进肌肤里。每天只需洗一次，早晚都可以。记得整个脸部用茶叶清洗完后还要用清水清洗一下

（2）用中指和无名指洗脸。手掌的操作表面和力道都不适合女性细致的面部肌肤，而中指和无名指是女性的美容手指，无论是洗脸、面部按摩还是涂抹护肤品，都应该用这两个手指来操作

（4）用冷热交替法洗脸。凉水具有清凉镇静的作用，但用来洗脸清洁得不够彻底。因为凉水会刺激皮肤的毛细血管紧缩，使脸上的污垢甚至是洁面产品的残余不易清洗干净，而残留在毛孔内，久之会堵塞毛孔，引发各种肌肤隐患。正确的方法应该先用温水让毛孔张开，然后涂上洗面奶把毛孔里的脏东西洗出来，再换用凉水拍打面部，这可以有效降低皮肤温度，收缩毛孔，但需要注意的是拍打面部的动作一定要在15次以上

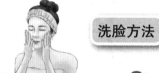

洗脸方法

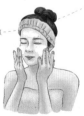

（3）用洗面乳洗脸时，手指轻揉的方向并不是毫无规律的，应该顺着毛孔打开的方向揉，即两颊由下往上轻轻按摩，从下巴揉到耳根，两鼻翼处由里向外，从眉心到鼻梁，额头从中部向两侧按摩。这样才能够将毛孔里的脏东西揉出来，并且起到提升脸部肌肉的作用。不正确的手法不但会造成清洁不干净，还会导致揉出皱纹，加速面部肌肤松弛

不可不除的"死皮"

死皮，也就是角质，是新陈代谢的产物。我们的肌肤每天都会自行新陈代谢，由基底层产生的细胞会慢慢地到达肌肤的表面，然后成为角质层。如果新陈代谢正常，老旧的角质细胞会自然脱落，不过由于环境、季节、紫外线、作息不正常等因素，新陈代谢会变得缓慢，角质层会在皮肤表面越堆越厚，容易让肌肤感觉没有透明感，并失去原本的弹性，而且会影响护肤品的功效。去角质可以将皮屑去除，让肌肤更洁白剔透。

一般来说，脸部肌肤较为薄弱，去角质品要选择相对柔和的。《本草纲目》中说绿豆是"济世之良谷"，具有清热解毒、消暑利水的功效。用绿豆粉制成面膜还可以去死皮，适合各种肤质的女性使用。

绿豆茶叶面膜

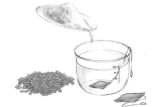

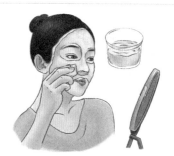

【材料】绿豆粉一大匙，茶叶包2个，开水适量。

【做法】将茶叶包放入盛有开水的容器中浸泡至冷却；将绿豆粉加入茶水中，充分搅拌成泥状。

【方法】用沾满绿豆泥的茶包轻轻擦面部；约5分钟后重复一遍，3遍之后用温水彻底洗净面部即可。如果调制出的面膜过于稀薄，可将面膜纸放入面膜液中浸湿，再敷在脸上。

扫除黑色素就这么几步

黑色素是肌肤白皙的阻碍，想变白，就要适当抑制黑色素的生成。怎么做呢？首先让我们先对黑色素有个基本的认识，然后再想对治之策吧。

黑色素细胞是人体内产生黑色素的特异细胞，成黑色素细胞是从神经脊迁移及分化出来的，黑色素的形成过程包括黑色素细胞中酪氨酸酶在黑色素体形成过程中的聚集以及黑色素体的黑化、迁移、分泌和降解。其中任一环节发生改变均可影响黑色素的含量和分布，从而导致皮肤色泽的改变。黑色素在人体皮肤中主要起保护皮肤的作用，当紫外光照射到皮肤上时，黑色素细胞中的酪氨酵素就会被激活，从而刺激酪氨酸转化为黑色素以抵御紫外线对皮肤的伤害。

正常情况下，由于皮肤的新陈代谢，过量的黑色素在皮肤中会正常分解，不会影响肤色。但如果在短时间内被紫外光曝晒，黑色素无法借由肌肤代谢循环排出表层外，就会从基底层慢慢往上跑，沉淀在皮肤表皮层内。如果是均匀沉淀的话，肤色就会变黑。日光浴会使皮肤呈现出褐色就是这个道理。如果是局部沉淀的话，就会形成斑点。

认识了黑色素的形成原因，我们是不是想到了一些防治方法呢？

防色素须知

1. 防晒是预防色素沉着的第一步

每次出门之前三十分钟涂抹一层防晒霜，可以有效防晒。有些人觉得偶尔几次忘记涂防晒品，不会对皮肤有太大的影响，其实这样的想法也是不正确的。日晒是可以累积的，因此虽然只是间歇性地接受日晒，对皮肤的伤害却会长期积累下来，或许无法立刻看到后果，但时间长了就会造成肌肤晒黑、脸上出现斑点、皮肤失去弹性、产生皱纹、老化等现象。所以，防晒要防微杜渐

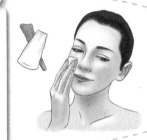

如果你的肌肤已经晒黑，可以用芦荟涂抹皮肤。把新鲜的芦荟清洗干净，去除外面的表皮，涂抹露在外面的肌肤上，可以有效治疗晒伤之后的皮肤，慢慢使肌肤变白。

2. 饮食要有所宜忌

宜

卷心菜、花菜、花生等富含维生素E的食品，能抑制黑色素生成，加速黑色素从表皮或经血液循环排出体外。而猕猴桃、草莓、西红柿、橘子等，含有大量维生素C，能有效美白肌肤，淡化和分解已形成的黑色素

忌

动物肝脏、豆类、桃子等食物，因为这些食物所含的铜或锌会使皮肤发黑。另外，芹菜、茴香、白萝卜、香菜等感光食物也要少吃，它们会促使肌肤在受到日照后产生黑斑

3. 养成良好的生活习惯

充足睡眠能有效缓解生活压力。少抽烟、少喝刺激性饮料，保证睡眠，可保持肌肤柔嫩光润

4. 和顺七情

保持心情舒畅，禁忌忧思恼怒

5. 及时洁肤

外出回家后要及时清洁皮肤，并通过冷毛巾敷脸来稳定皮肤

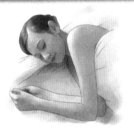

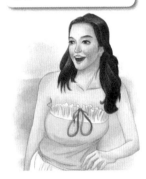

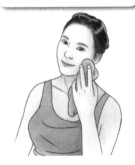

净白工作在最佳的时间进行才有效

想让肌肤达到真正的完美白皙状态，夜晚的美白修护必不可少。夜间，空气中仍会持续散射出微量的紫外线，而且在晚间细胞的再生速度比日间快两倍，因而黑色素会继续产生，因此晚间是进一步美白修护肌肤、提升净白效果的最佳时间。

按摩穴位能美白，每晚不可少

穴位美白可令全身肌肤受益，但需要长期坚持才有效。以下介绍的美白穴位在早晚沐浴后进行按摩效果最佳。

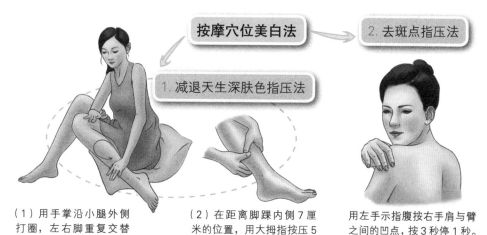

按摩穴位美白法

1. 减退天生深肤色指压法

2. 去斑点指压法

（1）用手掌沿小腿外侧打圈，左右脚重复交替做，用力一点效果更好

（2）在距离脚踝内侧7厘米的位置，用大拇指按压5秒。以上动作各重复6次

用左手示指腹按右手肩与臂之间的凹点，按3秒停1秒。左右手交替做，重复6次

记住，不化妆也要卸妆

很多女士喜欢素面朝天，因此"卸妆"这个词对于她们来说也很陌生：既然都不化妆，当然用不着卸妆，每天只是把脸洗干净，搽上护肤品就可以了。

其实，即使不化妆也要卸"妆"。举个简单的例子：当你的手碰到机油或油漆的时候，光用肥皂清洗，油污仍然无法完全脱落；但如果先用松香油清洗双手，再用肥皂洗一次的话，就很容易将油分都洗干净了。

脸上的污垢除了肌肤主要的分泌物——油脂、汗液之外，还有灰尘、粉底等等，这些东西会直接附着于你的皮肤上，所以，建议你先用卸妆品溶解，让它们浮出肌肤表面，然后以面纸拭净或以水冲洗，最后再用洁面乳洗脸，以达到彻底清洁的目的

皮肤白的人也要提高警惕

一般来说，皮肤白的人肤质大多是中性或是偏干性的，容易长斑和长皱纹，应特别注意保养。《本草纲目》里说，蜂蜜入药之功有五：清热、补中、解毒、润燥、止痛。如果你不想让白皙的皮肤上有瑕疵，就得做好长期保卫战：晚上不喝浓茶，不吃色素很重的食物如酱油拌饭；保证规律的作息；睡眠充足；保持良好的心态等等。

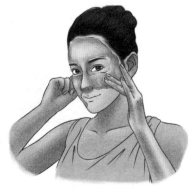

每天晚上利用看电视的时间，取一点蜂蜜敷在脸上，1小时后将蜂蜜洗掉，这种方法不仅能使皮肤变得光滑，而且有淡斑的效果

129

吃出水嫩嫩的白皮肤

女人与其费尽心思和钞票去做外部美白，不如通过饮食调理，吃一些可以促进肌肤变白的蔬菜，让肌肤从内到外都白起来，自然的美白带给皮肤的光彩是无法阻挡的。李时珍也认为，人必先从饮食方面着手，调理好身体，排出毒素，去尽皮肤的黄气黑气，才能有健康白皙滋润的肤色。

《本草纲目》中有益美白的食物

《本草纲目》记载了很多具有美白功效的食物，下面我们就将日常生活中常见的食物为大家一一列举。

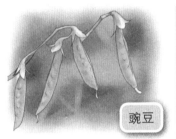

豌豆

《本草纲目》记载，豌豆具有"去黑黯、令面光泽"的功效，渴望变白的女性可以将豌豆和牛奶混在一起做成面膜使用

豌豆苗牛奶面膜

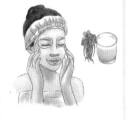

【材料】豌豆苗 30 克，牛奶 3 小匙。

【做法】豌豆苗洗净，磨成细泥状；在豌豆苗泥中慢慢加入牛奶，搅拌到略黏稠、不易滴落的程度即可。

【用法】洗净脸后，将调好的面膜均匀地敷在脸上，避开眼、唇部肌肤。为防滴漏，可再覆上一张面膜纸，约 15 分钟后，将面膜纸取下，用清水将脸洗净即可。每周可使用 1～2 次。适用于各种肌肤，尤其适合油性肌肤。

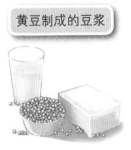

黄豆制成的豆浆

黄豆中含极丰富的蛋白质，增白的同时还可清除毒素。女性朋友要多喝由黄豆制成的豆浆

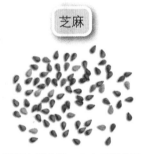

芝麻

不要小看芝麻，它含有蛋白质及维生素 E，可滋润肌肤，帮助新陈代谢

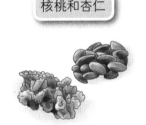

核桃和杏仁

含蛋白质，能在体内促进细胞生长和新陈代谢

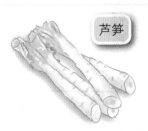

芦笋

因为芦笋含有高蛋白，并且热量低。在美白肌肤的同时又不会使人发胖

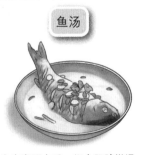

鱼汤

含丰富蛋白质，能令肌肤嫩滑

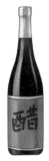

醋

中午和晚上吃饭时喝上两小勺醋，还可预防血管硬化。还可以将新鲜黄豆在醋中浸泡，15 天后就可以食用，每天吃 5 至 10 粒醋对减退面部色素沉着非常有效

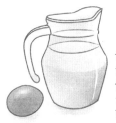

牛奶和鸡蛋

含丰富蛋白质、维生素，有滋润和洁白皮肤作用，想保持身材的女士们可选择脱脂牛奶，而鸡蛋每天只宜吃1个

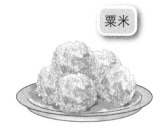

粟米

含大量维生素E、磷质，能促进细胞生长，延缓细胞老化

美白的武器——14种营养素

1.果酸

果酸能促进肌肤角质的新陈代谢，防止痘痘产生，淡化色素，使肌肤白皙有光泽。其主要存在于天然的蔬果中，这类食物主要有红酒、草莓及苹果等

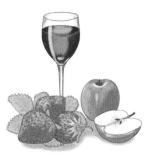

2.大豆异黄酮

大豆异黄酮能抵抗氧化，延缓肌肤衰老，防止皱纹产生，令肌肤嫩滑、细腻。食物来源主要是黄豆制品，如豆腐、豆浆、豆皮等。现代女性由于作息规律不正常，

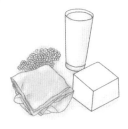

容易出现雌激素波动，引起烦躁、失眠、心血管功能失调及记忆力减退等问题，因此要常吃大豆制品，以补充体内的大豆异黄酮

3.胶原蛋白

胶原蛋白可增强皮肤保湿功能，调节皮肤油脂分泌，增加皮肤弹性，延缓

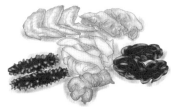

皱纹产生。这类食物主要有鸡皮、海参、木耳、银耳、猪皮、猪蹄、鸡翅及牛蹄和牛蹄筋等

4.蛋白质

蛋白质是组成人体细胞的原料，也是构成皮肤的主要成分。富含蛋白质的食物有豆类、谷类、坚果类、鱼、肉类，鸡蛋、豆浆、牛奶、杏仁、薏仁等

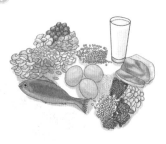

5.维生素A

维生素A能使肌肤光滑、细腻。维生素A含植物性油脂成分，具有滑润、强健皮肤的作用，

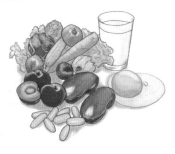

能防止老化和皮肤粗糙，预防肌肤产生雀斑。富含维生素A的食物主要有鱼肝油、动物肛脏、深黄绿色蔬菜、李子、牛奶及蛋黄等

6.B族维生素

B族维生素是不可替代的护肤使者，能维持肌肤新陈代谢，减少皮肤斑点的产生，避免皮肤老化。食物来源有五谷杂粮、肉

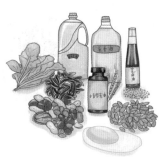

类、蛋类，牛奶、葡萄干、红枣及绿色蔬菜等

7. 维生素 C

维生素 C 能防止黑色素过度产生，美白皮肤，还能促进细胞间胶原蛋白的生长，维持肌肤的弹性，并使晒黑的皮肤逐渐恢复本来的颜色。食物来源主要有西红柿、柠檬、草莓、葡萄柚、猕猴桃、鲜枣、柑橘及新鲜绿叶蔬菜等

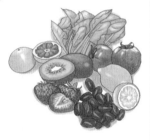

8. 维生素 E

维生素 E 能促进肌肤新陈代谢，使皮肤光滑并富有弹性，还能抑制黑色素生成。主要食物来源有芝麻、芝麻油、桃仁、葵花子、葵花子油、菜籽油、小麦胚芽油、绿色蔬菜、蛋黄及坚果类等

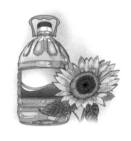

9. 钙

钙能维持肌肤正常的保水功能。如果钙离子分布不均，皮肤就会出现干燥、水分流失，失去光泽或引发过敏及脱屑的现象。所以女性要注意补钙，多吃些小鱼、小虾、牛奶、奶酪、酸奶、芝麻、黄豆及豆制品等

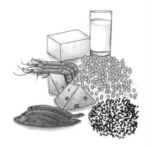

10. 锌

锌能帮助细胞再生，对受伤的肌肤有良好的修复作用。充足的锌能维持肌肤正常的新陈代谢，改善青春痘及粉刺症状。食物来源有牡蛎、蛤蜊、沙丁鱼、瘦肉、蛋类，核桃、花生等

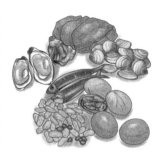

11. 铁

铁是血液的主要成分。充足的铁可以让皮肤光滑，气色红润。食物来源主要有菠菜，枸杞子、红枣，红肉类、动物肝脏、蛋黄等

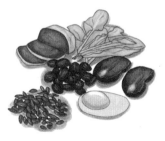

12. 膳食纤维

膳食纤维能排出身体与肌肤的毒素，防止青春痘、粉刺的形成，还能防止肤色因毒素堆积而变得暗沉。食物来源有糙米、燕麦、水果、豆类、大白菜、红薯等

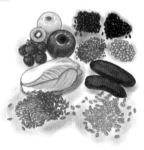

13. 多酚

多酚是多种物质的总称。其种类超过4000个。每种多酚的功效都有所不同，但共同的作用就是抵抗氧化，延缓肌肤衰老。食物来源有茶叶、土豆、红薯皮、葡萄、红石榴、草莓、蓝莓、覆盆子等

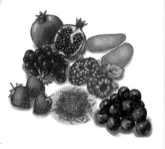

14. 花青素

花青素能有效抵抗老化，保护肌肤免受紫外线的伤害，防止胶原蛋白遭到破坏，保持肌肤应有的弹性及张力，避免皮肤松弛、下垂及产生皱纹。食物来源有草莓、葡萄、苹果、红葡萄酒等

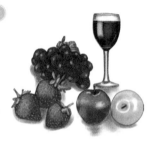

美白还得要保证水分的摄入

在《本草纲目》里，关于水的记载有很多：

1. 露水

露是阴气积聚而成的水液，是润泽的夜气，在道旁万物上沾濡而成的，味甘，性平，无毒。秋露水秉承夜晚的肃杀之气，宜用来煎润肺的药，调和治疔、癣、虫癞的各种散剂

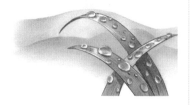

2. 腊雪

凡是花，都是五瓣的，雪花却是六瓣的，六是阴数。冬至后第三戊为腊。腊前的雪，很宜于菜麦生长，又可以冻死蝗虫卵。腊雪，瓶装密封后放在阴凉处，数十年不会坏。用腊雪水浸过的

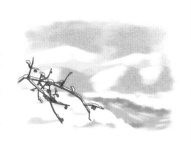

五谷和种子，耐旱而不生虫；洒在桌几和床席上，则苍蝇蚊子自己就飞走了；浸泡过的各种果实，不蛀虫，难道不也是除蝗虫的效验吗？春天的雪有虫，水也易败坏，所以不收取

3. 夏冰

冰是太阴之精，味甘，性大寒，无毒。水性很像土，能变柔为刚，这就是所说的物极必反。宋徽宗吃冰太多，伤了脾胃，御医治疗没有效果，便召杨介去诊治，杨介用大理中丸。徽宗知道后说，服了多次了。杨介说："皇上的病，因吃冰太多而得，臣因此用冰来煎此药，是为治致病原因。"徽宗服后，果然痊愈

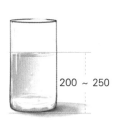

李时珍非常重视水对人体的作用，他将"水篇"列为《本草纲目》的首篇，并发出"药补不如食补，食补不如水补"的感叹。

的确，水，对我们的健康具有非常重要的作用，对女人来说，水还是最好的护肤圣品，想美白就得多喝水。

200 ~ 250

在所有水中，凉开水是最好的，在喝的时候应该一口气将一整杯水（200 ~ 250毫升）喝完，因为这样才真正吸收、利用它

要做就做素颜美女——无瑕肌肤的本草养护之道

祛斑，升阳排湿是关键

中医说阳气是生命的根本，主宰着人的生长壮老，也主宰着容颜。

阳气就像天上的太阳一样，给大自然以光明和温暖，失去阳气，万物便不能生存。如果人体没有阳气，体内就失去了新陈代谢的活力，不能供给能量和热量，生命就要停止；没有阳气，就没有动力，没有力量推动体内废物的排出，长此以往，斑点就会找上门来。所以，祛斑要提升阳气。

1. 寒湿最伤阳气

寒湿会阻滞阳气的运行，使人血流不畅、斑点丛生。怎样判断身体内是否有湿呢？方法其实很简单，观察自己的大便情况，一看便知。如果长期便溏，大便不成形，那么很有可能你的身体蕴涵了太多的湿气。而长期便秘，则代表着体内的湿气已经很重了。因为湿气有黏腻性，过多的湿气很容易把粪便困在肠道内

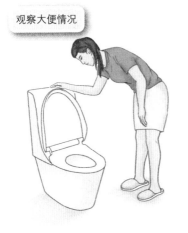

观察大便情况

2. 《本草纲目》里的韭菜养阳粥

《本草纲目》中记载，韭菜辛、温、无毒，有健胃、温暖作用。四肢冰凉、脸色不好、容易长斑的女士用韭菜熬粥食用，既暖脾胃，又可助阳

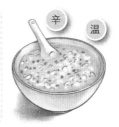

韭菜粥的做法如下：小米适量，洗干净后加水煮熟，然后将适量韭菜切碎投入，稍煮片刻便可食用

辛　温

3. 排寒扶阳就要跟着太阳走

阳气是生命的能量之源，正常的生命活动都需要阳气的推动，而寒气是治病的因子，是阴邪。一旦寒气损伤了阳气，温煦不够，机体代谢功能就会减退，疾病也就会乘虚而入。这就需要我们做好两点：养阳气、防止寒湿之气

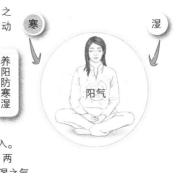

寒　湿

养阳防寒湿

阳气

那么，阳气要如何养呢？其实，天地之间最大的阳气就是太阳，太阳的变化直接影响着人体阳气的变化。长期待在写字楼里的人总是感觉厌厌的，没有生气，如果能每天抽时间晒晒太阳，就会觉得整个人都精神很多，这是太阳给我们的力量。

但是，现在跟着太阳走的人非常少了。古人"日出而作，日落而息"是跟着太阳走的，但是现代人很难做到，每天要起很早去上班，春夏秋冬都是一个点，晚上太阳早下山了，还

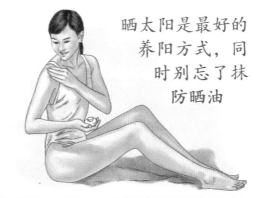

晒太阳是最好的养阳方式，同时别忘了抹防晒油

为了养好阳气去除斑点，女性朋友们可以抽出点时间来晒晒太阳，特别是在寒冷的冬季，晒太阳就是一种最好的养阳方式。不过要注意晒太阳时一定不要戴帽子，让阳光可以直射头顶的百会穴，阳气才能更好地进入体内

得加班加点地工作，一天都见不到太阳的脸；古人"锄禾日当午"，夏天在太阳底下干活，虽然汗流浃背，但是身体阳气充足，不会得这样那样的怪病，但是现代人却坐在空调屋里吃着冰西瓜，偶尔出门也要撑遮阳伞，恐怕被太阳晒到，身体里的阳气根本生发不起来。太阳是最好的养阳药，我们却利用不起来，这真是一种极大的损失与浪费。

比桃花还好看——不同的斑有不同的祛除方法

脸上如果有挥之不去的斑点，美丽将会大打折扣。那么如何才能有效消除这些斑点呢？

祛除雀斑的七个良方

1	每晚用胡萝卜汁加牛奶涂于面部，第二天早上再洗去。
2	杏仁 30 克与适量鸡蛋清混合调匀，每晚睡前搽于面部有雀斑处，次日早晨用白酒洗掉。
3	将带根的香菜洗净，加水煎煮，用菜汤洗脸，坚持使用可令面部的雀斑逐渐消除。
4	米醋浸白术，每日搽面。
5	生姜 50 克（干姜减半）入 500 毫升 50% 酒精中密闭浸泡 15 天，早晚擦于洗净的患处。
6	桃花、杏花各 10 克以水浸泡，过滤浸汁，用于洗脸。
7	将苹果去皮切块捣泥，然后涂于脸部。如系干性过敏性皮肤，可加适量鲜牛奶或植物油。油性皮肤宜加些蛋清。15 ~ 20 分钟后用热毛巾洗干净即可。隔天一次，可消除面部雀斑。

祛除黄褐斑的五个良方

1	冬瓜适量，捣烂后用其汁涂于面部有斑点处，每日 1 ~ 2 次。或加蛋黄一只，蜂蜜半匙，搅匀敷面。
2	柿叶研细末，入熔化的凡士林搅拌为膏，外涂即可。
3	茯苓（研末）适量，以蜂蜜调和后敷面。
4	杏仁（去皮、捣烂）适量，用蛋清将杏仁末调匀，每晚睡前搽脸，第二天早上起床后用白酒洗去。
5	将人参蜂王浆、维生素C、维生素E注射液均匀地涂在洗净的面部，取法国倒膜粉 250 克和温水调成糊状，迅速敷盖面部，倒膜粉会自行变硬、发热、冷却，30 分钟后去掉，可有效减退面部黄褐斑。

民间通用的祛斑土方

1	茄子切片取汁摩擦局部，1 日 3 次，10 天见效。
2	冬瓜瓤捣烂取汁，涂患处，一日数次，连续使用。对此，《本草纲目》有这样的记载：冬瓜瓤白用来洗脸洗身，可除斑。
3	用金盏花叶捣烂取汁擦涂脸部，既可消除雀斑，又能清爽和洁白皮肤。
4	香芹菜绿叶切成碎末，同一茶杯酸奶混合，放置 2 ~ 3 小时，每天 2 ~ 3 次将绿叶糊状物抹在脸上，静躺 30 分钟左右，不可言语，然后用清水洗去面膜。
5	将一把蒲公英花倒入杯中，用沸水泡开，冷去口后过滤，所得液体倒入瓶里。每日早晚各 1 次用蒲公英水洗擦色斑处。
6	将 2 匙胡萝卜汁加入 20 滴柠檬汁，每天 2 ~ 3 次抹脸，20 ~ 30 分钟后洗掉涂抹护肤霜。
7	将西红柿榨汁，加入一些甘油，以此混合液洗脸。每日 2 ~ 3 次，每次洗 10 分钟，然后用清水洗净。

如果你不知道自己的斑斑属于哪一种，那就试试民间这些通用的祛斑土方吧。

不给容颜留"案底"——问题肌肤的绿色解决法

三步走，从此不与"毛孔粗大"为伍

造成毛孔粗大的原因有很多，比如污物阻塞、油脂分泌旺盛、挤压痘痘、干燥等等。对于年轻女孩子来说，还不存在因肌肤老化而导致的毛孔粗大问题，所以只要你细心调理，收缩毛孔，细致肌肤也不是难事。

拒绝"孔"慌，首要问题就是保证彻底的清洁。洗脸如果没能将脸上多余的油脂污垢洗干净，就容易让油脂和脏污滞留在毛孔内，造成毛孔粗大等一系列问题。不过也不能矫枉过正，过于勤快的洗反而会让肌肤的油水失去平衡，导致外油内干的情况。

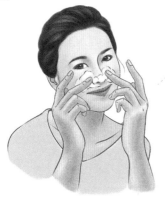

四指并拢在脸上轻轻向上打圈，尤其是 T 形部位，一定要仔细清洁。水温要低一些，比手温稍高即可，用手捧水向脸上泼，一定要将洗面奶洗干净。洗好后不要用毛巾擦干，要用手拍干。毛孔粗大的女孩子在洗脸之后最好能用冰冻后的毛巾敷一下脸，这个程序能让毛孔收缩，很有必要。之后再在脸上拍一点收敛水

除了每日的清洁程序，毛孔粗大的女孩子还需要每周做一到两次面膜，帮助皮肤补水和紧致毛孔

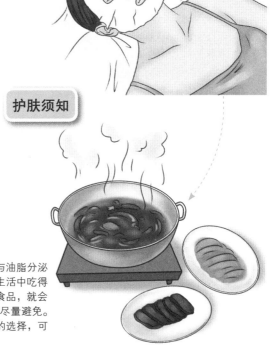

护肤须知

从上面的分析我们也可以发现，毛孔粗大与油脂分泌也有很大的关联。所以，如果我们在日常生活中吃得太油腻，也会加重问题。常吃辛辣、油炸食品，就会更易使皮肤燥热，皮脂分泌旺盛，所以要尽量避免。此外，多喝水，多吃新鲜蔬果，都是不错的选择，可以从内到外改善肌肤的素质

毛孔问题虽然让人困扰，但也并非不可以解决，坚持以上方案你就能看到成效。

水嫩肌肤不容"干燥"

相信每一位女士都希望自己的肌肤光滑水嫩，像鸡蛋清一样滑亮，但天公总是不作美，干燥的气候常给爱美的女士带来种种烦扰，让皮肤失去水分。下面我们就来看看皮肤干燥的四个标志：

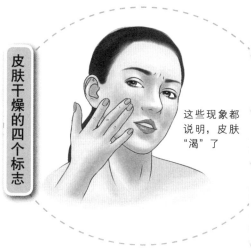

皮肤干燥的四个标志

这些现象都说明，皮肤"渴"了

洗完脸 1 小时左右仍感到面部皮肤紧绷，用手掌轻触时无湿润感

身上皮肤经常呈现出干巴巴的状态，有的地方有脱皮现象

洗过澡后皮肤发痒，尤以肋下、四肢及后背为甚

面部皮肤干燥严重到一定程度，会出现"干性脂溢性皮炎"，具体表现是面部起红斑，并伴随口、鼻四周皮肤脱落现象，十分刺痒难受

皮肤干燥的成因

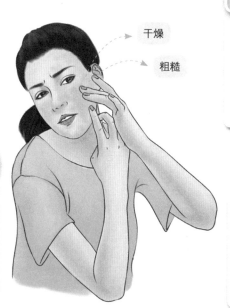

干燥

粗糙

1. 年龄增长

随着年龄增长，皮肤保存水分的能力会下降，皮脂分泌亦会减少，使皮肤中的水分加速蒸发

2. 皮脂分泌不足

皮肤的表面是由皮脂膜形成的，可帮助肌肤维持适当的水分。皮脂的分泌一旦减少，就无法满足制造皮脂膜的需要，皮肤就会变得干燥

3. 气温下降

凛冽的寒冬下，皮脂和汗水的分泌都会急速减少，但由于空气太干了，皮肤的水分逐渐蒸发，皮肤的表面就会变得更粗糙，抵抗力也会减弱

4. 睡眠不足、疲劳

睡眠不足加上疲劳，会使身体受到相当程度的伤害，血液循环也会因而变差。当健康失去平衡时，肌肤就会没有活力，容易产生干燥及粗糙的现象

5. 减肥及偏食

极端的减肥及偏食也会使皮肤变得干燥。皮肤无法得到充分的营养素时，就会失去弹性及水分，变得干燥而脆弱。皮肤干燥症又称为干皮病

6. 其他原因

室内的暖气温度过高，使用过热的水洗澡，内分泌改变（如妇女在绝经后雌激素分泌减少）等，都会引起皮肤干燥

《本草纲目》对治皮肤干燥的方法

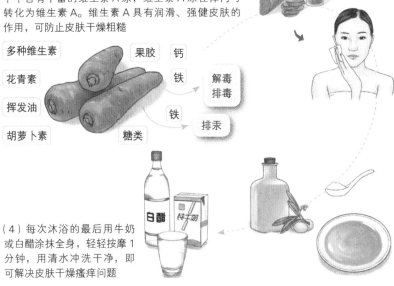

（1）《本草纲目》中说，胡萝卜味甘性平，有补中下气、调肠胃、安五脏等功效，经常吃胡萝卜可使皮肤水嫩光滑。当然你也可以每天喝一杯胡萝卜汁，胡萝卜中含有丰富的维生素 A 原，维生素 A 原在体内可转化为维生素 A。维生素 A 具有润滑、强健皮肤的作用，可防止皮肤干燥粗糙

多种维生素　果胶　钙

花青素　铁　解毒排毒

挥发油　铁

胡萝卜素　糖类　排汞

（2）将鲜胡萝卜研碎挤汁，取 10 ~ 30 毫升，每日早晚洗完脸后用鲜汁搽脸，待干后，用涂有植物油的手帕轻搽面部

（3）将胡萝卜汁、少许奶粉和橄榄油搅拌均匀后敷脸，对中年妇女已开始老化、呈现皱纹的皮肤很有效，常用效果更佳

（4）每次沐浴的最后用牛奶或白醋涂抹全身，轻轻按摩 1 分钟，用清水冲洗干净，即可解决皮肤干燥瘙痒问题

油脂过多，"吃喝"巧安排

控制皮肤油脂分泌，饮食调养是根本。皮肤呈油性的人首先要避免摄入过多的油分，多吃水果蔬菜和流质食物，食物以清淡为主，这样有利于皮肤毒素的排出。

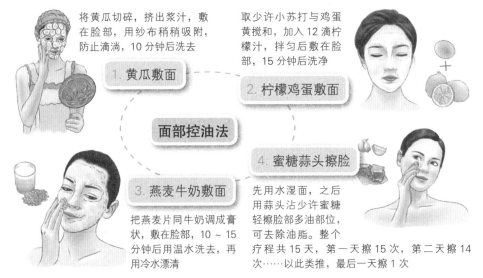

将黄瓜切碎，挤出浆汁，敷在脸部，用纱布稍稍吸附，防止滴淌，10 分钟后洗去

1. 黄瓜敷面

取少许小苏打与鸡蛋黄搅和，加入 12 滴柠檬汁，拌匀后敷在脸部，15 分钟后洗净

2. 柠檬鸡蛋敷面

面部控油法

4. 蜜糖蒜头擦脸

3. 燕麦牛奶敷面

把燕麦片同牛奶调成膏状，敷在脸部，10 ~ 15 分钟后用温水洗去，再用冷水漂清

先用水湿面，之后用蒜头沾少许蜜糖轻擦脸部多油部位，可去除油脂。整个疗程共 15 天，第一天擦 15 次，第二天擦 14 次……以此类推，最后一天擦 1 次

　　需要注意的是，面部控油工作一定要持之以恒。只有长期使用，才可以达到一个持久的效果。

抵挡肌肤松弛，挽留青春容颜

年龄在容貌上的展现，除了皱纹外，肌肤的松弛也是一个方面。由于松弛这一原因，皮肤在地心引力的作用下，开始往下垂，原来面部的最高点也在往下游移。所以，即便你目前脸上还看不出皱纹，旁人仍然可以感觉到你身上岁月的沧桑。女人过了 30 岁，就应该更加警醒。

抵抗肌肤松弛你要这么做

为肌肤补充水分，提升保湿度与角质层抵抗力，让肌肤组织结构饱满有弹性，控制肌肤衰老速度。使用高营养滋润成分，同时兼具收紧面部松弛功效的抗衰老精华，配合按摩促进吸收；另外，滋润、清爽而无刺激的毛孔紧致爽肤水也是必不可少的。

如果有了肌肤松弛的隐患，就要在日常生活中更加注意保养皮肤。多摄取含抗氧化物的蔬果，如胡萝卜、西红柿、葡萄等。葡萄是一种抗衰老的水果，多吃一些葡萄也能为你的肌肤上一道锁。这里介绍一道圆白菜葡萄汁。

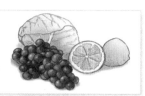

圆白菜葡萄汁

【材料】圆白菜 100 克，葡萄 80 克，柠檬 1 个。
【做法】将圆白菜和葡萄洗净后放入榨汁机内榨汁，然后在其中加几滴柠檬。记住，葡萄最好能带皮。

当然，肌肤松弛不仅仅是脸上的问题，全身的肌肤都有这些症状。所以，关注了脸的女性也别忘了呵护身体其他部位的肌肤。你可以考虑全身泡澡的方式，用生姜、米酒以及醋煮开后，加进洗澡水中，身体洗净后入内浸泡。不要让水漫过心脏，每泡 5 分钟要起来休息一下，每回泡 30 分，1 星期泡 1 次即可。泡个这样的澡有紧肤、减肥和美白功效。

有效缓解脸部肌肤松弛的按摩操

（1）用拇指按在两边太阳穴上，示指弯曲，用第二节侧面分推上下眼眶。上眼眶从眉头到眉梢各一次；下眼眶从内眼角到外眼角各一次。先上后下，一圈各两次共做 20 次。可以消除眼睛的疲劳，预防眼部产生皱纹，预防眼袋的出现，也有助于预防颊部皮肤松弛

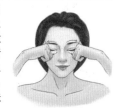

（2）用两手的中指沿着嘴唇边缘动作，分别由中间向两侧嘴角轻抹。上唇由人中沟抹至嘴角，下唇由下颏中部抹至嘴角，抹至下唇外侧时，两手指略向上方轻挑。重复 20 次。可以预防嘴角表情皱纹，防止嘴角下垂

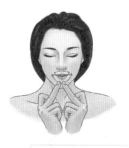

（3）轻轻吸一口气含住，把面颊鼓起来，然后用两手轻轻拍打两侧颊部数次。可以使面颊肌肉结实，不易松弛

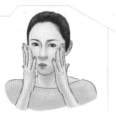

（4）抬高下颏，用两手由下向上轻抹颈部。重复 20 次。可以防止颈部皱纹产生，防止因肌肉下垂而产生的双下颏

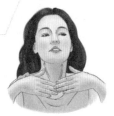

饮食抗衰要注意八宜和八忌

抵抗岁月的侵袭，让衰老的脚步放慢一点，就需要养成良好的饮食习惯。下面是饮食的八宜和八忌，你不妨了解一下。

饮食八宜	
1.宜早些	人体经一夜睡眠，胃肠空虚，清晨早起，每感饥饿，这时需进食物，才能使精神振作，精力充沛。早餐固宜早，晚餐也不宜迟，因为食物消化需要一个过程，若食后即睡，会使食物停滞在胃，容易引起消化不良等慢性胃肠道疾病。
2.宜缓些	饮食细嚼慢咽，能使唾液大量分泌，其中含有淀粉酶、溶菌酶及分泌性抗体（免疫球蛋白A）等物质，不仅能帮助消化，而且有杀菌、抗病毒作用。细嚼使食物磨碎，这样可减轻胃内负担，促进食的消化。缓食可使胃、胰、胆等消化腺得到缓和刺激，逐渐分泌消化液，不致因狼吞虎咽而使消化器官难以适应。此外，缓食还可使吞、呛、咳现象得以避免。
3.宜少些	人体营养虽然来自饮食，但饮食过量，往往可损伤胃肠等消化器官，特别是肥肉烈酒、滋腻腥荤等不易消化的食物，最能伤人胃气，嗜味多食，每致消化不良，引起胃肠及胰腺疾病，如急性胃炎、急性胰腺炎等。
4.宜清淡	多吃淡味于健康有好处，当然这并不是说要不食有滋味的饮食，而是指五味要淡，酸、苦、甘、辛、咸不可偏嗜，且要不吃油腻厚味，以素食为主。
5.宜暖些	胃喜暖而恶寒，故饮食宜暖，生冷宜少，这样有利于胃的消化吸收。特别是体虚胃寒的病人，更应慎重。但热食不可太热，极热则烫伤咽喉、胃脘，此所谓"过犹不及"。
6.宜软些	硬坚之食，最难消化，而筋韧半熟之肉，更能伤胃，尤其是胃弱的年高之人，极易因此而患病，所以煮饭烹调鱼肉瓜菜之类，煮烂方可食用。
7.宜定时定量	吃饭要定时定量，这对维持胃肠正常功能，保持其工作规律性非常重要。饮食应适可而止，常处不饥不饱状态的节食理论，与现代科学所主张的观点非常一致。
8.胖人宜节制	肥胖者必须通过消减主食（谷气）来加强元气（脏腑功能），才能避免肥胖带来的一系列胃肠道和心血管疾患，有望达到延年益寿的目的。

饮食八忌	
1.忌暴饮暴食	一次饮食量过多，使胃的负担骤然加重，会引起严重的消化不良、腹痛、腹泻，重则发生急性胃扩张、胃穿孔。如进食过多的荤腥食物，促使胆汁、胰液大量分泌，有发生胆道疾病和胰腺炎的可能，也容易诱发心脑血管疾病，给健康和生命造成的危害是难以弥补的。
2.忌大饥过饱、大渴过饮	人在大饥大渴时，最易一次吃得过饱和饮水过多，从而使胃难以适应，造成不良后果。古代名医孙思邈总结这方面经验教训后告诫道："不欲极饥而食，食不可过饱，不欲极渴而饮，饮不欲过多。"一旦出现饥渴难耐的情况，应重温这些训诲。做到以缓进食，渐渐饮水，就能避免受到伤害。
3.忌勉强进食	人在精神高度紧张、长期压抑、脏腑功能严重失调或有胃肠道疾患时，会出现食欲不振、不思饮食。在这种情况下，就不要勉强进食，梁代陶弘景《养生延命录》曾说："不渴强饮则胃胀"，"不饥强食则脾劳"。总之是伤脾胃。中医认为脾胃是人体健康的"后天之本"，所以保护脾胃是健康长寿的关键环节。对于不思饮食的积极办法是：调整饮食制度，加强体力活动，参加娱乐活动，保持精神愉快，创造轻松的进食环境，烹调色香味齐全、能诱人食欲的饭菜，同时积极治疗疾病。这样才能逐步消除厌食情况。

4. 忌蹲食	北方某些地区有蹲着吃饭的习惯，这种习惯不好。蹲着时，为了保持身体重心的平衡，上半身必须稍向前倾，食道角度也要随之改变，上腹部受到挤压，影响胃的蠕动；食道呈牵拉状，使人很不舒服。长时间蹲着，由于下肢弯曲，腹股沟动脉受到压迫，血液循环受阻，因而妨碍了腹腔内动脉向胃部的供血，影响胃的正常消化功能。经常蹲着吃饭的人，易患胃溃疡和消化不良等。
5. 忌烫食	有些人喜喝滚烫的米粥，有些人喜吃刚出锅的饺子，这些习惯都很不好。烫食能使口腔黏膜充血，造成溃疡，不会损害牙龈和牙齿，使牙龈溃烂或发生过敏性牙病。烫食还能使食道黏膜受损发炎，长期如此下去有可能导致恶变。据一些专家所说，食道癌的发生与经常吃烫食的关系很大。
6. 忌快食	有些人吃饭"狼吞虎咽"，囫囵吞枣，结果食物在嘴里咀嚼不完全，加重了胃的负担，影响消化，长久之后会造成胃炎或胃溃疡。所以，吃饭应细嚼慢咽，让唾液、消化酶和食物充分搅拌，以利于消化和营养的吸收。
7. 忌零食	有些人喜吃零食，到吃饭时反而吃得很少，其结果是蛋白质、脂肪、碳水化合物摄入不足，蔬菜吃得少，引起营养缺乏。长期饮食搭配不平衡，就会影响体质。同时，无节制地吃零食，破坏了消化功能的规律性，胃肠得不到应有的休息，必然会引起食欲减退。
8. 忌咸食	喜欢吃很咸的食物，吃盐过多，容易造成体内钠潴留，体液增多，血循环量增加，加重心肾负担，从而引起高血压。老年人更不宜吃咸食。

食物有偏性，抗衰需注意

在《本草纲目》里，我们经常看到介绍某种时讲到食物的性、味和功效。在古代，人们不是用热量或者营养成分，而是用"性味"来衡量一种食物的。

在中医里，食物有辛、甘、酸、苦、咸五味之分。食物的味道不同，其作用也各有区别。后汉著名医学家张仲景说："所食之味，有与病相宜，有与身为害。若得宜则益体，害则成疾。"五脏各有所喜，而食物也是有偏性的，所以，饮食要与食物的四气五味相一致，这样才能有效抗击衰老。

食物的偏性	
1. 辛走气	辛类的食物是走气的。肺主气，如果肺出现了问题，就不能吃辛味食物。但是辛味具有发散风寒、行气止痛等作用，例如葱姜善散风寒、治感冒；胡椒能祛寒止痛；茴香能理气。
2. 甘走肉	甜味的食物是走肉的，走脾胃。孩子如果特别喜欢吃糖，说明她脾虚。如果病在脾胃，就要少吃甜味的食物和油腻的食物，因为这样的食物会给脾增加代谢负担，使脾更加疲劳。但是，甜味食物具有滋养、强壮身体，缓和疼痛的作用，疲劳和胃痛时可以试一试。
3. 酸走筋	酸类的食物是走筋的，走肝的。如果你患了肝病，就不要吃酸，因为酸具有收敛的作用，太收敛则肝气就不能生发，病就会加重。但是，酸对于多汗、尿频、腹泻、流涕不止等病症有很好的效果。
4. 苦走血	苦味的东西是走血，即走心的。如果病在心上，就少吃苦味食物，让心生发一下。但苦味食物可以清热、泻火。例如莲子心能清心泻火、安神，可以治疗心火旺的失眠、烦躁之症。
5. 咸走骨	咸类食物是走骨的，走骨就是走肾。如果病在骨上，就要少吃咸，这样才能把骨养好，把肾养好。但咸味食物具有软坚散结、滋阴潜降等作用。例如，早晚喝一碗淡盐汤，对于治疗习惯性便秘有很好的作用。

第2章

红颜易逝，抗衰要提早进行

尽量从食物中寻找抗衰"能源"

提前衰老，你想过食物的原因吗

未老先衰是由多种原因造成的，但是其中常吃某些易催人早衰的食物是一个重要因素。

人体摄铅过多，会直接破坏神经细胞内的遗传物质脱氧核糖核酸的功能，不仅易使人患痴呆症，而且会使人脸色灰暗，过早衰老

在腌制鱼、肉、菜等食物时，加入的食盐容易转化成亚硝酸盐。它在体内酶的催化作用下，易与体内的各类物质作用生成亚胺类的致癌物质。人吃多了此类食物，易患癌症，并易早衰

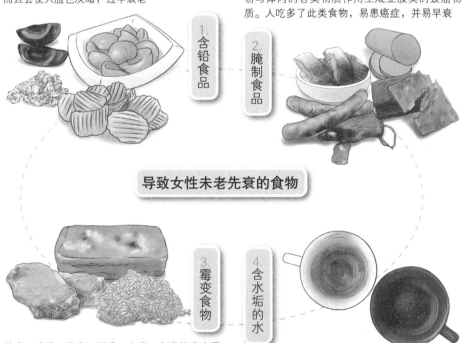

1. 含铅食品

2. 腌制食品

导致女性未老先衰的食物

3. 霉变食物

4. 含水垢的水

粮食、油类、花生、豆类、肉类、鱼类等发生霉变时，会产生大量的病菌和黄曲霉素，这些发霉物一旦被人食用后，轻则发生腹泻、呕吐、头昏、眼花、烦躁、肠炎、听力下降和全身无力等症状，重则可致癌、致畸形，并促使人早衰

茶具或水具用久会产生水垢，经常饮用这些水具装的水可能引起消化、神经、泌尿、造血、循环等系统的病变，导致衰老。这是因为水垢中含有较多的有害金属元素，如镉、汞、铝等

因此，女性朋友要想让自己更年轻漂亮，就要远离让自己衰老的食物。

一个水果

每天吃含维生素丰富的新鲜水果至少 1 个

四碗粗饭

每天 4 碗杂粮粗饭能壮体养颜美身段。抵制美味可口零食的诱惑

两盘蔬菜

每天应进食两盘品种多样的蔬菜，避免常吃一种蔬菜。一天中必须有一盘蔬菜是时令新鲜的、深绿色的。最好先吃一些大葱、西红柿、凉拌芹菜、萝卜、嫩莴笋叶等，以免加热烹调对维生素 A、维生素 B$_1$ 等的破坏。每人每天蔬菜的实际摄入量应保持在 400 克左右

容颜俏丽的"一至七"法则

食物是最好的美容师，女性朋友如果能科学饮食，遵循"一至七"的饮食法则，那么美丽便指日可待

五分蛋白质

每天吃肉类 50 克，最好是瘦肉，鱼类 50 克（除骨净重）；豆腐或豆制品 200 克；蛋 1 个；牛奶或奶粉冲剂 1 杯

六种调味品

酸甜苦辣咸甘等必要的调味品，作为每天的烹饪作料不可缺少

三勺素油

每天的烹调用油限量为 3 勺，而且最好食用素油，即植物油。这种不饱和脂肪对光洁皮肤，塑造苗条身材，维护心血管健康大有裨益

七杯水

茶水或汤水，每天喝水不少于 7 杯，以补充体液，促进代谢，增进健康。要少喝加糖或添加色素的饮料

外敷不如内补，三类粥与你一起唤回年轻的身姿

外敷不如内补，你可以用食物唤回年轻。粥是不错的养生佳品，对养护脏腑和容颜很有好处。宋代诗人陆游就赞誉："人人个个学长年，不意长年在眼前，我以宛（平）商（丘）平易法，即将食粥致神仙。"对健康的人来说，经常喝粥，可以滋养脾胃，保护元气。粥还可以健体治病，年老体衰之人、身体还没有发育成熟的婴儿、青少年，或者大病初愈、久病体弱、脾胃功能虚弱的成年人，应该多喝粥，这样可以加快气血的生成，促进身体的健康。

在中国三千多年的粥文化中，粥有很多种，各有不同的功效，但归纳起来主要分三类：养生类、美容类和治病类。

养生类粥

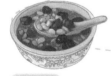
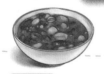
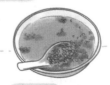

赤豆粥

用红小豆和大米熬制而成，有健脾利水作用，对脚气病、心脏病引起的水肿疗效较好，也可治老年肥胖病

腊八粥

用多种谷类、豆类、果仁、大枣、粟子、莲子搭配熬制而成。对气虚乏力，气短多咳有疗效，可以养胃气，益气血，益健康

绿豆粥

用大米和绿豆熬制而成，有清热解毒的作用，还可以养脾清胆，解暑止渴，润肤消肿，利小便

莲子粥

用莲子、大米、江米熬制成的粥。具有益精气、强智力、聪耳目之功效；也可以清热泻火，对降血压有一定的作用

美容类粥

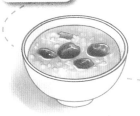

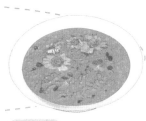

菊花粥

久服美容保体，抗老防衰。将菊花去蒂，晒干，研成细粉备用，粳米 50～100 克煮粥，待粥将成时调入菊花 10～15 克，再煮一两分钟即可。久服美容保体、抗老防衰

莲藕粥

取粳米 50 克，鲜藕 50 克，白糖适量，先将米煮至半熟，再加入洗净的藕片煮熟加糖即可。可轻身、健身，而且不会使皮下脂肪沉积过多

大枣粥

取粳米 60 克，大枣 10 枚，将大枣加入粳米中，煮至粥烂枣熟即可。常喝大枣粥，可使人面色红润、精神焕发

补血药粥

糯米阿胶粥、桑仁粥、菠菜粥、益母草粥、何首乌粥、海参粥、花生粥等

养心安神粥

枣仁粥、小麦粥、龙眼肉粥、莲实粥等

益气药粥

补虚正气粥、人参粥、大枣粥、黄芪粥、鹿尾粥等

妇科病药粥

麻雀粥、白狗骨粥、安胎鲤鱼粥、肉桂粥、茴香粥、猪蹄粥等

治病类粥

治病类粥就是在粥中有选择地加入相应的药物制成的粥。喝粥这种养生方式不同于常用药物祛邪治疗，也不单纯靠米谷饮食来扶正调理，而是一种以食扶正，以药辅疗的简便易行，有双重效应的食疗佳法。按各种药物治疗保健的作用，可制成各种"药粥"

清热药粥

无花粉粥、绿豆粥、芹菜粥、决明子粥、生地黄粥、竹叶粥等

滋阴药粥

木耳粥、黄精粥、天门冬粥、沙参粥、枸杞叶粥、银耳粥等

散寒药粥

椒面粥、干姜粥、防风粥、附子粥、吴茱萸粥、荆芥粥等

壮阳药粥

韭菜粥、芡实粥、菟丝子粥、羊骨粥、鹿鞭粥、虾肉粥、益智仁粥等

止咳药粥

枇杷叶粥、真君粥、百合粥、乌梅粥、珠玉二宝粥等

健胃药粥

山楂粥、梅花粥、生地粥、山药粥、苡仁粥、豆蔻粥、芋头粥、橘皮粥等

四季食谱，进补也须按时节

一年四季气候的变化会给人体带来不同程度的影响，因此，机体的营养结构也要随着季节的变化予以协调，注意各个季节的饮食及食补方式，合理地安排饮食。

食物的食性与四时的寒热温凉要相适应，如：夏日酷热，则需以寒凉性的食物清热解暑；冬天气候严寒，则需以辛温或辛热的食物温阳散寒。在寒冷的冬季，人体的基础代谢率增加 10%～15%，总热能的需要量最高，故冬季应多食富含蛋白质和脂

肪的食物，如肉类及豆制品。而且，冬季气候干燥，易发生唇炎、口角炎和皮肤干燥，适当地进食富含维生素 B 的食物，如猪肝、蛋类、豆类等，是大有必要的。而在酷热高温的夏季，人体出汗很多，钾、钠大量流失，致使无机盐代谢紊乱，血清钾浓度下降，水溶性维生素大量丢失。所以，夏天应该多吃一些含钾丰富的大豆、绿豆、黑豆、黄瓜、土豆等食物，并且常食用一些消暑生津的食物，如绿豆粥、酸梅汤、西瓜等。

春季养颜进补食谱

由寒转暖，各种细菌、病毒也开始滋生。所以摄取足够的维生素是春季饮食的原则。很多蔬菜、水果中所富含的维生素 C 就有抗病毒的作用，维生素 E 则可以提高人体的免疫功能。另外，饮食要清淡，忌酸涩。这里给大家提供几道美容菜。

鸡丝炒荠菜
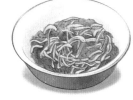

【材料】鸡脯肉、荠菜、鸡蛋清。

【做法】鸡脯肉洗净切丝，裹上一层鸡蛋清备用。荠菜洗净后切成小段，用热油炒熟后备用。然后将鸡丝下锅炒散，混入备用的荠菜，加上适量调味料即可。

【功效】温中益气，解毒明目。

香椿拌豆腐
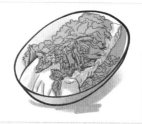

【材料】豆腐、香椿、黄豆。

【做法】豆腐洗净后搅散，香椿用沸水焯过切末，黄豆用温水泡胀后煮熟凉凉。然后将准备好的豆腐、香椿末、黄豆拌在一起，加入调味料即可。

【功效】消肿利湿，清热健脾。

夏季进补养颜食谱

夏季炎热，又有暑湿，所以夏季的美容保健饮食以解暑湿，去湿毒为主。选择新鲜的果、菜、肉类，少食多餐，常备绿豆汤，可以防暑清热，解毒开胃。夏季的美容食谱，我们给大家准备了两款。

肉片丝瓜汤
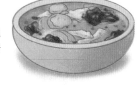

【材料】瘦猪肉、丝瓜、水发木耳、鸡蛋。

【做法】将猪肉洗净后切片，用盐、鸡蛋、淀粉等拌匀浆好。丝瓜切片、沥水备用。油锅煸炒丝瓜，放入适量清水烧开。然后加入猪肉片，开锅后撇去浮沫，放入发好的木耳，加入适量调料即可。

【功效】清热解毒。

木樨土豆片
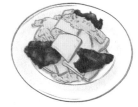

【材料】土豆、鸡蛋、水发木耳。

【做法】土豆切片后在冷水中浸泡，鸡蛋打匀后下锅炒碎备用，然后放入土豆片、木耳同炒，加入调料后，用高汤煮开数分钟。然后倒入炒好的鸡蛋翻炒，水淀粉勾芡炒匀出锅。

【功效】消炎、滋阴。

秋季进补养颜食谱

度过炎热夏日，贪凉的女性都养成了喜食凉食的习惯，绿豆汤、冰激凌日日不离。寒凉食物对于女性弊大于利。这些食物虽然在夏天还有一定的解暑降温的作用，但也不宜多食；到了秋天，就更要改变习惯，不再去吃了。秋天也是适宜进补的季节，选用平补之品，如核桃、南瓜、莲子、大枣、银耳、百合等，可以养肺阴，让你健康美丽双丰收。

百合煲猪骨汤

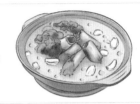

【材料】鲜百合、猪脊肉。

【做法】将百合洗净，猪脊骨剁成块上锅加水煮沸，撇去浮沫后加入百合。待猪脊肉至熟烂后加入盐、味精等调料即可出锅。

【功效】养阴润肺，清心安神。

烩三鲜银耳

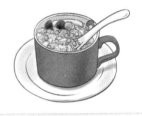

【材料】银耳、鲜蘑、鲜豌豆、鲜贝或干贝。

【做法】将银耳泡开洗净，去根后用开水淋透，将鲜蘑洗净切块，豌豆剥好洗净，干贝发好，再将以上食材放入鸡汤中煮沸，加入盐、味精，勾芡似米汤状即可。

【功效】滋阴润肺，补益肠胃，化痰理气。

冬季进补养颜食谱

冬季气温低，冬天的饮食以增加热能者为主，所以要摄入足够的富含糖和脂肪的食品。俗话说"三九补一冬，来年无病痛"就是说将营养物质转化为热能最大限度地贮存于体内，有助于体内阳气生发，为来年健康打下基础。

萝卜羊肉汤

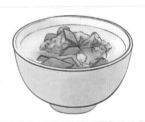

【材料】萝卜、羊肉。

【做法】将去筋膜的羊肉洗净切块，过沸水沥干，将萝卜切成菱形，入锅加清水放羊肉，烧开后改为小火至炖熟，加入葱花、料酒、盐、萝卜片，肉熟烂后加入胡椒粉调味即可。

【功效】助阳补虚，消食润肌。

翡翠虾仁

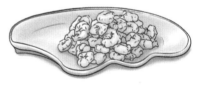

【材料】虾仁。

【做法】将虾仁去沙肠洗净，放入盐、料酒、蛋清、淀粉，拌匀后，将油菜叶切细，盐腌两分钟后挤出汁水，加入盐、鸡精、料酒、胡椒粉、葱段、姜片、淀粉和少许清水，搅匀，将虾仁放入有热油的砂锅中炒熟，再放入调好的菜汁即可。

【功效】补肾壮阳，通乳祛风痰。

综上所述，在不同的季节里，人们选择服食不同的食物、药膳菜肴、药物，才会达到强身健体、防病治疗、延年益寿的目的。

茶香烘托女人香——学会享用美容茶

喝茶可以静心养生。其实，茶也能为你的容颜增添光彩。茶叶是天然的健美饮料，它所富含的化学成分有助于保持皮肤光洁白嫩，而且茶叶所含的脂肪量低，比起其他饮料更能起到保持身材的功效。此外，茶叶所含成分大多于人体健康有益，可以提神醒脑、消食解腻、清火明目。如此佳品，你怎能不享用呢！

黄金玫瑰茶

【材料】玫瑰花蕾5朵，柳橙1个，蜂蜜少许，开水350毫升。

【做法】柳橙仔细洗净后，用刀子切下外皮约半个，将柳橙皮放进锅中，注入清水，以中火煮沸10分钟后，再放入玫瑰花蕾煮3分钟；煮好后把橙皮和玫瑰花滤出，茶水倒入杯内，加入蜂蜜即可。若再加入一点柳橙汁会更香！

【功效】可使气血顺畅运行，使人面色红润，还可治疗经期痉挛。

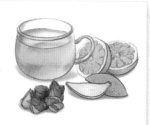

丹参菊花茶

【材料】丹参、茯苓、菊花各3克，甘草7克。

【做法】将上述材料加200毫升水煮开，再以小火煮10分钟，可当日常饮料服用。

【功效】活血化瘀，美白利湿。

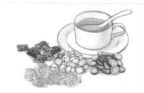

柠檬草

【材料】切成段状的柠檬草约1匙，蜂蜜或冰糖适量。

【做法】将柠檬草放入茶壶内，再注入热开水，泡约5分钟后就可以喝了。可依喜好加点蜂蜜或冰糖调味。

【功效】滋润肌肤，缓解经期不适。

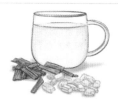

健美茶

【材料】山楂10克，决明子10克，何首乌10克，生薏仁15克，生甘草7克，冰糖适量。

【做法】将所有材料加适量的水浸泡30分钟后，大火煮滚转为小火，再炖煮60分钟就可以喝了。

【功效】消脂润肠。

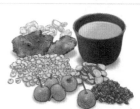

莲参茶

【材料】人参须2钱，薏仁1两，莲子1两，去核红枣3钱，黄芪3钱，麦门冬5分。

【做法】将材料以1200毫升的水煮成700毫升，当茶饮用。

【功效】可除皱，帮助肌肤抗氧化。

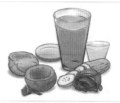

锦葵花茶

【材料】蓝锦葵3～5朵，柠檬汁适量。

【做法】将锦葵放入茶壶中，注入热水。此时茶水是蓝色的加入柠檬汁就变成浪漫的粉红色了。

【功效】柔嫩肌肤。

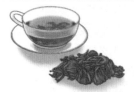

内部清透人才更年轻——《本草纲目》自有净身方

体内毒素——容颜的大敌

外来之毒和内生之毒侵害了女性的容颜，斑点、面疱……一连串的问题接连出现。此外，这些毒素还侵害女性的健康。当它们侵入人体时，人体会出现各脏腑、组织、细胞的功能障碍，气血失和，阴阳失衡，新陈代谢紊乱及内分泌失调，可引发多种疾病。

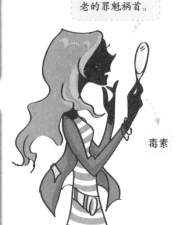

毒素带给我们的健康危害

毒素是致病和衰老的罪魁祸首。

毒素

（1）导致身体免疫力下降。毒素可以分布到神经突触和神经—肌肉接头处，直接损害神经元，造成中枢神经受损，身体各器官免疫力下降引起经常性感冒、头晕、心悸、盗汗、失眠、健忘、四肢麻木等

（2）致癌。现代医学表明：癌症往往是致癌毒素在体内囤积而诱发的肿瘤。致癌毒素主要是因环境因素产生的，其中又有90%为化学元素。因此，可以这样说：癌症是污染的外部环境导致人体内环境污染的必然结果

（3）毒素刺激人体的免疫系统，使人体表现出过敏反应

（4）毒素作用于人体内酶系统，导致胶原酶和硬弹性蛋白酶的释放。这些酶作用于皮肤中的胶原蛋白和硬弹性蛋白，并使这两种蛋白产生过度交联并降解，结果使皮肤失去弹性，出现皱纹及脓包

（5）毒素加重器官负担引起脏器衰竭。人体内多个脏器与排毒有关：肝脏是人体最大的解毒器官，血液流进肝脏时，一些有害物质可被肝脏产生的酶进行分解；皮肤是人体最大的排毒器官，能够通过汗等方式排出其他器官很难排出的毒素；肾脏是体中最重要的排毒器官，过滤掉血液中的毒素并通过尿液排出体外。"中毒"如果太深，造成肝、肾、皮肤负担过重，就会引起脏器中毒，引起脏器衰竭

（6）毒素会随着淋巴和血液传遍人体各处：渗入皮肤，产生皱纹、湿疹、皮肤红肿等皮肤病；渗入脑，会产生压抑、烦躁、昏昏入睡、失眠健忘；渗入肝脏，会使肝脏的解毒功能减弱；渗入胸腔，会诱发肿瘤；渗入子宫，会导致纤维瘤和功能失常；渗入眼，会使视力减弱；渗入肺，会造成呼吸短促和口臭；渗入关节，会导致关节痛

只要生命还在继续，只要人还在这个世界生存，我们的身体就会产生和吸入大量的毒素。由于这些外来之毒、内生之毒的侵害，城市人口的疾病逐年增加。

身体臃肿也跟毒素有关

什么让你身材臃肿？脂肪当然是罪魁祸首。但是，除了脂肪之外，长久堆积在体内的废弃物和毒素，也是帮凶之一。毒素，简单说来就是所有会对身体造成危害的物质，或是可以引起身体的排异性反应、过敏症状，以及使人有一种患病感觉的物质。

毒素长期在体内堆积的话，会使细胞与组织受伤，造成肥胖。

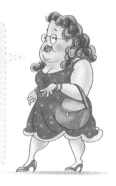

女人随着年龄的增长，身体的新陈代谢率越来越低，所以滞留在身体里的废弃物与毒素也越来越多。所谓"中年发福"，其实很大程度上是堆积的毒素增多了，这可不是福气，必须去除。

1. 强力按摩法

早晨对全身进行一次干按摩，可以促进血液循环和淋巴流畅通，从而使体内有毒废物易于冲洗出去。你可以用手掌以画圈的方式按摩身体，自下而上地对全身施加按摩力

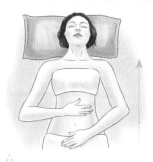

若想提升按摩的效果，在按摩结束后，准备一盆热水，加入一汤匙苹果酸。再用一条干毛巾浸透配好的热水，拧掉水分后擦拭肌肤。

2. 呼吸排毒法

呼吸可以为你的身体输送氧气，同时对你的内脏施以按摩，保持循环系统正常运转和提升情绪，体内废物也就更易被排出了

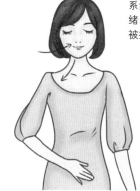

正确的排毒呼吸方法：直立，两眼闭合，手心放在腹部上，用嘴缓慢地吸气，然后用鼻做腹式深呼气，重复做 5 次。

3. 印度排毒手指操

将两手放在身前，然后分别用大拇指各紧压在同一手上的无名指第 3 节的内关节上，保持此姿势 5 分钟。然后用两手的大拇指、中指和无名指分别相互对压住，而小指和示指则保持伸直状态。保持此姿势 3 分钟

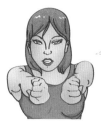

每天分配不同时间进行操练，共 5 次。

赞美一个女人，最好听的莫过于由内而外的美丽，这样的一个女人知性、温柔、美丽；从健康的角度来说，由内而外则可以解释为从身体的内部到外表都是健康的。把身体内积累的毒素都排出体外，就达到真正的健康美丽！

缓解压力，心毒也要排

压力是现代人最大的心毒，时刻威胁着我们的健康和容颜，所以我们要缓解压力，排出心毒。

1. 精神和情感压力		3. 环境压力
	压力的四大来源	
2. 身体压力		4. 营养压力

上述的种种压力及负面情绪是产生心理毒素的主要原因，对身体的伤害很大。

心毒，时时危害着我们的健康和容颜，所以我们不应该坐以待毙，一定要在调节好心态的前提下，重视饮食营养。因为饮食能够充分地影响人对压力的耐受性和反应。食物为百药之源，良好的营养虽不能消除生活压力，但有助于提高对压力的耐受性，而且能调节压力的不利影响，降低患与长期压力有关的变性疾病的概率。

缓解压力的 15 款食物

1. 菠菜	研究人员发现，缺乏叶酸会导致脑中的血清素减少，导致忧郁情绪，而菠菜是富含叶酸的食物。另外，据《本草纲目》记载，菠菜可以通血脉，开胸膈，下气调中，止渴润燥。
2. 鸡肉	英国心理学家给参与测试者吃了 100 微克的硒后，他们普遍觉得心情更好了。而硒的丰富来源就包括鸡肉。
3. 深海鱼	研究发现，全世界住在海边的人更容易快乐。这不只是因为大海让人神清气爽，还是因为住在海边的人更多地吃鱼。哈佛大学的研究指出，海鱼中的 Ω–3 脂肪酸与常用的抗忧郁药如碳酸锂有类似作用，能阻断神经传导路径，增加血清素的分泌量。
4. 香蕉	香蕉中含有一种称为生物碱的物质，可以振奋人的精神和增强信心。而且香蕉是色胺酸和维生素 B_6 的来源，这些都可帮助大脑制造血清素。
5. 葡萄柚	葡萄柚里大量的维生素 C 不仅可以维持红细胞的浓度，使身体有抵抗力，而且可以帮助我们抗压。最重要的是，在制造多巴胺、肾上腺素时，维生素 C 是非常重要的成分之一。
6. 番茄	热量低、多种维生素含量丰富的番茄，所含有的热门成分茄红素，是一款优质的抗氧化物。它能在压力产生时保护人体不受自由基伤害，减少各种慢性老化疾病的产生。
7. 樱桃	樱桃被西方的医生们称为天然的阿司匹林。因为樱桃中有一种叫作花青素的物质，能够制造快乐。科学家们认为，人在心情不好的时候吃 20 粒樱桃比吃任何药物都有效。
8. 大蒜	大蒜虽然会带来不好的口气，却会带来好心情。德国一项针对大蒜的研究发现，焦虑症患者吃了大蒜制剂后，感觉不那么疲倦和焦虑，也不容易发怒了。
9. 南瓜	南瓜之所以和好心情有关，是因为它们富含维生素 B_6 和铁，这两种营养素都能帮助身体将储存的血糖转变成葡萄糖，葡萄糖正是大脑的燃料。
10. 全谷类食品	含有丰富纤维质及 B 族维生素，除了改善肠胃道问题，还能避免身体产生疲倦感。全麦面包、糙米、麦片等，都是不错的全谷类食品。
11. 茉莉	茉莉有清新怡人的香味，一般接受度高，泡成花草茶饮用，可以使人精神安定，提神、缓和紧张情绪，安抚焦虑心情，并有消除疲劳效果。
12. 蔬菜色拉	蔬菜水果含丰富纤维质，可帮助肠道正常消化，还有抗氧化效果超优的维生素 C，搭配乳酪做成调酱，来场无负担的轻饮食运动吧。
13. 菠萝	除了含有丰富的 B 族维生素、维生素 C，可消除疲劳、释放压力之外，菠萝中还含有酵素成分，能够帮助蛋白质消化分解，减轻肠胃负担。
14. 薄荷	草本植物中的薄荷，散发出来的清凉感可以直窜鼻腔，让人精神一振，具有消除疲劳，让情绪缓和下来的效果。
15. 南瓜子	含丰富不饱和脂肪酸、维生素、锌、铁等营养素。锌对男性前列腺有保护作用，具有安抚情绪、消除疲劳的作用。

跟着身体的节奏养颜，年龄就只是数字

年轻就是资本——20 岁女人的美容法则

20 岁的女性，无论是身体还是容貌，都处在上升时期，这时候无需过多的护肤品和保养，皮肤就会光光嫩嫩的。这种天生的资本让人羡慕，但如果不懂得提前养护，那么过了 25 岁，隐患就会开始一一浮现。因此，不要因为年轻而忽视肌肤的保养。

让你更加美丽的养颜食谱

1. 栗子炖白菜

栗子 200 克，去壳切成两半，鸭汤适量，煨栗熟透，再加白菜 200 克及适量调味料，炖熟即可

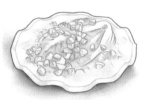

消除皮肤黑斑和黑眼圈　　　健脾肾　　　补阴润燥

2. 西红柿玫瑰汁

西红柿去皮、籽，黄瓜洗净，鲜玫瑰花适量。将它们搅碎后过滤，加入柠檬汁、蜂蜜，每日饮用

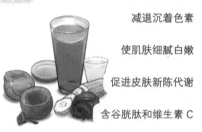

减退沉着色素

使肌肤细腻白嫩

促进皮肤新陈代谢

含谷胱肽和维生素 C

3. 醋泡黄豆

取新鲜黄豆 250 克，以醋浸泡 15 日后，每日取 10 粒左右嚼食，可使皮肤柔嫩，色素变浅

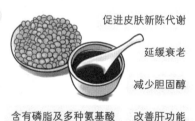

促进皮肤新陈代谢

延缓衰老

减少胆固醇

含有磷脂及多种氨基酸　　改善肝功能

4. 苦瓜炒胡萝卜

鲜苦瓜 2 个，去瓤后切片，胡萝卜取 7~8 根，切成薄片，调以盐、味精、葱等，急火快炒，熟食

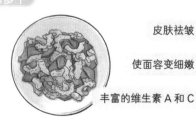

皮肤祛皱

使面容变细嫩

丰富的维生素 A 和 C

青春期女孩的塑身法

青春发育期间，人体新陈代谢旺盛，性激素分泌逐渐增多，人体需要的营养也增多，以满足身体发育的需要。如果进食过多，尤其是高热量的饮食进食过多，活动又少，就可能大于出，过剩的能量就会转化为脂肪，造成肥胖。特别是少女，进入青春期后，由于内分泌激素的作用，会一下子变文静、贤淑，各种较剧烈的运动也参加得少了，再加上不少女孩子喜食零食，就势必导致营养过剩而引起发胖。要避免青春期发胖。青春期女性应加强体育锻炼，促进体内激素的分泌，以促进身体的迅速发育成长

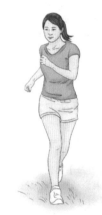

在饮食上要注意多种营养素的搭配，多食蛋白质、维生素、矿物质丰富的食物，少吃含脂肪及糖类的食物。既要有利于身体发育，又要防止发胖

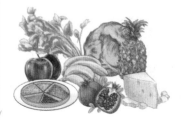

人到三十，容颜要特护

有一句让中年女士十分不悦却又无可奈何的话：男人三十一枝花，女人三十豆腐渣。步入 30 岁之后，女性身体开始走下坡路，逐渐走人了生命的"多事之秋"：皮肤慢慢失去弹性，身材开始变胖，体内的骨骼中钙质含量也开始逐渐下降……

抵抗衰老的本草方

新鲜蔬果含大量维生素、胡萝卜素，是抗衰老的最佳食品：维生素 C、维生素 E 以及胡萝卜素是抗衰老的最佳元素。

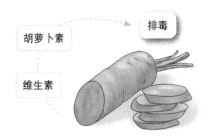

胡萝卜素能保持人体组织或器官外层组织的健康，而维生素 C、维生素 E 则可延缓细胞因氧化所产生的老化，让青春容颜尽量"经久不衰"。这些抗氧化物大多藏身于富含纤维的新鲜蔬果中，除了帮助消灭促使我们衰老的自由基外，还能促进大直肠健康，帮助排毒

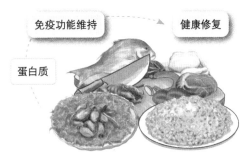

鱼虾、豆类制品中的蛋白质，关系着我们人体组织的健康修复以及免疫功能的维持。但要注意，动物性肉类通常伴随着不少的饱和脂肪，让你长胖，因此建议减少食用动物性肉类食物，可以低脂乳制品类、豆类和鱼虾类为主要蛋白质来源

在这里向你推荐一款西蓝花豆酥鲤鱼，虽然它是最常见的家常食物，制作起来也很简单，但你可以通过最简便的饮食保养，延缓自己生命的衰老，让生命自己充满激情，充满活力，永葆青春。

西蓝花豆酥鲤鱼

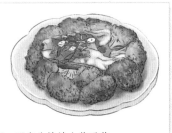

【材料】鲤鱼 1 大片，西蓝花，葱、姜、蒜、豆豉、盐、味精、料酒、糖、胡椒粉、花生油适量。

【做法】鲤鱼用适量盐、料酒、糖腌一下，然后上笼蒸 8 ~ 10 分钟，取出；上锅，倒入油，烧热，放入葱末、姜末、蒜末和捣碎的豆豉炒香，再用盐、味精、胡椒粉调味，待豆豉炒酥后浇到加工好的鲤鱼上；西蓝花用盐水焯熟，放在鲤鱼周围即成。用盐水焯熟的西蓝花，其营养成分基本上没有被破坏，可充分地被人体吸收。

【功效】西蓝花富含抗氧化物维生素 C 及胡萝卜素，十字花科的蔬菜已被科学家们证实是最好的抗衰老和抗癌食物，而鱼类则是最佳蛋白质来源。

睡觉前的全身放松按摩

经过一天的工作，机体的各种能力下降，肌肉也会疲劳，睡前是肌肉放松练习的好时机。肌肉放松有利于更快更好地进入睡眠，当然有利于机体的恢复。下面这一组睡前肌肉放松练习，可以使关节的灵活性得到提高。

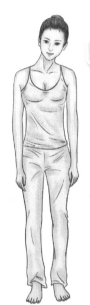

1. 旋转颈部

直立，手臂自然下垂，尽可能地向左、右、前、后伸展颈部。练习过程中，若感到颈部疼痛，就停止练习

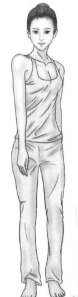

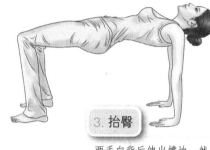

3. 抬臀

两手向背后伸出撑地，然后向上抬臀，使人体呈"桥"状。两手慢慢地向脚后跟靠拢。20秒钟后，恢复到开始姿势

2. 转肩

头不动，慢慢地向前转肩，再慢慢向后转肩

4. 两臂上举

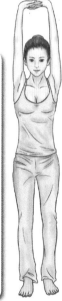

两手臂置于头上，十指交叉，两臂紧贴耳部，做最大限度的手臂上伸动作，然后十指分开，两臂在空中自然抖动，放松上肢肌肉；两臂在身体前放松甩动并抖动，以放松上肢肌肉；用手捶打大腿肌肉，再用双手搓动大腿肌肉，使大腿放松；用双手向背后放松地捶打后背，以放松背肌；使全身抖动，此时好像每块肌肉都在放松

5. 床上放松下肢

仰卧双手托住腰，并努力使臀部和下肢向上抬，在空中进行下肢的振动，借以放松大腿肌肉；屈膝坐于床上，用双手搓动小腿的"腿肚子"，从而放松小腿；在床上或席上，两手抱膝而坐，然后呈球形前后滚动（球形滚动是放松背部肌肉比较安全的方法，可减轻腰痛症状）

35 岁，抵抗衰老的关键时期

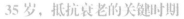

女人 35 岁以后是一个槛，《黄帝内经》言："女子五七阳明脉衰，面始焦，发始堕。"35 岁是一个过渡的阶段，你仍然可以拥有 25 岁时的美貌，但是如果此时不开始进行抗衰老的养护，岁月的痕迹便会在不经意间出卖你。

一般来讲，从 25 岁到 35 岁的这 10 年间，如果你不做额外的锻炼，单是消耗热量这一项，现在就会比 10 年前减少 420 千焦。那么，如何加快新陈代谢，使其恢复到最佳状态，来保证身体的正常运转，轻松抵御衰老和疾病呢？

加快新陈代谢抵抗衰老

1. 合理调配饮食

每天 5 ~ 6 次的少食多餐与一日 3 餐的传统饮食习惯相比，前者的新陈代谢率约是后者的 3.5 倍。这主要是因为当大脑接收到饥饿的信息后，为了维持正常身体功能，便会自动进行调节，使新陈代谢的速度变慢。而且，少食多餐还可以防止你在长时间饥饿后的过度进食。注意每餐的间隔时间不要超过 4 小时，且每餐食物中都应包含一些蛋白质和粗纤维，以提高新陈代谢率

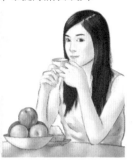

早餐是一天中对新陈代谢起决定性作用的一餐。如果错过早餐，你的机体只能等到午饭时才慢慢"苏醒"，并逐渐加快代谢速度，使之恢复正常。

3. 坚持每天的深呼吸时间

呼吸的目的是把新鲜的氧气送进肺部，经由气体交换后，再把不要的废物及二氧化碳排出体外，从而净化血液、促进代谢与循环

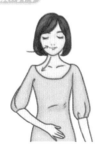

2. 多饮健康饮品促进代谢抵抗衰老

喝水能够促进肠胃蠕动，并透过流汗或排尿，把体内多余的毒素和废物排出来，以加速体内新陈代谢。而多饮绿茶、醋等一些健康饮品，对抗衰老具有良好的功效

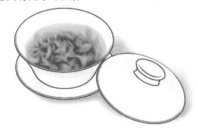

4. 有氧运动提升代谢速度

增加运动是加速新陈代谢最直接快速的方法。根据强度不同，心肺运动可以使新陈代谢提高 20% ~ 30%，并且效果可持续至运动结束后的 12 小时。如果能保证达到每周 3 次，每次 30 分钟，运动后每分钟心率 130 以上的运动量，就更加有助于健康了

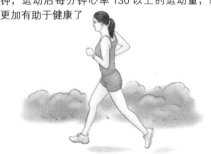

5. 泡热水澡提高新陈代谢

泡热水澡可以促进血管收缩、扩张，并刺激汗腺发汗，不仅可促进人体代谢，还能在不知不觉中消耗大量能量。泡澡的最佳时间是清晨，最佳方式是先做 15 分钟的伸展运动，让身体预热起来，然后在浴盆里舒服地泡上 30 分钟，让运动为身体带来的热量持续增多，促进新陈代谢。同时，泡澡也能促进老旧角质更新，保持肌肤光滑细致

注意身体功能，40 岁照样可以楚楚动人

有人说 20 岁的女人是一枝花，40 岁的女人是豆腐渣，其实在日常生活中，我们常常能看到年近半百还光彩动人的女性朋友。人看起来是否年轻，一则决定于生活态度，一则决定于身体机能的运行状态。只要保养适当，40 岁也可以青春靓丽。

保持体重的简单方法

1	用餐时，最好先喝一小碗汤，然后从好吃的、喜欢吃的食物吃起，吃饱了决不再多吃。
2	养成小口将食物嚼 10～20 次再咽下的习惯，易提早产生饱腹感。
3	一感到肚子饿，马上吃点东西，如豆腐干、番茄或鸡蛋，免得饿极时大吃大喝。
4	尽量避免吃零食。
5	多吃粗糙食物，如糙米、全麦制品等。
6	吃较费事的食物，如带骨的鸡肉，比吃不费事的食物，如鸡丁好。越费事越拖延进食时间，越容易满足咀嚼感，且易提早出现饱腹感。
7	口味要尽量清淡，少加盐、酱油及番茄酱等，多用葱、姜、大蒜、胡椒来调味。
8	养成吃过东西马上刷牙或漱口的习惯。既可减少口齿感染的机会，也可因口中清爽而不想吃东西。
9	一顿大餐比 3～4 顿小餐更易使人发胖。因为吃多了，消化液分泌多，食物消化、吸收快，脂肪容易存积，且肚子也容易饿。
10	养成喝凉开水而少喝饮料的好习惯。

40 岁的女人，面临事业、家庭等多方面问题，处于压力最大的时期，多数会感到烦躁郁闷，吃不下睡不好，所以这时要做好精神、心理的调适。此外，选食一些顺气又可口的食物也很重要。

六大顺气食物

1. 藕

《本草纲目》中说藕能通气，健脾和胃，养心安神，以水煮服或与稀饭同煮疗效最好

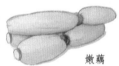

嫩藕

2. 山楂

可顺气止痛，化食消积，适于由气导致的心动过速、心律不齐等

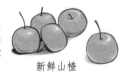

新鲜山楂

3. 啤酒

有人生气后爱喝酒，这更易引起疾病，因酒食裹气，还能助热，容易引起血压骤升、出血。啤酒则不但无此副作用，还能顺气开胃，消除恼怒情绪，但绝不可过量

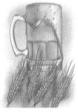

小麦啤酒

4. 玫瑰花

沏茶时放几瓣玫瑰花可顺气。没有喝茶习惯的女性可以单独泡玫瑰花喝

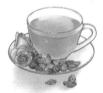

玫瑰花茶

6. 萝卜

长于顺气健胃，对气郁上火生痰者有清热消痰的作用。青萝卜疗效最佳，红皮白心者次之。最好生吃，但胃有病的女性可将其做成萝卜汤喝

5. 茴香

子和叶都有顺气作用。用叶做菜馅或炒菜可顺气、健胃、止痛，对生气造成的胸腹胀满疼痛效果最好

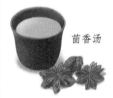

茴香汤

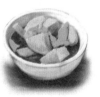

萝卜汤

第3章

"关键"保养——
本草还女人天地之灵气，日月之精华

关键部位的保养

精心呵护你"生命的摇篮"

子宫，经常被称为"胎儿的宫殿""生命的摇篮"等，从这些别称中我们可看到其重要性。女性，要想终身拥有独特的风韵，或享受为人母的权利，绝对离不开健康的子宫。

防"宫寒"，养容颜

寒暖是女性身体根基的指标。子宫温暖，体内气血运行通畅，按时盈亏，经期如常。如果子宫受寒邪困扰，血气遇寒就会凝结，身体的形貌不能保持，繁衍后代更无从谈起

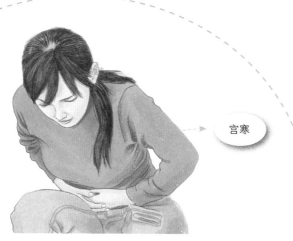

宫寒

子宫是女人身体里最怕冷的地方，除了会导致不孕不育，身体的表现可能首先是痛经，然后是脸上的黄褐斑和经期延迟，接下来性欲也会降低

"宫寒"是中医学上的一个概念，直白地说就是"子宫寒冷"。子宫寒冷并不是说子宫腔内的温度低，而是指子宫及其相关功能呈一种严重低下的状态，犹如天空中没有了太阳

造成"宫寒"的原因很多。一方面与体质有关，如平日就怕冷、手脚容易发凉的女性，由于体内阳气不足，就易出现"宫寒"；另一方面也与不良的生活习惯关系密切，如有些女性特别爱吃冷饮，冬天也着装单薄等

保养子宫就要养成良好的生活习惯，做好保暖工作，尤其是冬季，不要穿得太单薄。在饮食上也要注意，性寒凉的食物要合理摄取，不可贪多

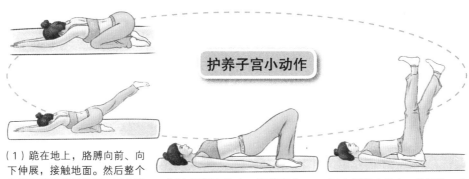

护养子宫小动作

（1）跪在地上，胳膊向前、向下伸展，接触地面。然后整个胸部和肚子接触地面，而将臀部高高翘起。保持这个姿势10秒后，两腿交换向后做最大限度的伸展

（2）平躺在地上，膝盖弯曲，用脚掌蹬地，使得臀部上提。坚持10秒后放下臀部休息5秒钟，然后重复这一动作

（3）平躺在地上，臀部垫1个枕头，然后两腿向上伸直，使其与身体成1个直角。然后两腿可小幅度交叉摆动

照顾"秘密花园"，做高品质全方位的熟女

随着年龄的增加，私密处会出现松弛、老化等问题。你如果是连这些"秘密花园"也能照顾到的熟女，就能称得上是真正注重细节的高品质全方位美人。

保养阴部注意事项	
1	平时如厕完后，记得由前往后擦，避免将细菌从肛门带到阴部。
2	月经来时要勤换卫生棉，月经前后尽量不穿紧身不透气的衣物，例如皮衣皮裤、牛仔裤、裤袜等等，同时最好穿纯棉制品。新的内衣一定要先清洗过后再穿。
3	在健康的状态下，一天清洗阴部的次数不宜超过两次，清洗指的是清洗外阴部，而不是阴道，你可以用温水冲外阴部，之后再用干净的毛巾擦干。在正常状况下，阴道内是完全不用清洗的，阴道中有许多的有益菌，阴道本身会维持清洁的工作，所以平时会有一些不均匀、淡白色的分泌物，那是正常阴道自我清洁时所产生的。在没有感染的状况下常做阴道内冲洗，可能会增加细菌及霉菌感染的机会。
4	因为毛发有保护作用，所以最好不要将阴毛剃除，以免造成刺激及感染。
5	每天都要饮用足够的水，性行为前可以多喝一些水，性行为后排尿可以减少因性交动作在尿道滋生的细菌。性交前记得要把肛门部位清洗干净，以免在性行为时把肛门的细菌带到阴道或是尿道。肛交是很容易造成阴道感染的，最好避免。
6	在分泌物很多时，可以用吹风机调温风在洗完澡后吹干阴部，如果可以，洗完澡后要在阴部较干之后再穿上内裤。现在也有不少人在家中只穿裙子不穿内裤，或是睡觉时不穿内裤，在医学的角度来说，对阴部其实也是比较好的。
7	身上衣服如果潮湿时，例如游泳过后，要尽速换穿干的衣物。
8	卫生用品的选择要多注意，避免使用含香料、颜料或有除臭成分的护垫、棉条或卫生纸，洗澡时使用肥皂或沐浴乳也要留意，尽量选择中性或微酸性的洗液，有些沐浴乳也可能会引起过敏不适。
9	每天在洗完澡时可以温水坐浴5分钟。
10	内衣裤的清洗要与其他衣服分开，并且用温和的洗衣精清洗。一些去垢成分或柔软精可能会引起过敏反应，如果觉得不对劲，最好不要用，洗衣时一定要完全冲洗干净，在洗净后可以用烘干的方式，或是在太阳下完全晒干。

| 11 | 平时多食用酸奶、小红莓汁，对于阴道、尿道的感染有些帮助。 |
| 12 | 如果你发现了分泌物味道很重，有鱼腥味，或是颜色偏黄绿色，外阴红肿热痛，搔痒等等不舒服的症状，最好还是尽速就医，以免症状恶化需要更长的时间治疗。 |

"肾之府"——腰的保养

唐朝王冰说："两肾在于腰内，故腰为肾之外腑。"人的两肾在腰部之内，而由于肾在人生命活动中的重要性，腰也便有了重要意义。对女性来说，腰部是S曲线的连接点，有承上启下的作用，因此，腰部养护工作不可忽视。

腰部保养三部曲

1. 搓腰法——暖肾补肾

每天用手掌在腰部上下来回搓100～200下，不仅能温暖腰及肾脏，增强肾脏功能，加固体内元气，而且可以疏通带脉。持之以恒，还可以防治腰酸、腰痛、尿频、夜尿多等肾虚症状

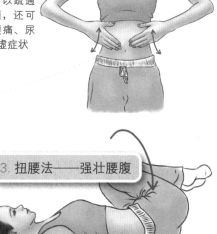

2. 转腰法——放松内脏

经常转腰可以放松内脏，缓解便秘，而且对高血压、高血脂、高血糖都有降低的功效

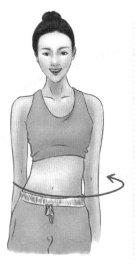

做的时候动作一定要慢，要连贯，并且呼吸自然，全身放松。另外，转腰最好放在早晨及下午做，空腹时更好，做完后再喝一杯温开水。坚持半个月后，效果会很明显。

具体操作方法如下：（1）两脚分开站立，与肩同宽或略宽于肩，两手臂自然下垂，两眼目视前方；（2）上半身保持正直，腿、膝也要伸直，不能弯；（3）先将腰向左侧送出去，然后再往前、右、后，顺时针转圈，整个过程要慢，双肩不能动，双膝不能弯，慢慢转上30～50圈；（4）要领同上，再逆时针转30～50圈

3. 扭腰法——强壮腰腹

此方法在硬板床上或在地板上铺上垫子使用，效果会更好

具体操作方法如下：（1）仰卧，双手与肩成一字形，双腿并拢伸直；（2）双腿抬起，屈膝，与床成90°角；（3）上身不动，双腿向右侧倒，直至右腿碰到床，再慢慢恢复原状，接着向左侧倒，直至左腿碰到床

此过程虽然没有直接锻炼到腰部，但双腿的左右摆动最大限度地扭转了腰，而且腰部的拉伸是在完全放松、没有压力的情况下进行的，这样来回做100下，对腰部有很好的按摩及疏通作用。

养好腹部，为健康容颜加固屏障

　　李时珍认为，人体的腹部为"五脏六腑之宫城，阴阳气血之发源"。养好腹部对女性的健康和容颜有着重要的作用。

　　《本草纲目》里说，粗盐有发汗的作用，它可以排出体内的废物和多余的水分，促进皮肤的新陈代谢，还可以软化污垢，补充盐分和矿物质，使肌肤细致、紧绷。每次洗澡前，取一杯粗盐加上少许热水拌成糊状，再把它涂在腹部。10分钟后，用热水把粗盐冲洗干净，也可以按摩后再冲掉，然后就可以开始洗澡了。或者，在洗完澡后，在手掌上撒一大匙粗盐，直接按摩腹部，搓时不要太用劲，以免把皮肤搓得更粗糙。如果你的肌肤比较敏感，则一定要记住：改用一种比较细的"沐浴盐"。

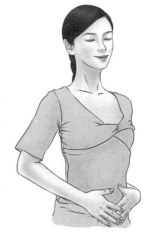

腹部处在身体的最中央，也是特别引人注目的部位。一个大腹便便的女人，即便有漂亮的脸蛋，也不会让人有"惊艳"的感觉，所以，女性要注意腹部减肥

膝盖屈成 60 度，用枕头垫脚。右手搭左膝，同时抬起身到肩膀离地，做 10 次后，换手再做 10 次

1. 仰卧起坐

左脚站立不动，提起右脚，双手握着用力扭转身体，直到左手肘碰到右膝。左右交替操作 20 次

3. 转身运动

收腹小运动

2. 呼吸运动

放松全身，用鼻子吸进大量空气，再用嘴慢慢吐气，吐出约 7 成后，屏住呼吸。缩起小腹，将剩余的气提到胸口上方，再鼓起腹部，将气降到腹部。接着将气提到胸口，再降到腹部，再慢慢用嘴吐气，重复做 5 次，共做两组

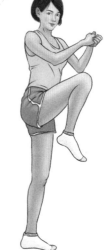

　　总之，养好了腹部，就是给五脏六腑做好了一道坚固的屏障，我们就可以安然自在地享受健康生活。

特殊时期的保养

花期,你需要它们的帮助

女人如花,月经是花期的标志,也是健康的晴雨表,伴随着女人一生中最美好的年华。如期而至的月经能让人感觉踏实、身心舒畅。在这些个特殊的日子里,动物的肝脏能帮你大忙。

B族维生素能够稳定情绪,帮助睡眠,使人精力充沛,同时也能减轻腹部疼痛。特别是维生素 B_6,能调整自主神经的功能、缓解症状,而动物肝脏中恰恰含有较多的维生素 B_6,这就是我们向你强烈推荐动物肝脏的依据。

推荐食谱——美容保健一个都不少

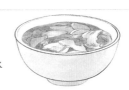

润白:菠菜猪肝汤

【材料】菠菜 250 克,猪肝 100 克,盐适量,水两碗。

【做法】将猪肝洗净,切成薄片,把菠菜、猪肝、盐放入镬内煮沸的水中,待片刻滚后,随即起镬,可做汤水或一道菜。

护眼:豆腐猪肝汤

【材料】猪肝(切薄片)、板豆腐各 200 克,猪瘦肉(切薄片)100 克,咸酸菜 30 克,生姜 2 片,香菜 10 棵,姜汁、植物油、食盐各适量。

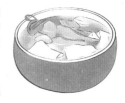

【做法】板豆腐洗净,切小块。猪瘦肉、猪肝片洗净,加姜汁及食盐腌10 分钟,放进沸水中焯至将熟,捞起。锅内下少许植物油爆生姜,加入适量水烧沸,下咸酸菜、板豆腐块,煮沸约 5 分钟,下猪肝片、猪瘦肉片,再煮沸,放入香菜,下食盐调味即可。

【用法】佐餐食用,每日 1 ~ 2 次,每次 150 ~ 200 毫升。

【功效】养肝明目,疏风透表。适用于肝虚血弱所致眼圈黑暗、两目视弱、神疲乏。

准妈妈也可以保持水嫩嫩的清丽容颜

十月怀胎,对准妈妈们的挑战,不仅是在身体的健康状况方面,在身材与皮肤的维护上,也令许多爱美的准妈妈们伤透脑筋。该怎么应对呢?

在怀孕期间,准妈妈的饮食非常重要,不仅关系到母亲自身的身体状况,也影响孩子的健康。所以,准妈妈要科学、合理地安排饮食,避免两个极端:营养不良和营养过剩。

营养不良

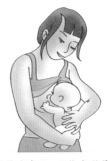

孕妇营养不良有可能使胎儿在子宫内生长发育迟缓,主要表现在脑、骨骼等的发育上。怀孕早期是脑细胞生长发育的第一个关键时期,孕妇营养失调,会给胎儿大脑发育带来的不良影响

准妈妈缺钙,会使孩子患先天性佝偻病;准妈妈缺锌会影响胎儿的中枢神经系统功能

准妈妈缺乏维生素 D,可能出现骨质软化症,并影响胎儿的骨骼发育,也能导致新生儿出现低钙血症、手足搐搦、婴儿牙釉质发育不良

营养过剩

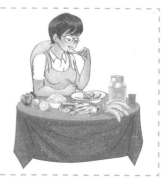

孕妇营养过剩的一个最直接后果就是导致肥胖，不仅增加妊娠糖尿病、妊娠高血压综合征的发病率，还可能导致巨大儿出生，增加难产的可能性，容易出现产伤。营养过剩同营养缺乏一样，会对胎儿造成危害。所以，孕妇要注意饮食，参加适当的运动，如做一些强度不大的家务活，以促使体内的新陈代谢，消耗多余的脂肪，维持身体的平衡，这样才有益于孕妇和胎儿的健康

不怕，有计划就可以拥有苗条体态

十月怀胎，终于等到了分娩的那一天。

有了自己的宝宝确实让人欢喜，但孩子出生了，身体却走样了，再也看不到少女时的苗条、突兀有致了，真是几多欢喜几多愁啊。难道女人就这样认命，任由乳房松弛下垂，体型臃肿，真的无计可施了吗？

（1）孕期多食富含蛋白质的食物，特别是水产品，以及水果、蔬菜等

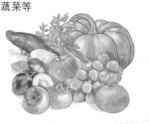

（2）孕期和哺乳期应戴宽松胸罩，切忌过紧，以免压迫胸部

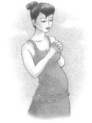

（3）平躺时解开胸罩，每日多用温热水清洗、按摩乳房，以促进血液循环

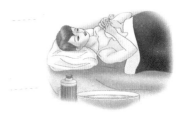

（4）提倡母乳喂养，切忌"回奶"。因为快速"回奶"，极易引起乳房松弛和下垂

孕期保养，让你哺而不"垂"

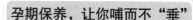

（5）断奶应循序渐进，有一个逐渐的母乳和人工喂养结合的替代过渡阶段

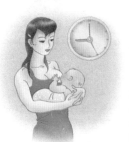

（6）每日有节律地定期哺乳，哺乳时间不宜太长。这样，既有利于婴儿吮吸有营养的奶汁，也有利于乳房保持良好的形状

（7）切忌让婴儿含着乳头止哭、入睡，过长时间的空吮或吸较低浓度的乳汁，易造成乳房松弛

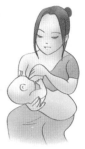

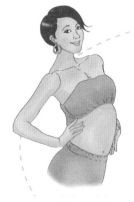

食疗法恢复体型

在孩子断奶后还没有及时恢复体形的妈妈们，应该注意吃补血补肾的食物，尽量少吃或不吃水果，保证体内有足够热量，这样可以暖肾，又有助于燃烧脂肪，这样调理几个月下来，体重就会慢慢地减轻

相应的食疗方法就是常吃海虾、鳝鱼，多吃固元膏和黑米糊、当归粉，以及时补上气血

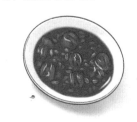

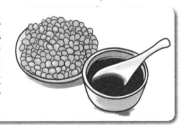

还有一个方法是产后减肥的特效方，就是醋泡黄豆。取500克黄豆用250克质量好的醋浸泡，密封保存一年半后再吃，减肥效果十分好。刚刚怀孕的妈妈们可以如法炮制，等孩子快满一岁了再开始吃，每天两次，每次8粒。用差不多半年时间将这1000克黄豆都吃完后，身材就会完全恢复。这种减肥效果是在你不知不觉的情况下发生的，并无须节食。记住吃醋豆时最好不要吃水果，而且要等孩子断奶后再开始吃

关键时刻的保养

清晨时刻的面子工程

正所谓一年之计在于春，美容之计在于晨，每天清早起来便是新开始，也是美肌的关键所在。肌肤持久水嫩，还是干燥粗糙，就在于你早上的护理。

（1）早上肌肤渐渐苏醒，应以温和的洁面乳洗面，令干燥肌肤得以润泽

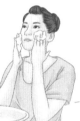

（2）冬天睡醒后肌肤会变得干燥缺水，因此早上的护肤应着重保湿及锁水功效

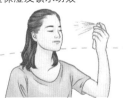

（3）早上双眼都会变得浮肿，建议冷敷片刻，有助于加速血液循环和收紧眼袋

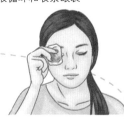

早上护理肌肤要点

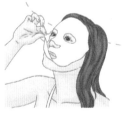

（4）出门前敷上保湿面膜，增加水分，同时亦令妆容更加帖服

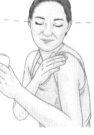

（5）防晒四季都需要，冬天涂上防晒度数为15~20的防晒霜已可应付日常所需，经常处于户外工作者，则可涂上30度的防晒霜

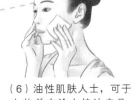

（6）油性肌肤人士，可于上妆前在涂上控油产品，就可令妆容保持得更久

借助美肌早餐打造靓丽容颜

营养学家认为每天三分之一的热量应该从早餐中获得，若不能在早餐中摄取足够的营养，就算其余两餐多吃一点，也难以补足身体所需，由此可见早餐的重要性。另外，早餐吃得好也可以起到美容的功效。这里为大家介绍各种不同类型的美肌早餐，使你在每天出门后，肌肤仍然保持亮丽动人

1. 抗氧美白早餐

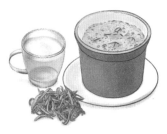

绿茶 1 杯，粟米南瓜麦米粥。高效抗氧化物儿茶素和茶多酚能有效中和肌肤里的游离基，故长期饮用绿茶可减低环境污染和紫外线对皮肤的伤害。加上蕴涵丰富乙型胡萝卜素的南瓜，可帮助平衡皮肤的油分分泌，为干涸的皮肤带来一丝丝光泽

2. 滋润抗皱淡斑早餐

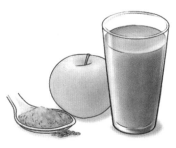

黑豆浆 1 杯，亚麻籽（磨粉）1 汤匙，青苹果 1 个。亚麻籽中富含 Ω－3 脂肪酸，能减少自由基破坏细胞膜的机会，有助延缓衰老。另外，亚麻籽可减少老人斑和荷尔蒙斑的出现，再加上黑豆同食，效果更是显著。因为黑豆具有促进体内新陈代谢的效果

3. 美肌白里透红早餐

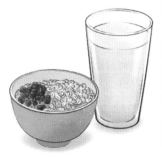

脱脂奶 1 杯，提子干燕麦片 1 碗（提子干 1 汤匙及燕麦片半杯）。含丰富铁质的黑色葡萄干有补血功效，为容颜添上淡淡微红。如果能配上高纤维燕麦片唤醒肠胃，刺激肠脏蠕动，把体内废物排走，喑哑的肤色便会自然消失

4. 嫩肌再生早餐

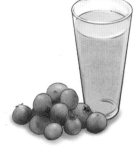

鲜橙汁 1 杯，蓝莓 50 克。橙汁是维生素的来源，既能帮助胶原蛋白的吸收，亦可以保护胶原蛋白不受自由基攻击而被损伤，配合蓝莓的花青素，可与胶原蛋白和骨胶原结合，保持皮肤张力和弹性

晚上，记得给肌肤通风

经过一天的忙碌与新陈代谢，身体和肌肤都处在疲惫的状态，因此，这个时候一定要做好身体的恢复与肌肤的保养工作。

洁面品，晚上要用有深层洁肤功效的

有些女性因为工作累了，或者回家晚了，不洗脸就上床睡觉。夜间皮肤的清洁很重要，如果总是带着尘土睡觉，皮肤会衰老得很快。建议你准备两支洁面产品，早上用温和的（以不起泡沫的为宜），晚上用有深层洁肤功效的洁面品。

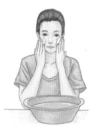

经过了一天的忙碌，到了晚上，灰尘、油脂布满了脸部，所以这个时候不只要清洁，而且要加重"力度"

每周让肌肤解放一次

为了使脸蛋娇美似玉，肤如凝脂，白天使用"日霜"类化妆品，夜间搽"晚霜"类护肤品。但事与愿违，不仅没有变得俊美，脸上还长出些小红疙瘩。这是为什么呢？

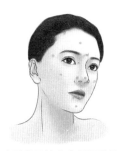

试想，皮肤整天被化妆品覆盖得严严实实，汗腺和皮脂腺这些"窗口"会被堵得密不透风，汗腺无法排出汗液，皮脂腺难以分泌油脂，长此下去，皮肤连透口气的机会都没有，岂不被憋出毛病来？又怎能不长疙瘩、生痤疮呢！

皮肤整天被化妆品覆盖易生疮

明白了这一道理后，女士们就要每周让肌肤解放一次，素面朝天，保持皮肤洁净，让汗腺、皮脂腺这些"窗口"畅通无阻。这样，经过一夜甜蜜的熟睡，皮肤美美地呼吸了一夜，既有利于防止面部长疙瘩、生痤疮，又使皮肤变得健美。一直坚持下去，你会惊喜地发现，自己的皮肤变得越来越好了。

也给身体松绑

有些女性朋友喜欢穿着胸罩睡觉，殊不知，这容易导致乳腺癌。忙碌了一天，身体也疲劳了，这个时候身体是最需要休息的。

1. 不要把手机放枕边

有的人为了通话方便，晚上睡觉时将手机放在枕边。手机在开启和使用过程中，会有大量不同波长和频率的电磁波释放出来，形成一种电子雾，影响神经系统等器官组织的生理功能。研究表明，手机辐射能诱发细胞癌变

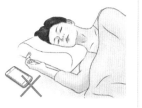

2. 不要戴表睡觉

睡眠时戴着手表不利于健康。因为入睡后血流速度减慢，戴表睡觉使腕部的血液循环不畅。如果戴的是夜光表，还有辐射的作用。辐射量虽小，但随着时间的积累可导致不良后果

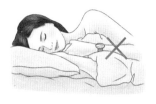

熬夜女性的养颜绝招

熬夜是美丽的第一大天敌。相信很多女性都知道这一点，但是有时候，因为任务紧急，而工作没完成、事情没办完，又不得不加班。这时就要学会正确地调补，以将熬夜的"美丽负担"降到最小。

熬夜前的注意事项
1	先将脸洗干净。如果你化妆了，一定要卸妆洗净。这样既可以避免让残妆造成肌肤负担，又可避免肌肤过于油垢，产生痘子。
2	做个补水保湿面膜，此外要多喝温开水，给身体和肌肤同时补水。
3	熬夜时，大脑需氧量会增大，这时应该让室内保持空气通畅，并有一定湿度，可以不时做个深呼吸。
4	若时间允许，中午一定要提前稍微休息一下，这样可以让心火沉下去，肾水上来，达到心肾相交，可谓午休一刻值千金。

　　熬夜的女人，时间长了很容易出现皮肤粗糙、脸色偏黄、黑斑、青春痘、黑眼圈等症状。所以熬夜时一定要注意皮肤护理。一般而言，皮肤从晚上 10 ～ 11 时之间进入保养状态，在这段时间里，最好彻底清洁皮肤并涂抹乳液，这样，即使皮肤不能正常入眠，也能得到养分与水分的补充。

　　女性朋友除了要做好熬夜的肌肤护理外，还要做好熬夜后的补救措施：

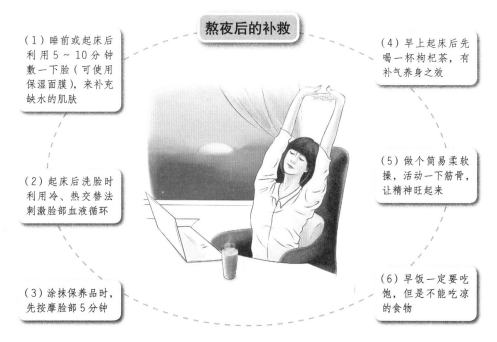

熬夜后的补救

（1）睡前或起床后利用 5 ～ 10 分钟敷一下脸（可使用保湿面膜），来补充缺水的肌肤

（2）起床后洗脸时利用冷、热交替法刺激脸部血液循环

（3）涂抹保养品时，先按摩脸部 5 分钟

（4）早上起床后先喝一杯枸杞茶，有补气养身之效

（5）做个简易柔软操，活动一下筋骨，让精神旺起来

（6）早饭一定要吃饱，但是不能吃凉的食物

　　熬夜会使人的肠胃循环变差，所以如果你要熬夜，晚饭一定不能吃太饱，也不能吃得太油腻，要以清淡食物为主。比如可以吃些能帮助保护脑细胞，迅速恢复精神和体力的胡萝卜，胃肠不好和睡眠不好的人可喝枸杞泡的热茶或菊花茶等。中医认为，经常熬夜的人容易因阴亏阳亢而产生阴虚内热的症状，精力也会大减，女性容貌也会受到负面影响。这里介绍一道药膳，为你补充气血，恢复美颜，非常适宜于熬夜后之后服食。

　　将去芯莲子 20 克，百合 20 克，猪瘦肉 100 克，加水适量一起煮，待肉熟烂后加适量调料即可。每日 1 次，可以起到清心润肺、益气安神之功效。

《本草纲目》推荐的熬夜补水面膜

【原料】苦瓜 1 个。

【方法】把苦瓜洗净后，用保鲜纸包好放入冰箱冷藏 15 分钟。然后将冷藏后的苦瓜切片，均匀地敷满整张脸，包括眼睛，约 20 分钟即可。需要注意的是，苦瓜要使用时再切片，否则很容易造成苦瓜的水分流失，保湿效果便不够显著。

【功效】保湿去燥，细润爽滑。

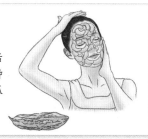

第4章

四季风景换不停，养颜法则各不同

与百花齐放，做春天里的美肤人

万物生长的季节，记得要让自己一天比一天靓

春天是万物生长、生发的季节，这个时候我们要借助大自然的生发之气，把身体和容颜养起来，让它一天比一天靓丽。

养好生机——春季养颜保健的关键

春天的生发之气源自冬天的藏纳和积累，如果冬天没有好好地收藏，春天就没有生发的基础，就不能很有精力的投入一个新的开始。所以，春天人一定要保养好生机。

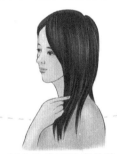
春季养颜保健要点

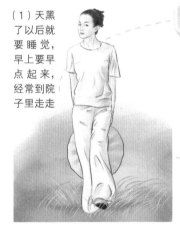
（1）天黑了以后就要睡觉，早上要早点起来，经常到院子里走走

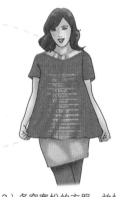
（2）头发不能老扎着，要散开来

（3）多穿宽松的衣服，放松形体，有利于身体内气机的生发

春天人容易犯困，有些人一困就没完没了地睡觉，这会阻碍身体气机的生发。如果违背这种法则，供给夏季长养的力量就会减少，到了夏天就容易出现寒性病变。新鲜空气可以改善脑部供氧，以解春困。所以，女士们在春天带上爱人、孩子或者情人，找个山清水秀的地方住上几天，美妙极了。

让你越来越美丽的杏花茉莉粥

《本草纲目》中说，杏花具有补中益气，祛风通络，美容养颜的作用。将杏花熬粥服用，可以借米谷助其药力，让肠胃充分吸收其中抑制皮肤细胞酪氨酸酶活性的有效成分，以预防粉刺和黑斑的产生。

茉莉花，既可泡茶，又可熬粥。用新鲜粳米 100 克煮粥，待粥将好时，放入干茉莉花 3～5 克，再煮 5～10 分钟即成。茉莉花粥味甜清香，十分爽口，茉莉花的香气可上透头顶，下去小腹，解除胸中一切陈腐之气，不但令人神清气爽，还可调理干燥皮肤，具有美肌艳容，健身提神，防老抗衰的功效

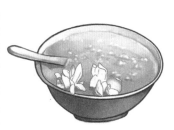

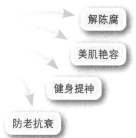

解陈腐

美肌艳容

健身提神

防老抗衰

护肤品一定要跟着换季

春意浓浓，很多姐妹迫不及待地换上了春装，却总是忘了把冬季护肤品换成春季护肤品。有句话说得好："药对方，一口汤；不对方，一水缸。"四季护肤也是同样道理。春季的皮肤保养，第一步就是把护肤品都换成适合春季使用的。

保湿护肤品并不能直接给肌肤提供水分，它主要是通过皮肤细胞吸收一些能够携带水分子的物质，以及通过吸收空气中水分的保湿因子，形成脸部湿润小环境来给皮肤保湿，所以，要尽量让你的居室保持适宜的湿度。总的来说，春季护肤品应该调整为保湿及具有修复受损细胞功能的低油面霜。

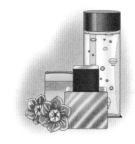

春天是人体功能最活跃的季节，这时的皮肤其实并不缺油，干涩是皮肤缺水所造成的，因此一定要选用保湿功能较强的护肤品

日常细节要注意

全面养护容颜，除了要做好肌肤的保养工作外，还要结合春天的季节特点，注意生活的细节：

1. 多喝水	春天多风，人体容易因空气干燥而缺水，多喝水可补充体液，增进血液循环，促进新陈代谢。多喝水还有利于消化吸收和排出废物，减少代谢产物和毒素对肝脏的损害。
2. 服饰宽松	阳气最怕压抑，喜欢自由自在。春季衣着上尽量穿得宽松一点儿，不要束缚太紧，特别是辫子不要扎太紧，帽子也不要太紧。形体得以舒展，气血不致淤积，肝气血顺畅，才能让我们的阳气好好地工作。
3. 心情舒畅	肝喜疏恶郁，故生气发怒易导致肝脏气血瘀滞不畅而成疾。首先要学会制怒，尽力做到心平气和、乐观开朗，使肝火熄灭，肝气正常生发、顺调。
4. 饮食平衡	食物中的蛋白质、碳水化合物、脂肪、维生素、矿物质等要保持相应的比例；同时保持五味不偏；尽量少吃辛辣食品，多吃新鲜蔬菜、水果；不暴饮暴食或饥饱不均。
5. 适量运动	做适量的运动，如散步、踏青、打球、打太极拳等，既能使人体气血通畅，促进吐故纳新，强身健体，又可怡情养肝，达到护肝保健的目的。

女子以肝为天，春季保养正当时

中国有句俗话叫：男子悲秋，女子伤春。很多女性在万物逢春之际会出现情绪不好、精神萎靡不振、忧愁思虑等现象，小张就是很是典型的例子。每年春节过后，小张的情绪就会变得很低落，对什么事情都提不起兴趣，看到柳树发芽、地气升腾，心

中就莫名地升起淡淡的惆怅，这种状态一直持续到夏日来临。为什么会出现这种状况呢？这是肝功能失调在作祟。

春季与肝脏相对应，肝开窍于口，在液为泪，在志为怒。春天嘴唇容易干裂脱皮，遇风容易流泪，情绪容易激动，这除了气候因素外，一个很重要的原因在肝。前面我们说过肝的主要功能是保持和维持全身气血的疏通和畅达，肝功能正常了，人的气血才会通达，否则将气血瘀滞，百病丛生。由此可见，春季一定要以养肝为要务。

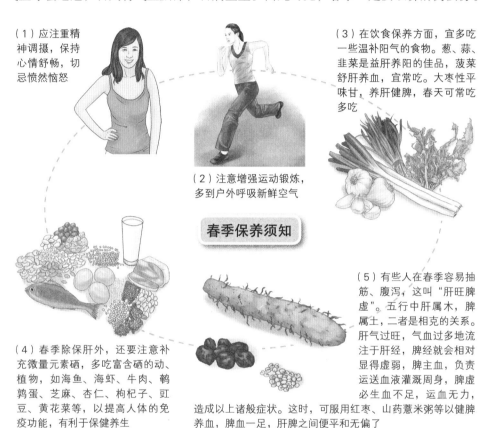

（1）应注重精神调摄，保持心情舒畅，切忌愤然恼怒

（2）注意增强运动锻炼，多到户外呼吸新鲜空气

（3）在饮食保养方面，宜多吃一些温补阳气的食物。葱、蒜、韭菜是益肝养阳的佳品，菠菜舒肝养血，宜常吃。大枣性平味甘，养肝健脾，春天可常吃多吃

春季保养须知

（4）春季除保肝外，还要注意补充微量元素硒，多吃富含硒的动、植物，如海鱼、海虾、牛肉、鹌鹑蛋、芝麻、杏仁、枸杞子、豇豆、黄花菜等，以提高人体的免疫功能，有利于保健养生

（5）有些人在春季容易抽筋、腹泻，这叫"肝旺脾虚"。五行中肝属木，脾属土，二者是相克的关系。肝气过旺，气血过多地流注于肝经，脾经就会相对显得虚弱，脾主血，负责运送血液灌溉周身，脾虚必生血不足，运血无力，造成以上诸般症状。这时，可服用红枣、山药薏米粥等以健脾养血，脾血一足，肝脾之间便平和无偏了

另外，春天的时候，人体陈旧的疾病最易复发。《红楼梦》中的林黛玉每至春分时节，就屡发咳嗽、痰血之疾。之所以会这样，是因为时令给身体注入了阳气。

人的机体有一个本能，就是一旦有了动力，就要冲击身体的病灶，并将病邪赶出体外。这就好像勤快的主妇，看到家里脏乱就一定要打扫一样。这种力量是借助肝脏来表现的，春天是肝气最足、肝火最旺的时候。肝在五行当中属木，此时它的功能就像是春天的树木生长时一样。这时候人最容易生气发火。肝胆是相表里的，肝脏的火气要借助胆经的通道才能往外发，所以很多人会莫名其妙地感到嘴苦、肩膀酸痛、偏头痛、乳房及两肋胀痛，臀部及大腿外侧疼痛。这时按摩一下肝经上的太冲穴就可以达到止痛的效果。因为疼痛的地方就是胆经的循行路线，通过胆经来抒发肝之郁气，是最为顺畅的。

人比花娇，采花中精华为我所用

中医认为人和自然界是一体的，不管是养生还是养颜，都要顺应时节。春天是一年的开始，是百花齐放的季节，女性朋友如果能借助这些娇艳欲滴的鲜花，萃取它们的精华，会比花更好看。

《本草纲目》中记载了很多种花的保健功效，茉莉花性味甘凉，具有清热解毒、利湿、开郁的功效，适用于治疗痢疾、腹痛、结膜炎疾病。此外，用茉莉花 10 克，泡茶饮用可治胃气不和；用茉莉花根 1 ～ 3 克，磨水服，可治失眠。

1. 荷花

味苦甘温，有清暑祛火、活血、散风等诸多功效。荷花全身是宝，全株均能入药。将荷花叶适量，捣烂用冷开水冲后取汁服，可治中暑吐泻；用莲子肉、粳米各 100 克，茯苓 50 克，研末，用砂糖调服，可治脾胃虚弱

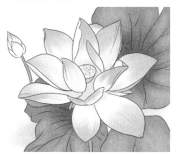

2. 桂花

有止咳化痰、养生润肺、排毒的作用。夏天如果觉得皮肤干燥，或由于上火而出现声音沙哑，在绿茶或乌龙茶中加点桂花，可起到缓解作用。另外，女性多食用桂花，或者用桂花泡水洗脸，可以美白肌肤

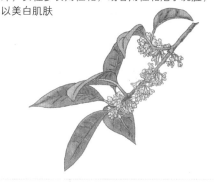

3. 金盏花

性甘，能清除火气和湿热。感冒时喝上一杯金盏花茶有利尿、退烧作用。痛经的女性喝点金盏花茶，可以起到缓解作用

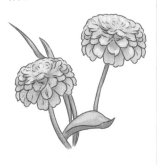

4. 金莲花

用来泡茶，对治疗口腔炎、咽炎、扁桃体炎均有明显疗效。取 3 ～ 5 克金莲花用开水冲泡即可饮用，也可加入金盏花 2 ～ 3 朵一起冲泡

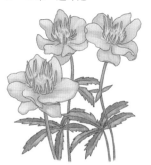

5. 玫瑰花

玫瑰花味甘、微苦，有理气解郁，和血散瘀的功效。

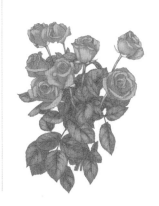

花是很好的保健美容品，现代营养专家认为，常食鲜花可调节神经，促进新陈代谢，提高机体免疫力，起到美容艳肤的作用。鉴于此，这里给大家提供几款养颜花粥。

荷花粥

荷花含有槲皮素和樨草素等成分，清香化痰，具有清暑宁神的作用，不失为镇心益气，养颜轻身的美容佳品。用粳米100克煮到将熟时，放入已清洗干净的荷叶和荷花，再煮10分钟左右即可食用。常服荷花粥，能改善面部油脂分泌旺盛，减轻痤疮，使面色红润，容光焕发。另外，荷叶泡水当茶饮，还具有减肥、降血脂、瘦身的效果。

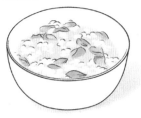

槐花粥

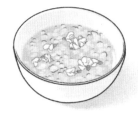

先将鲜槐花洗净，入沸水锅中焯一下，捞出，待用。糯米淘洗干净，放入砂锅，加水适量，大火煮沸，改用小火煨煮成稀粥，粥将成时，兑入槐花，再用小火煨煮至沸即成。此粥清甜润口，有养颜之功。

黄花菜粥

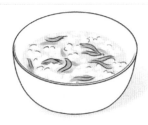

取干黄花菜（金针菜）50克洗净，用热水浸泡约20分钟，捞出择净；100克粳米淘洗干净，入锅加水，煮至米粒开花时，加入黄花菜、精盐、麻油，续煮至粥成。此粥能清热利湿，宽胸解郁，适用于黄疸、小便赤涩、胸膈烦热、夜寐不宁、痔疮便血以及夜盲，并宜于湿热体质者养生食用。

鲜花美容需注意事项

1	吃鲜花的时候，要注意及早采摘。花苞在盛开前就应该摘下来，以免昆虫采蜜与尘埃杂质污染。
2	花朵摘下来后洗净，可以整朵地放进菜肴。鲜花的烹调方法很多，如凉拌、热炒、炖汤、煲粥、做甜食等。总的烹饪原则是以清淡为主，不宜煎炸，也不宜放过多的调料，应尽量保持花本身的色香味。
3	对花粉过敏的人最好别吃。

恼人的春风，休想破坏美丽的脸庞

春季是一年中最美好的季节，然而它也是"百草发芽，百病发作"的季节，恼人的春风，不仅卷走水分，还裹挟着花粉、灰尘，袭击娇嫩敏感的脸颊，这让平日小心打理的形象也大打折扣。怎么办呢？

定时给肌肤来个大扫除

天气一暖和，什么害人虫都出来了。人要是被咬，皮肤会变得敏感，容易发红、长痘痘。所以春天的时候一定要给皮肤来个大扫除，让肌肤也清清爽爽。

1. 定期去角质

肌肤表面的老废角质会阻碍毛孔代谢毒素，定时去角质，帮助肌肤的代谢功能维持正常运作。用燕麦粥加一小勺橄榄油就是最好的去角质霜了，如果你的皮肤是油性皮肤，还可以加牛奶。另外，结晶的蜂蜜也是不错的选择。只要记住一点就行了：适合自己的就是最好的

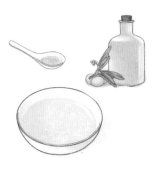

2. 把洗澡速度放慢

春天皮肤代谢加快，皮屑、皮癣等常在这时候露出头角。如果你每次洗澡时使用 40℃ 左右的温水缓慢浴洗，并且轻轻揉搓周身肌肤，效果会大不一样。40℃ 的水会使你全身放松，最大限度地消除疲劳，恢复体力，而且，揉搓皮肤能使周身血流畅通，使肌肤清爽泽润。还可在浴缸中加入一些精油，如：天竺葵、迷迭香、杜松、柠檬草。此外，使用海盐按摩肌肤也很不错

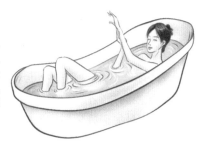

祛痘止痒"沐浴露"

春季里的痘痘、湿疹最讨厌了，影响美观不说，还时刻刺激你的"痒"神经，有时候忍不住了用手抠一下，后果就是留下一个深深的疤痕，"毁容"了，呜呜。怎么办呢？给大家推荐一个简单实用还省钱的好方法，就是去超市买点金银花、野菊花、玫瑰花，把它们混在一起煮一锅汤，放在冰箱里，每次洗澡时加一点点进去，这样湿疹、痱子、痘痘就无影无踪了。

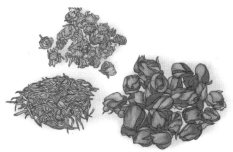

《本草纲目》中记载："金银花，善于化毒，故治痈疽、肿毒、疮癣"；野菊花"破血疏肝，解疔散毒"；玫瑰花"和血，行血，理气"

《本草纲目》中最有效的抗过敏食物

1. 蜂蜜

《本草纲目》中记载，蜂蜜可"清热、补中、解毒、润燥、止痛"。蜂蜜质地滋润，可润燥滑肠，清热润肺，缓急止痛。蜂蜜主要含葡萄糖和果糖，还有多种人体必需的氨基酸、蛋白质、苹果酸、维生素等多种成分。因此，在春季，蜂蜜是最理想的保健饮品。每天早晚冲上一杯蜂蜜水，就可以远离伤风、气喘、瘙痒、咳嗽及干眼等季节性过敏症状

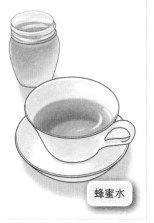

蜂蜜水

2. 大枣

《本草纲目》盛赞红枣有润心肺、止咳定喘、补五脏、治虚损、调营卫、缓阴血、生津液、悦颜色、除肠胃邪气的功效。红枣中含有大量抗过敏物质——环磷酸腺苷，可阻止过敏反应的发生。因此每天用 10 颗红枣煮水喝，每天三次，就可以治疗过敏症

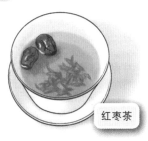

红枣茶

3. 胡萝卜

《本草纲目》记载：胡萝卜"味甘、辛，微温，无毒，主下气补中，和胸膈肠胃，安五脏令人健。入肺、脾经，有健脾化滞、解毒、透疹的功效。"胡萝卜营养价值很高，它所含维生素易被人体吸收，具有强身作用。而其中的 β-胡萝卜素更能有效预防花粉过敏症、过敏性皮炎等过敏反应。长期吃胡萝卜及其制品，既可获得较好的强身健体效果，又可使皮肤处于健康状态，变得光泽、红润、细嫩

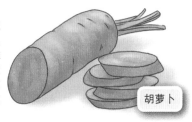

胡萝卜

夏季肌肤不怕，天然本草来护佑

控油，让皮肤清爽·夏

夏天一到，肌肤油脂分泌也开始比平日更加活跃，控油成了护肤一大重要问题。那么该怎样控油呢？让《本草纲目》为你揭秘夏季肌肤控油之道吧！

《本草纲目》记载：纯土瓜根粉可治"面黑面疮"。土瓜根具有清热解毒，消肿散结，行血破瘀的功效，能够全面清除面部毒素，活血化瘀，改善皮肤的血液循环，消除面部黑点，可有效祛除青春痘及痘疤。另外，用纯天然的土瓜根面膜粉与调理液做面膜，可以有效控油。

超级妙方——小苏打洗脸水

1:5000

小苏打又名碳酸氢钠，呈弱碱性，可中和皮肤表面的酸性物质，水溶后能释放出二氧化碳，浸透并穿过毛孔及皮肤角质层，促进皮肤的血液循环，使细胞新陈代谢旺盛

小苏打与水的配制比例为1:5000，即用5升的水来溶解1克小苏打。用这种配方的水洗脸可使毛细血管扩张，令肌肤光泽、红润、有弹性。

避免控油五误区，谨防容颜闹危机

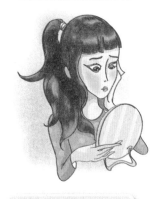

1. 过度清洁

避免使用强效去脂的清洁产品或频繁清洁肌肤。油性肌肤经强效清洗后，确实会感觉较清爽，甚至有些"干"。然而，这样"洗"去的，不仅是面部浮油，更可能是肌肤的天然保护层。正确的清洁方法，并非把"油"全部洗去，而是选择温和合适的控油清洁产品，清除多余油脂

2. 把吸油纸当成救命法宝

一出油便用吸油纸"猛"擦，恰巧手边没有吸油纸，便干脆以普通纸巾替代，油光暂时消除了，却也损害了肌肤。有人因为害怕油腻，整个夏天绝少使用保养护肤品。正确选用控油产品，同样可以给肌肤清新舒爽的滋润

3. 护肤品用得越少，越能减少出油现象

炎热的夏季往往是护肤最漫不经心的季节。因为怕油腻感而拒绝使用保湿品，是夏日护肤的一大误区。仅仅吸油、控油非但不能改善油腻状况，反而使肌肤更干燥，产生更多的皱纹。只有水油平衡才是肌肤的完美状态

5. T形区缺乏护理

额头与鼻子组成的T形区容易泛油，而且常常因油脂分泌而出现毛孔粗大、红肿等问题。正确选用T形区有专用护理品，含更多的抑油及控油成分，并可防止脱妆

4. 用有收敛成分的化妆水收缩毛孔，毛孔小出油自然就少

含有酒精、维生素A酸等收敛成分的化妆水的确能起到一时收缩毛孔的作用，在早晚洗脸后拍上具有收敛效果的紧肤水，既可以再次清洁肌肤又可以相当程度地收缩毛孔。但是，长期使用某些含有强效收敛成分的化妆水却容易阻塞毛孔。这时，油脂同样还会分泌，只是没有达到肌肤表面，时间长了，就会聚集毒素和细菌，形成层出不穷的痘痘、黑头、甚至是脂肪粒。所以，那些植物成分、温和收敛的产品更值得信赖

控油秘招集锦	
食疗法	吃了一段时间芦荟，满面油光和痘痘的问题就都会有所解决。
急救法	用凉水或冰箱里的冰可乐冰一下脸部，让毛孔立即缩小，再使用控油品，效果加倍。
补水法	随身携带喷雾，坚持大量喝水以补充水分。
面膜法	控油的同时一定要补水，自制的黄瓜面膜补水效果就不错。
日疗方	洗脸时在水里加一些日本清酒，可以收到控油效果。

夏季晒后肌肤修复更重要

皮肤经过日晒都会有灼热感，所以晒后最好选用具有镇静、抗炎之效的护肤品，来稳定这时敏感脆弱的肌肤。这类护肤品中多半含有海藻胶、再生素、胎盘素、牛肝萃取液等成分，对于皮肤细胞具有促进新陈代谢、活化、再生及清除自由基离子的作用。

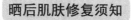

晒后肌肤修复须知

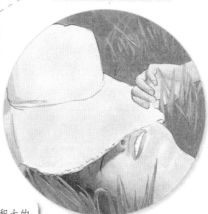

（1）可以先用护肤品将化妆棉完全蘸湿，放在冰箱的冷藏室内，10分钟后取出，轻轻拍在面部。对于鼻尖、额头和双颊这类容易脱皮的地方，应敷10～15分钟，以补充表皮流失的水分，并让护肤品中的营养成分迅速被吸收，减少皮肤的老化症状

（2）肩膀、背部等面积大的部位应用纱布蘸冷藏过的饱和生理盐水或清水敷，约20分钟取下，可以消除日晒后的灼热感。还可选用富含薰衣草、甘菊、杏仁、金盏花等天然镇静舒缓成分的清洁和护肤品，防止肌肤干燥老化、产生皱纹

（3）日晒后，还应该注意补充大量水分，以免水分快速蒸发。而维生素C能抑制黑色素的生成，避免色素沉着，下面就介绍几种含有维生素C的蔬菜水果

（4）黄瓜有很好的美肤功效，用黄瓜片敷脸，可以保持面部皮肤的弹性和细嫩。尤其是日晒后的皮肤，用黄瓜汁敷约10分钟，清凉透入皮肤，疼痛自然消减。黄瓜汁水分丰富，其富含的维生素C能增强皮肤的再生能力，既可补充皮肤失去的水分，又可治疗红肿或脱皮

（5）长时间阳光直射后，可将西瓜皮捣汁，掺入蜜糖做面膜，或敷在日晒处，同样可以减轻晒后皮肤的肿痛和脱皮现象。蜜糖内的维生素、葡萄糖及果糖等，能滋润美白皮肤；还有杀菌功效，使晒后的皮肤恢复光滑感

（6）番茄和奇异果都有清凉消暑，消除燥热的效用。这两种果蔬含有丰富的维生素C，具有抗氧化成分，可抵消自由基对皮肤的侵害。另外，果蔬的水分能补充皮肤在暴晒后所丧失的水分，恢复皮肤的弹性

（7）若想拥有对紫外线防御能力强的肌肤，还需充分摄取防止肌肤老化的维生素E、增加皮肤抵抗力的维生素A、增加皮肤弹性的钙。这些物质都能从食物或营养补助食品中获得。同时，要时刻保持平和的心态，因为精神紧张或疲劳过度，肌肤所需的维生素C就会被逐渐消耗掉。保持好的心情、充足的睡眠对恢复肌肤也很重要

女人夏季美容保健食谱

天气炎热，脸上很容易出汗的女性一到夏天就没有耐心护理皮肤了，因为频频擦汗，脸上化妆品全被擦去了，化妆时也难上妆，因此一到夏天不但对化妆没有兴趣，就连护肤品也不愿涂了。其实除了化妆品美容之外，考虑食物美容或许会收到更好的效果。

夏季天气炎热，饮食与健康的关系就更为密切。饮食得当，就能顺利地度过夏天；如果不加注意，就有可能感染疾病，有损于健康。对于女人来说，夏季的饮食保健是极为重要的。

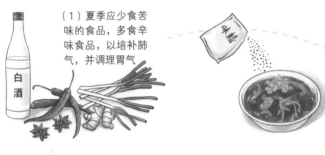

（1）夏季应少食苦味的食品，多食辛味食品，以培补肺气，并调理胃气

（2）夏季人体阳气趋于外，腠理疏松，出汗较多，要适当食用酸味和咸味食品。这是因为酸味有收敛作用，可固肌表，防止出汗过多；咸味食品可补充因出汗多而丢失的盐分，以防汗多损伤心气。夏季吃酸咸食品，还有利肝、补、肾、蓄养精气的功效，使五脏得到保养

夏季饮食保健须知

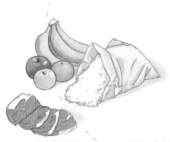

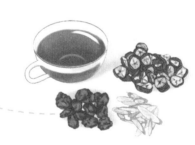

（3）不加节制地吃冷食，易伤脾胃，令人吐泻。胃肠功能较弱的女性，夏季不宜过食肥甘之味。多吃清淡易消化食物，这样才能让筋脉通畅，骨骼结实。要切记选择新鲜的果、菜、肉等食品

（4）夏季饮食要注意饮温食软，一次不要吃得太饱，可少食多餐，最好常喝一些绿豆汤、赤豆汤，以防暑清热，解毒开胃；也可经常饮用菊花茶、酸梅汤等饮料，既解暑热，又爽身提神

下面为大家推荐一款夏季食疗方。

银耳西瓜羹

【材料】西瓜1个，水发银耳、冰糖各适量。

【做法】选用纹路清晰、熟透的西瓜1个，洗净，在蒂处开一圆口，取下盖，挖出瓜瓤和籽，保持瓜壳完整，将整瓜壳洗净，并用开水冲烫瓜壳内壁；把挖出的瓜瓤、瓜子包于纱布之中挤压，取其汁水；将砂锅置火上，加水烧沸后下入冰糖，煮化后加入水发银耳；西瓜汁倒入冰糖银耳中，待烧开后，倒入西瓜壳中，盖上瓜盖，置于盘中即成。

【功效】此羹能滋阴润肺，清热解暑，除烦止渴，增强人体的免疫力，有补中益气、和胃润肺、止咳化痰、养阴止汗的功效。

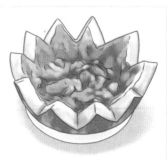

不同星座不同的夏季养颜法则

养颜不仅要根据季节、气候来进，还要参考自己的星座。下面就让我们看看不同星座的夏季养颜法则吧。

美容花草茶

平稳、踏实但又重视美感的金牛座，是天生的美食家，对于各式各样的香料，接受度极高。具红宝石颜色的花果茶，是注重味觉、高度视觉享受的金牛们最佳的选择，其中又以草莓、樱桃、水蜜桃等果香较重的茶，较能满足金牛座的味蕾

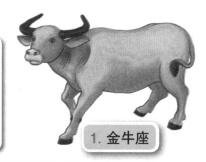

1. 金牛座

美丽食品

金牛座的人会较容易欠缺碘质和钙质，应该多吃菠菜、豆类、苹果、蛋黄和白饭、鱼等

美容花草茶

外冷内热，理性与感性兼备的蝎子，一直覆着一层神秘的面纱。典型的蝎子对于香醇、色泽诱人的茶颇有好感，所以可以选择蓝莓、草莓、樱桃口味的果茶。唯独蝎子容易隐藏压力，含菩提叶、芙蓉花和橘橙片等有促助新陈代谢的花草茶，可以一试

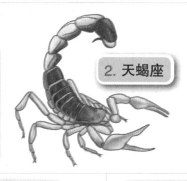

2. 天蝎座

美丽食品

天蝎座的男女，会较容易欠缺均衡营养，皆因偏食之过，多吃苦瓜，芹菜，韭菜，无花果等

3. 处女座

美容花草茶

重内涵、讲知性、求真善美的处女座，是一个纤细典雅的星座，属于土象星座，五行喜水，所以冷色调的紫色、天蓝、淡蓝都是幸运色。紫罗兰、薰衣草都非常适合处女座饮用，含有蓝莓口味的果茶，也是追求完美者可选择的口味

美丽食品

处女座的朋友，有铁分不足的倾向，应多吃牛肉、豆腐、芝士、青椒、苹果和芹菜等

4. 巨蟹座

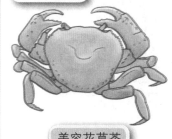

美容花草茶

温柔的心肠，善解人意的个性，极度恋家，都是巨蟹的特色，所以洋甘菊、玫瑰等能够调和奶香的茶，就特别能满足巨蟹渴望家的味觉。另外，巨蟹容易有消化的问题，所以含金盏花、薄荷、柠檬马鞭草或橘橙片的饮料就非常适合饮用

美丽食品 巨蟹座出生的人，会较容易缺少磷和碘，不妨多吃紫菜、香瓜、肉类、鱼类和芥菜

美容花草茶

率真、直接、充满创意能量的白羊座，有冲动易怒的缺点，这时候一些清新、降火的饮料，可以让羊儿们保持冷静，推荐饮用苦提叶、绿色薄荷或马鞭草来补充能量，而柠檬清爽的口感也和白羊座个性相配

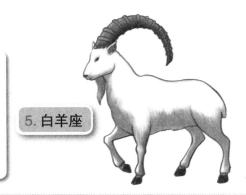

5.白羊座

美丽食品

白羊座的男女有缺乏磷质的倾向，不妨多吃小鱼、核桃、韭菜、洋葱、芥菜和乳酪等

美容花草茶

多情又感性，让双鱼座的传说充满了唯美与浪漫，而素有"天使赠予"之称的粉红玫瑰，百分百的罗曼蒂克，又有美容养颜的效果，哪位双鱼座能够抗拒玫瑰的魅力？超人气的紫罗兰，有着优雅的花形和柔紫，也是推荐给双鱼座的浪漫饮料

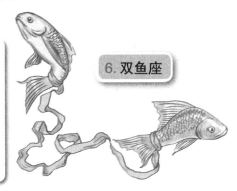

6.双鱼座

美丽食品

双鱼座的男女，很多会缺乏氟和磷，不妨多吃洋葱、葡萄、黄瓜、乳类制品、海藻和贝类等

美容花草茶

天秤座是天生优雅的外交家，对凡事追求平衡与公正的他（她），综合了所有的花草与果粒的各种花果茶，是最合适的饮料。花果茶均衡所有花果，具酸甜两种滋味，冲泡时浪漫与口感兼备，是拥有过人审美观和品位的天秤座喜爱的茶类

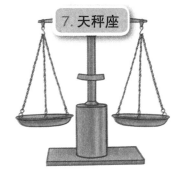

7.天秤座

美丽食品

天秤座的人血液较容易倾向酸性，所以对他们来说，多吃蔬菜、胡萝卜及青椒最为适合

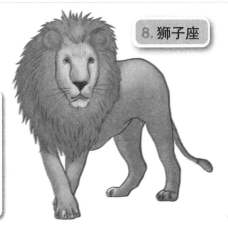

8.狮子座

美容花草茶

狮子座具有热情、具胆识的特质，向日葵口味的果茶，或含金盏花的花草茶，最能表达狮子座天生巨星般闪耀的魅力。但真要论起既显王者风华，又能实质上帮助狮子座舒缓当领导者所带来的压力的花草茶，薰衣草则是最佳选择

美丽食品

狮子座的男女较容易缺乏钙质，应多吃奶类制品、柠檬、鸡蛋、鱼类、海藻和贝类

美容花草茶

活力四射、潇洒不拘的射手座，应该是属于阳光和白沙滩，自由自在的旅行家，椰子口味的果茶，最适合射手悸动的心了。而对于喜爱户外活动的射手们，需严防感冒发生和平时嗓音的保养。含紫罗兰、薰衣草、菩提、橘橙片的茶，是射手的幸运饮料

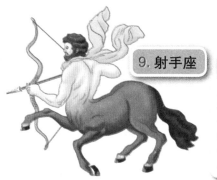

9. 射手座

美丽食品

射手座的朋友，较容易缺磷质，最好能多吃樱桃、苹果、麦包、鱼类、草莓和桃子等

美容花草茶

有着绝对守候的耐心，及"爱你在心口难开"的含蓄。摩羯座对情感及事物很坚持，当卯起劲来做事时，完全是悍将，"铁杆磨成绣花针"的毅力和耐心，非摩羯莫属。摩羯一步一脚印的务实作风，非常适合饮用

10. 摩羯座

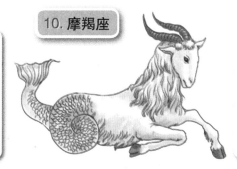

美丽食品

摩羯座出生的男女较容易欠缺铁质及维生素A，应多吃草莓、生菜、芹菜、芝士和奶品

美容花草茶

重思考的水瓶座，冷静而理性，有一点孤傲但确很迷人，喜爱冒险和变化多的事物，反应快更是水瓶的特质。对水瓶座进行思考有正面帮助的饮料是薰衣草；但不爱动的那些水瓶们，新陈代谢较差，可以考虑以玫瑰花加枸杞饮用，既可明亮双眼，又有可助养颜

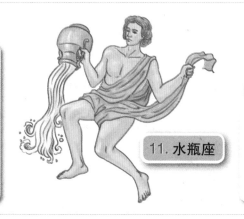

11. 水瓶座

美丽食品

水瓶座的人较容易营养失调，应多吃柠檬、牛肉、胡萝卜、大蒜、葱和海带等

美容花草茶

思维迅速、理解力强的双子，活泼、伶俐但却善变，单纯的饮料无法满足犀利又敏感的他（她）。所以，游戏成分强的花草，如加柠檬就变色的紫罗兰，或变化搭配其他茶类，如玫瑰、茉莉和薄荷等，都非常适合喜爱多元化的双子座

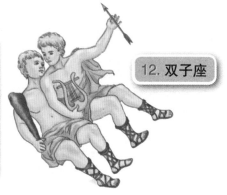

12. 双子座

美丽食品

双子座的男女会有缺乏钙质的倾向，多吃乳酪、牛奶、胡萝卜、豆芽菜和大蒜等有益

容颜的最大护佑：适时宣泄，合理"放纵"

夏季是天地万物生长之际，这时，大自然阳光充沛，热力充足，万物都借助这一自然趋势加速生长发育，容颜也不例外，也要趁此机会好好提升。怎么做呢？健康才是美丽的根本，做好保健工作就是对容颜的最大护佑。

在中医看来，夏天的时候人可以比以前"放纵"些，宣泄出体内的瘀滞，这样才能使气血通畅，为以后的收藏腾出地方。否则，夏天宣泄得不够，到了秋冬季节想进补的话，根本就补不进来。

关于夏季养生，古人告诉我们要"夜卧早起，无厌于日"，意思是说晚上晚点睡，早晨早点起，要多晒太阳，因为，夏天就应该往外散，就应该充分地接受阳气，多出汗；另外，夏季对应五脏中的心，有心脏病的人在夏天容易复发或者症状加重，所以夏季应以养心，"使志无怒"。夏天的时候，人不要在情志上压抑自己，遇到生气、不高兴的事情，就要想方设法发泄出来，不能憋在心里。

除此之外，还有几点是需要我们注意的：

第一，保证营养，不要吃得太油腻

夏季，人体消耗大（一方面是因为出汗，一方面是因为活动时间多），人的体质会下降。所以这时候更应该注意保养自己的身体，增加营养。另外，夏天的时候气血都向外走，气血全跑到了外面，体内没有能量来消耗这些食物，所以在饮食上一定要以清淡之物为主，吃绿叶蔬菜和瓜果。早晚时喝点粥或汤，尤其是绿豆汤或粥，既能生津止渴、清凉解暑，又能滋养身体

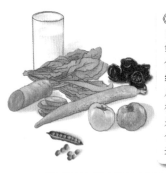

《本草纲目》中记载了很多食物，如绿豆、黄瓜、西红柿等，都是夏季饮食的不错选择

第二，吹空调时要注意

如今，大部分人都处于有空调的环境下：上班，办公室开空调；下班，家里开空调；坐车，或者自己开车，车里还是空调；甚至睡觉的时候也开着空调。因为有空调，所以我们不再被炎热的气候困扰，空调给我们带来了好处，但同时也给我们的健康带来了隐患

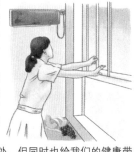

现在不少人在夏天有浑身不舒服的感觉，睡一觉起来胳膊腿就疼了，这就是经常待在空调下的缘故。天热的时候，可以准备把扇子，扇子扇的风都是自然的风，于自己的身体无害。实在热得不行要开空调的时候，一定别怕费电，多少开点窗子

第三，注意防病

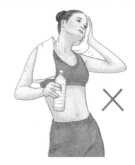

夏天天气炎热，出汗较多，毛孔处于开放的状态，这时机体最易受外邪侵袭

要保护体内的阳气，不要贪图凉爽而无节制地吃冷饮，穿露脐装，露天乘凉过夜，用凉水洗脚……否则会导致中气内虚，暑热和风寒等外邪乘虚而入

第四，要及时补水

要多喝白开水，不能用饮料代替饮水，因为饮料中含有糖分。含糖越多，渗透压也越高，越不容易为细胞吸收，反而会被细胞带走，容易引起体内缺水。这也是饮料不如水解渴的原因

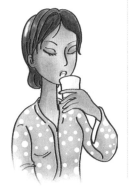

第五，要保证睡眠，控制情绪

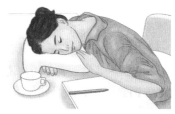

中午的时候人们总是精神不振、昏昏欲睡、因此有条件的话可以增加午休的时间，以消除疲劳，保持精力充沛。

另外，夏天人容易心烦，提别是在气温高、无风、早晚温度变化不明显时，人就更容易心胸憋闷，产生烦躁和厌烦情绪，从而诱发精神疾病。所以，夏天应该清心寡欲、闭目养神

让美丽在秋季延续

粉饰太平不是首要，清运垃圾才是正经

多事之秋，人的皮肤也会变得越来越差，脱皮、斑点、黑头等肌肤问题接踵而来，这对爱美的女士来说简直是个灾难，不过这时候不是粉饰太平的时候，赶紧清运垃圾是当务之急。

此时，女性们最好忍着这些该死的肌肤问题，不要急于护理肌肤，要及时清理"垃圾"，毕竟内部清爽了，外部才会通透。

1. 秋季排毒比保湿美白更重要

春秋季节转换之时，肌肤排毒是当务之急。不过，秋季排毒，一定要懂得利用那些新鲜的瓜果蔬菜。苹果含有大量果胶，在肠道中分解出乙酸，有利于体内胆固醇代谢；地瓜胡萝卜素含量高，是天然碱性食物，具有润肠消毒，保持人体酸碱平衡的功效

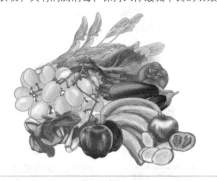

2. 用精油给肌肤补养

利用精油按摩能给肌肤补充氧气，但能够进行补氧的精油很少，主要是通过调配的复方精油在按摩的过程中达到活肤补氧的效果。杀菌的洋甘菊，镇静、补水的薰衣草，抗衰老的玫瑰，再加上甜杏仁油调配而成的复方精油就有很好的补氧作用，不仅可用于按摩，还可以直接涂抹于面部、身体

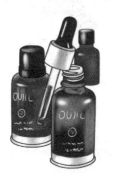

3.《本草纲目》告诉你：秋季排毒多吃木耳

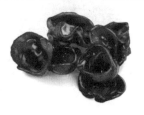

木耳，味甘性平，有排毒解毒、清胃涤肠、和血止血等功效，《本草纲目》里说木耳可以去面部黑斑。在中医看来，秋天是和肺相对应的，而木耳还具有润肺生津的功效，所以，秋天吃木耳，既可保养肺脏，又可排毒，可谓两全其美

除燥，秋季护肤的关键

秋风起，天气一天天干燥起来，皮肤也变得越来越脆弱。那么怎么做才能让肌肤漂漂亮亮地迎接这个收获的季节呢？

秋季因为天气干燥，应该进补一些滋阴润燥的食物，这样肌肤容易变得滋润。《本草纲目》里说，麦冬可以养阴生津，润肺清心，用于肺燥干咳，津伤口渴，心烦失眠，内热消渴，肠燥便秘等都有效。而百合入肺经，补肺阴，清肺热，润肺燥，对"肺脏热，烦闷咳嗽"有效。所以，要防止秋燥，用麦冬和百合最适宜。

水果抗干燥，就是这么有效

每到秋季，就会有很多新鲜的水果上市，像梨、柑橘、石榴、荸荠等。《本草纲目》里说梨可以清热解毒、润肺生津、止咳化痰；柑橘有生津止咳、润肺化痰、醒酒利尿等功效；石榴有生津液、止烦渴的作用；荸荠有清热生津、化湿祛痰、凉血解毒等功效，经常吃这些水果不仅有利于缓解秋天出现的干燥，对减肥瘦身也很有效果。所以，女性们大可不必对自己吝啬，多买点，闲暇的时候就吃一个，对抗燥护肤大有好处。

当然，对抗秋季干燥不仅是吃应季水果，还可以把这些水果捣烂或榨汁后敷在脸上，这样的美容效果更直接。

（1）皮肤呈干性的女性，可将一只苹果去皮捣烂，加一茶匙蜂蜜，再加少许普通乳酪，敷于洗干净的脸上，20分钟后用温水洗净，再用冷水冲洗一下，然后涂上适合自己的面霜

（2）对于皮肤呈油性的女性来说，用半个柠檬榨汁，加入一杯温水，用海绵擦脸，有助于祛除脸上死掉的细胞

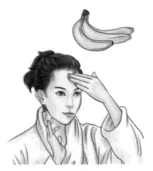

用捣烂的香蕉敷脸，也能柔化干性皮肤。过20分钟后用温水洗干净，涂上面霜，方便快捷

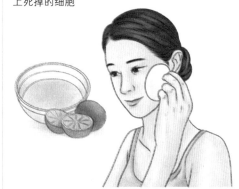

（3）其他一些水果也有独特的护肤作用：西柚汁对毛孔过大有收敛作用；橙比柠檬温和，对中性肤质特别适合

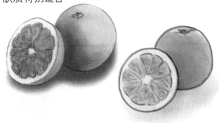

（4）特别要注意的就是，用水果美容时，涂在脸上的水果一定要选新鲜的，不能用催熟的、含有农药的，否则效果会大打折扣

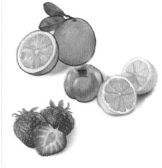

秋季，不同肌肤类型不同的保养方法

（1）用冷水洗脸，清除洁面乳的同时还能让皮肤感到清新，加强刺激面部的血液循环，让肤色显得更加明亮

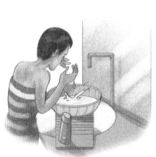

（2）洗脸后用沾满保湿柔肤水的棉片在面部轻柔地横向擦拭，为皮肤加一层保护膜

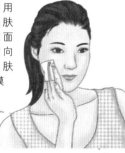

1. 细心照料干性肌肤

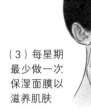

（3）每星期最少做一次保湿面膜以滋养肌肤

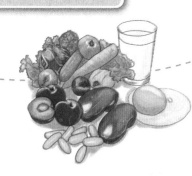

（4）谢绝含咖啡因饮料，多吃富含维生素A的食物，如牛奶、香蕉、胡萝卜等，带给皮肤柔软滋润

2. 油性皮肤的特别护理

3. 混合性皮肤平安过秋

混合性皮肤的护理关键在于均衡油脂分泌。

（1）早上用皂性洁面产品，着重在油性的部位轻轻按摩，稍后冲净

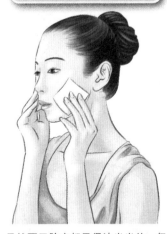

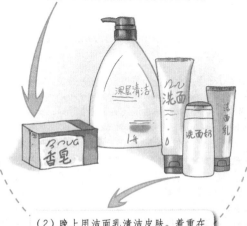

虽然夏天脸庞都显得油光光的，但进入秋季，油性的皮肤同样会干燥、起皮。因为，低气温和低湿度会令油脂分泌恢复正常，但油分多不等于水分充足，皮脂与水分失调后的肌肤即使仍然油光满面，也可能会有脱皮现象。千万不要过度清洁你的肌肤，因为保湿在这个季节里是最重要的

（2）晚上用洁面乳清洁皮肤。着重在干燥部位轻轻按摩，然后用棉片擦净

秋季养颜食谱，奏响美丽的乐章

秋季，在五行中主金。肺在四时中与秋相应，在五行中也属金。此时人体的肺气旺盛，在五味中属于辛味。根据五行学说，金能克木。木和五脏中的肝脏相应，在五味中肝脏属于酸味。《黄帝内经》说："肺主秋，肺若气上逆，急食苦以泄之。肺色白，宜食苦。"又说："肺欲收，宜食酸以收"。这就是说酸味收敛补肺，辛味发散泻肺。秋天宜收不宜散，故尽可能少食辛味之品，适当多食一点酸味果蔬，以利肺气和补养肝气。一般来说，春秋两季，旧病最易复发，每个人要根据自己的情况，合理安排饮食保健，使肺气得到更好的调养。

秋季，气候比较干燥，对人体则易伤津耗液，劫损肺阴，出现口鼻、咽喉、皮肤干燥等症，又常引起肺燥咳嗽，使之气逆。因此，秋季饮食调理应当以滋阴润燥为主。《饮膳正要》就指出："秋气燥，宜食麻以润其燥。"其意就是说，要多食柔润之品，少食辛辣热燥之物，以润燥生津，保养肺阴，益于健康。

秋季，也是调养生机、适宜进补的季节，稍加滋补，便能收到祛病延年的功效。冬季易患慢性心肺疾病的女性朋友，更应该在秋天打好营养基础，以增强机体的抗病能力，为冬季减少病毒感染和防止旧病复发做好充分的准备。

秋季进补，应选用"补而不峻""防燥不腻"的平补之品，具有这类作用的食物有茭白、南瓜、莲子、桂圆、黑芝麻、大枣、核桃等

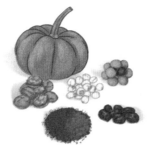

脾胃虚弱、消化不良的女性可以服食健补脾胃的莲子、山药、扁豆等，为防秋燥，可选用滋阴润燥、补中益气的银耳、百合等

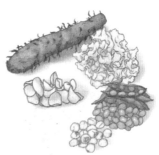

总之。秋季进补的总原则就是养肺阴，润肺燥。

下面推荐一款秋季食疗方：

菠萝鸡片

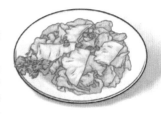

【材料】菠萝250克，鸡脯肉150克，猪油15毫升，姜丝、精盐、料酒、香油、干淀粉各适量。

【做法】菠萝削皮洗净后用淡盐水浸泡片刻，然后切成扇形片；鸡脯肉切成薄片，用精盐、料酒、干淀粉各少许拌匀上味；炒锅上火烧热，放入猪油，油热后，放入姜丝，用文火将姜丝炒片刻，然后放入鸡片，用旺火翻炒几下，再放入菠萝片翻炒；放入少许清水和适量精盐，盖上锅盖稍焖几分钟，然后淋入香油出锅装盘。

【功效】菠萝内含糖类、脂肪、蛋白质、维生素C、有机酸、苹果酸及柠檬酸等。其性平、味甘、微涩，有清凉解渴，消食止泻的作用。菠萝含丰富的菠萝朊酶，在胃中可分解蛋白质帮助消化。因此，食用肉类及油腻食物后，吃菠萝最为有益。菠萝中的糖、盐及酶有利尿作用，对肾炎、高血压有辅助治疗作用，对治疗支气管炎也有一定功效。

需要提请女性朋友们注意的是，因菠萝中含有大量的有机酸，可使一些人出现过敏反应或恶心、呕吐等不适反应，食用菠萝时应削去外皮、剔去果丁，然后放在淡盐水中浸泡半小时左右。这样不仅可使部分有机酸溶解在盐水里，还可使菠萝更加甜润爽口。此菜生津润燥，消食止泻，温中益气，但胃酸过多者不宜食用。

天气可以冷飕飕，容颜不可"寒冰冰"

"冷肢女"再也不怕过寒冬

随着气温的降低，四肢冰凉、腰寒的"冷肢女"逐渐多了起来。寒是很多容颜问题的根源，女人暖起来才漂亮。

那该怎么办呢？下面这些方案可以帮你安然过冬。

《本草纲目》提醒你：怕冷要多吃温热之物

怕冷女性冬季可选温热食物或药材进补，达到御寒目的。有温补作用的食物一般是红色、有甜味的食品，或辛辣味调味品和食物。适合冬天食用的温热性食物包括：

肉类	羊肉、牛肉、虾、海参、牡蛎、鳗鱼、鹿肉、鸡肝等含有丰富脂质和蛋白质的肉品。
蔬果	韭菜、青椒、芥菜、甘蓝、辣椒、洋葱、南瓜、荔枝、桃子、杧果、提子、龙眼、葱、姜、蒜等。
其他	糙米、高粱、芝麻、松子、腰果、胡桃、栗子等核果类食品。

在烹调或食用寒性食物时，可加入一些热性的葱、姜、蒜、八角茴香、胡椒、辣椒、人参、黄芪、陈皮等调味料或中药材来调和。平时用枸杞子、红枣、人参、龙眼肉、生姜冲泡茶水饮用，也能发挥御寒效果。

抗御寒冷，还要这样做

1. 衣物穿足

如果冬天天气太冷，也要加手套和袜子防寒，尤其在睡觉时要注意脚部保暖。因为脚部失去温暖就不易入睡，可穿温暖的棉袜帮助保暖

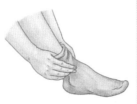

2. 睡前泡澡温暖手脚

睡前泡泡澡和脚，可促进血液循环，让身体暖和起来，还可舒解压力，帮助入睡；洗完澡或是泡完脚，擦干后立刻穿上袜子保温；泡时加一些米酒和姜片，有助于改善怕冷现象

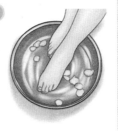

3. 多做运动不怕冷

加强体育锻炼，比如：慢跑、登山、体操等。运动可促进体内血液循环，加快新陈代谢，改善神经末梢血液流通不足等症状，运动时以微汗为宜。平时加强手部和脚部运动，比如：从夏天开始养成经常搓手的习惯，工作学习闲暇多活动脚腕。久坐或久立的人必须重视工间操，多做手足和腰部活动，以加快血液循环

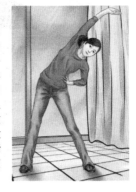

搞好冬季睡眠，美丽无忧

　　冬天，我们一定要保证足够的睡眠时间，这是为明年一年的精、气、神打基础。一个冬天睡得好，第二年春天你就会发现自己的血色极好，皮肤如婴孩般细腻，由内无而外散发出迷人的气韵。

睡个好觉先要调好睡眠方向

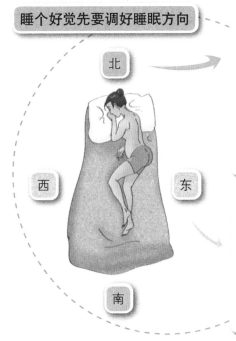

地球是一个大磁场，我们人类和一切生命都在这个大磁场中生存，人们睡眠的方向应该与地球磁场的磁力线保持平衡，这样才会感觉舒服。我们处于北半球，地球磁力线的方向是从南到北，所以我们最好的睡眠方向也应该是头朝北，脚朝南，这样人体内的细胞电流方向正好与地球磁力线方向成平行状态，人体内的生物大分子排列则为定向排列，这样，气血运行便可通畅，代谢降低，能量消耗较少，睡眠中的慢波、快波即能协调进行，加深睡眠深度，从而有一个良好的睡眠质量，人也会感觉很舒服

如果你总是保持东西向的睡眠方向，人体睡眠时的生物电流通道与地球磁力线方向相互垂直，那么地球磁场的磁力就会成为人体生物电流的强大阻力，人体为恢复正常运行达到新的平衡状态，就得消耗大量热能，用来提高代谢能力，从而导致体温升高，气血运行失常，产生病态，通常会出现头昏、烦躁、失眠、颈椎酸疼等症状。所以，要想拥有良好睡眠，最好还是采取头朝北，脚朝南的方向

睡前吃一点养心阴食品

睡前吃一点养心阴的东西，如冰糖莲子羹、小米红枣粥、藕粉，或桂圆肉、百合，或一杯牛奶、一块茯苓夹饼等，可帮助精神内守。因为人睡觉后，五脏仍在辛苦地工作着，在五脏中，心脏最辛苦，所以适当地补益心阴将有助于健康

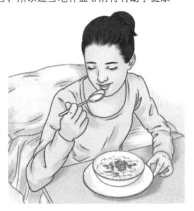

下面介绍一款助眠汤：

酸枣仁汤

酸枣仁9克捣碎，水煎，每晚睡前1小时服用。酸枣仁能抑制中枢神经系统，有较恒定的镇静作用。对于血虚所引起的心烦不眠或心悸不安有良效。

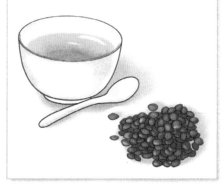

不注意保暖养护，肌肤也会"生病"

寒冷的冬季里，女孩们都裹上了厚厚的棉衣，身上是暖和了，可是面部皮肤还暴露在寒风中，脸蛋、耳朵都冻得红彤彤的。进到温暖的屋里，脸上就开始发烧，尤其是耳朵最热。一次两次还好，如果经常让面部肌肤承受这么大的温差变化，它也会"感冒"的，起皮、发红、脸色暗哑等问题就都出来了，其实这些就是皮肤生病的症状。

肌肤也会害感冒

人的面部有着非常丰富的血脉和神经，它们一方面负责输送营养，一方面又将多余的毒废物代谢出去。但是，"热胀冷缩"的原理不只是适用于物体的，血管神经也一样。冬季天寒地冻的，血液循环就会受影响，营养的输送和毒废物的代谢就会受到阻滞。这就是我们的肤色在冬季会变黑，筋肉在冬天会纠结的原因所在。怎么办呢？用冷水洗脸就可以了。先用温水洗脸，然后再用冷水轻拍脸部，这样持续约 1 分钟，不仅可以有效防止冷空气给皮肤带来的不适，还可以起到收缩毛孔的作用。

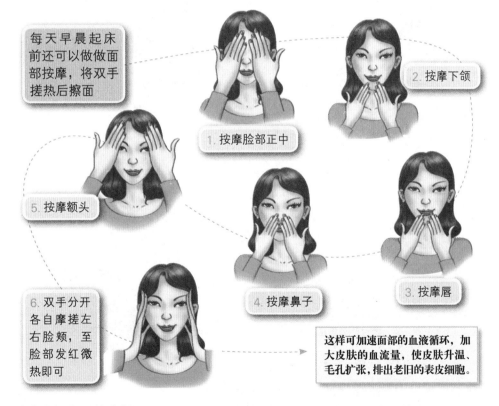

每天早晨起床前还可以做做面部按摩，将双手搓热后擦面

1. 按摩脸部正中

2. 按摩下颌

3. 按摩唇

4. 按摩鼻子

5. 按摩额头

6. 双手分开各自摩搓左右脸颊，至脸部发红微热即可

这样可加速面部的血液循环，加大皮肤的血流量，使皮肤升温、毛孔扩张，排出老旧的表皮细胞。

肌肤含氧充足就会靓

细胞呼吸是需要氧气的，氧气就像是身体和皮肤的电池，只有氧气充足，皮肤才能健康如新。然而，寒冷的冬天正是肌肤缺氧的主要季节。肌肤只有含氧充足，才会靓起来。给皮肤补"氧"的最好方法就属按摩了，就好似给肌肤做有氧运动。

只要水润白，不要冬日红

很多人在冬天都会两颊红扑扑，这并不是气色好的表现，其实这两团红是肌肤脆弱的信号。冬季室内外温差大，脆弱的肌肤毛细血管很容易受伤，这样就会加快皮肤老化和松弛。最直接的方法就是降低温差，如果难以改变室内温度，那就尽量在保暖外套里面穿轻薄的衣服吧，进屋后可以脱去外套，避免身体在室内温度过高。

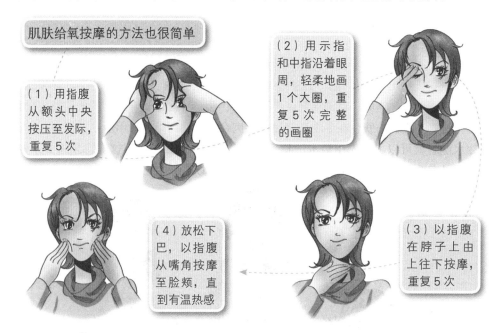

肌肤给氧按摩的方法也很简单

（1）用指腹从额头中央按压至发际，重复5次

（2）用示指和中指沿着眼周，轻柔地画1个大圈，重复5次完整的画圈

（4）放松下巴，以指腹从嘴角按摩至脸颊，直到有温热感

（3）以指腹在脖子上由上往下按摩，重复5次

还有就是可以多食用胶原蛋白的食物。《本草纲目》中说猪皮能"治少阴下利、咽痛"，具有补肾健脾、润肤减皱的功效。现代医学认为猪皮、猪蹄等富含胶原蛋白，对养护皮肤非常有好处。不仅它们，很多带黏液的食物含胶原蛋白都比较多，所以建议姐妹们多吃。

红枣猪皮

【材料】猪皮300克，黑豆150克，红枣20颗。

【做法】将猪皮刮洗干净，用热水焯过后切块；黑豆、红枣（去核）用水洗净，放入煲内加水煲至豆稔，再加猪皮煲半小时，最后放入调味即可食用。

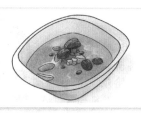

养藏之道也是美容之道

中医里说冬天要养"藏"。《黄帝内经》中有："冬三月，此谓闭藏，水冰地坼，无扰乎阳。早卧晚起，必待日光。使志若伏若匿，若有私意，若已有得。祛寒就温，无泄皮肤，使气亟夺。此冬气之应，养藏之道也。逆之则伤肾，春为痿厥，奉生者少。"

冬藏就是说冬天要关闭所有开泄的气机，要收藏。不知你有没有见过冬眠的动物？它们一到冬天就开始蛰伏起来不再活动，以降低能量的消耗。其实，冬天人也应该像动物这样，减少消耗，注意收藏，如减少洗澡的次数、减少房事次数、减少运动量等。

此外，冬季养藏还要注意以下两点：

冬季养藏注意要点

1. 做好四肢的保养

冬季疾病容易从四肢，尤其是双腿入侵人体，这点上了岁数的人可能体会更深。天气冷了，腿就觉得不舒服，伸展不开，遇到个潮湿的天气，腿还疼。所以，冬季我们要记得给双腿保暖外，还要经常拍打活动双腿

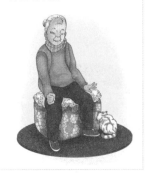

2. 防寒养肾

冬天，人体的阳气要潜藏于内，由于阳气的闭藏，人体新陈代谢水平相应降低。因而需要生命的原动力"肾"来发挥作用，以保证生命活动适应自然界的变化，人体能量和热量的总来源于肾，也就是人们常说的"火力"，"火力"旺说明肾脏功能强，生命力也强。反之生命力就弱。冬天，肾脏功能正常则可调节机体适应严冬的变化，否则将会导致心颤代谢失调而发病。因此，冬季养生要注意防寒养肾

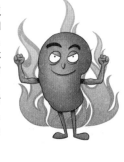

防寒一定要适度，不可太过。过去有句老话叫"冬天不冷，夏天不热，迟早要坐病"。冬天的时候，由于人的气血是闭藏的，如果通过外界的人为条件把屋子和身体捂得太热了，本来应该闭藏的气血就会向外耗散，气血都耗散出去了，人就会生病。在《黄帝内经》里这叫"冬不藏精，春必病瘟"。所以，冬天保暖把握好尺度，开空调、烧暖气时，要注意把温度控制在 20℃左右，不能太高

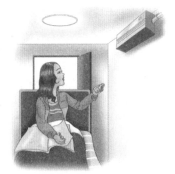

此外，古时候的女人都是盘腿坐，把腿放在后面，这样可以把下焦气堵住、锁住，使气不外泄，这就是女人的藏。古时候男人的坐一定是要"虎背熊腰"，两手撑膝，两只手的手心劳宫穴正好护在膝盖上，男人这样可以固摄胃气。男人没事的时候可以学学古人的坐法，这样就能给自己养护胃气，人体也会感到非常舒服。

另外，到冬天的时候，大雪封山，气血也都到里面去了，这时正好是补养的好时节，所以我们要多吃些牛羊肉、木耳、黑豆之类的食物。

冬季这样吃，身体更健康

我国传统文化认为，冬主水而通于肾气，冬主天地之闭藏，肾主藏五脏六腑之精。寒为冬之主气，寒为阴邪，易伤阳气。肾为元阳，为人体阳气之根本，故冬季的饮食调养重在散寒邪，补肾阳，这样，可以平衡阴阳，疏通经络，调和气血，使肾精

充足，达到防病强身的目的。

现代医学认为，冬季进补能提高人体的免疫功能，促进新陈代谢，使畏寒的现象得到改善，而且能调节体内的物质代谢，使营养物质转化的热能最大限度地贮存于体内，有助于体内阳气的升发，为来年的身体健康打好基础。俗话说"三九补一冬，来年无病痛"就是这个道理。

适合女人冬季食用的美容保健食谱如下：

火腿烧海参

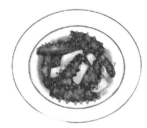

【材料】水发海参 200 克，火腿 50 克，食用油、水淀粉、姜、葱、酱酒、黄酒、食盐、白糖各适量。

【做法】水发海参洗净，切成条块，放入开水中略烫后捞出备用；火腿切片备用，葱、姜洗净切末备用；炒锅上火烧热，加入食用油，待油热后放入海参、火腿翻炒，再加黄酒、白糖、酱油、食盐、清水，改小火煨炖，烧至汤汁浓稠时，用水淀粉勾芡即成。

【功效】火腿性味咸温，有健脾开胃、生津益血等功用。

海参性味咸、温，入心、肾经。有补肾益精、养血润燥、止血消炎、和胃止渴的作用。

现代医学研究指出，海参不但含有蛋白质、多糖类、钙、磷、维生素等营养成分，还含有海参素。海参素是一种抗霉剂，能抑制多种霉菌。煮食海参，可防止宫颈癌放射治疗的直肠反应；平时适于肾虚引起的阳痿、早泄、遗精、小便频数，以及各种失血后的贫血、肠燥便秘、肺结核、神经衰弱等人食用。

枸杞炖羊肉

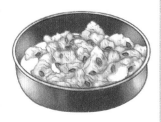

【材料】羊腿肉 100 克，枸杞 20 克，料酒、葱、姜、鸡精、食盐、清汤各适量。

【做法】羊肉整块洗净后人开水锅内煮透，捞出放入冷水中洗净血沫后切成方块；葱、姜洗净后，葱切段，姜切片待用；炒锅上火烧热，下羊肉、姜片煸炒，烹入料酒炝锅。炒透后将羊肉同姜片一起倒入大砂锅中；放入枸杞、清汤、盐、葱段烧开，撇尽浮沫，改用小火炖至羊肉酥烂，调好咸淡，挑出葱、姜，放入鸡精即可。

【功效】补肾强筋，益气补虚，温中暖下。

《本草纲目》中说羊肉性味甘、温，入脾、肾经，历来被视为补阳佳品，尤以冬月食之为宜。

冬天吃羊肉可促进血液循环，以增温御寒。因此，体弱者、阳气虚而手足不温的女性吃羊肉十分有益。

枸杞子性味甘、平，入肝、肾经，有养阴补血，益精明目的功效，对肝肾虚损、精血不足所致的腰膝酸软、头昏、耳鸣、眼目昏花、视力减退等症，均有补益和治疗作用。羊肉、枸杞子二者共用，使益气补虚，强筋补肾，温中暖下的功效更强。

第 5 章
《本草纲目》中的美肤保养秘方

《本草纲目》——谷部养颜秘方

紫米：流传在宫廷的滋补佳品

紫米在古时是皇帝食用的米，又称贡米，《红楼梦》中称之为"御田胭脂米"。《本草纲目》载：紫米有滋阴补肾，健脾暖肝，明目活血等作用。传说常食用紫米能长生不老，所以紫米也称为长生米。长生不老的传说当然是无稽之谈，但紫米富含铁质，补血功效可是毋庸置疑的，是一种天然的滋补佳品。

下面为大家介绍两款紫米美容食谱：

紫米八宝饭

【材料】盐、油，紫米 150 克，薏仁 50 克，红豆 30 克，绿豆 30 克，黑豆 30 克，腰豆 30 克，花豆 30 克，刀豆 30 克（如果嫌凑齐这么多的豆麻烦，可以直接买超市配好的"八宝粥"料包）。

【做法】紫米及各色原料清洗干净，拌入盐、油，放进电饭煲加水煮熟即可。

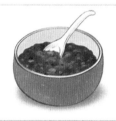

这是一道不折不扣的美容饭。紫米是女性的知己。豆类的好处更多，它们有可与肉媲美的营养价值，却没有肉的胆固醇，就连脂肪也是不饱和脂肪酸，女性们永远不用担心因为吃了它长胖。

紫米四喜汤圆

【材料】紫糯米粉 300 克、肥瘦火腿、芝麻、花生仁、莲蓉各 100 克、白糖 300 克、熟猪油 60 克。

【做法】火腿蒸熟，切成碎丁，芝麻、花生仁分别焙香，分别碾成碎末。将火腿丁及猪油（20 克）、白糖（100 克）充分拌匀，制成 10 个馅心；将花生末与猪油（20 克）、白糖（100 克）拌匀，做成 10 个馅心；芝麻末与猪油（20 克）、白糖（100 克）拌匀，制成 10 个馅心；莲蓉分成 10 份。紫米粉加水充分拌匀，揉好成团，下剂 40 个，逐个搓圆按扁；分别将 4 种馅心逐个包入紫米面团中，封口，搓圆；用 4 口锅把 4 种馅心的汤圆分别煮熟，用 10 个小碗，每一种馅心的汤圆各放 1 个入碗上桌。

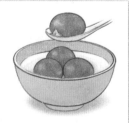

糯米：健胃美肌要找它

糯米富含 B 族维生素，有很强的滋补功效。李时珍在《本草纲目》里把它的功效归纳为四种：一是温脾胃，二是止腹泻，三是缩小便，四是收自汗。《本草经疏论》还分析说：糯米是补脾胃、益肺气的谷物。脾胃受到补养，就能发挥温化谷物、吸收水液的功能，大便也就不会稀清，温能养气，正气旺盛，身体也就温暖。所以脾肺虚寒的人最宜食用糯米。

与粳米相比，糯米性偏温，能温暖脾胃，补益中气，对脾胃虚寒、食欲不佳、腹胀腹泻有缓解作用。糯米还能帮助肠胃蠕动，改善胃肠下垂，并可预防便秘，也有助于改善气虚造成的多汗现象。糯米还有收涩作用，对尿频、自汗有较好的食疗效果。

需要注意的是糯米性黏滞，难于消化，老人、小孩或病人宜慎用；糯米年糕无论甜咸，其碳水化合物和钠的含量都很高，有糖尿病、体重过重或其他慢性病如肾脏病、高血脂的人吃糯米要适可而止。

下面是几款糯米美容食谱，女士们可以试试看：

补气——参杞糯米红枣粥

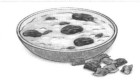

【做法】取党参 30 克，加水煮沸后 20 分钟，除去药渣，加入红枣 30 克，枸杞 15 克，糯米 50 克，煮至米烂熟，吃时再加适量白糖。
【功效】补气血、养颜。

温胃——黄芪糯米粥

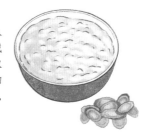

【做法】取蜜炙黄芪 30 克，加水煮沸后 20 分钟，除去药渣，放入糯米 30 克，煮到米烂熟。吃时再加适量白糖。脾胃虚弱，饮食减少，大便稀溏，也宜使用糯米进行食疗，与山药配用效果更好。取糯米 500 克，用水浸泡一夜，沥干，放入锅中用小火炒熟，磨成细粉备用。用山药 30 克煎成汤羹，在沸滚之际，加入糯米粉 30 克，拌入砂糖和少许胡椒粉，每日清晨食用。
【功效】此粥有良好的补气收汗功效。

排毒——糯米藕

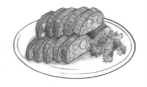

【材料】莲藕 14 克，糯米约 150 克，白砂糖约 80 克。
【做法】将莲藕洗净后，切下一端作盖，把糯米淘净滤干后，将其填入莲藕孔内，填满后，盖上藕盖。然后将其置于蒸锅内，用文火蒸熟，取出让其冷却后，切成薄块摆到盘子上，撒上白糖即可。

瘦身——三色糯米饭

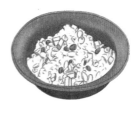

【材料】赤豆 15 克，薏仁 15 克，糯米 20 克，冬瓜子 20 克，黄瓜丁 20 克。
【做法】薏仁泡水 7 小时，洗净备用；赤豆、薏仁放入蒸笼的内锅（内锅加水）蒸 20 分钟，再放入洗净的糯米和冬瓜子蒸熟；起锅后，撒上黄瓜丁即可食用。
【功效】美容、养颜。

大麦：粮食中的美容珍珠

《本草纲目》里说大麦有"宽胸下气，凉血，消积进食"之功效。根据现代药理分析，大麦中丰富的纤维素和 β 葡聚糖有减少人体血液中胆固醇的作用。大麦中维生素 B 的含量较高，可用于治疗脚气病。还含有比较丰富的烟酸，可防治癞皮病。

在新加坡，最知名的就是以大麦为主的椰浆底麦角粥，食用时会附上椰奶，香浓可口。一般人都想不到大麦竟然有这样的好口味。大麦是不错的保健美容佳品，这里就为大家介绍几款佳肴美味。

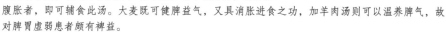

大麦羊肉汤

【材料】羊肉（肥瘦）100 克，大麦 50 克，草果 10 克，盐 2 克。

【做法】先将羊肉、草果熬汤，过滤后用汤煮大麦，加盐少许，亦可在滤汁后与肉同煮食。

【功效】此汤温中健脾，下气消胀，凡属脾胃虚弱，以致血气生化不充，引起形体瘦弱，或不能多吃干硬食品，或食后腹胀者，即可辅食此汤。大麦既可健脾益气，又具消胀进食之功，加羊肉汤则可以温养脾气，故对脾胃虚弱患者颇有裨益。

南瓜大麦羹

【材料】南瓜 200 克（去皮切丁），白糖 120 克，水 800 毫升，大麦 150 克（洗净后浸 1 小时），红枣 8 颗（去核）。

【做法】将水煮滚，放入大麦并以大火煮滚，然后加入红枣，改以小火煮至大麦裂开；加入南瓜，继续煮至大麦熟透后加入白糖，继续煮至白糖溶解即可。

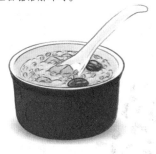

大麦茶

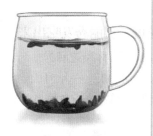

【功效】大麦茶是用炒制的麦芽沏的茶，味甘性平，闻之有一股浓浓的麦香。大麦茶含有人体所需的 17 种微量元素，19 种以上氨基酸，富含多种维生素及不饱和脂肪酸、蛋白质和膳食纤维，具有神奇的美容功效。日本学者研究得出：大麦茶含有抗癌物质 P-香豆酸和槲皮素。长期饮用，可以消食化瘀、平胃止渴，消暑解热，降低胆固醇，去除水中重金属，软化水质，起到美容的效果。大麦茶能增进食欲，暖肠胃。尤其适合餐前餐后饮用，许多韩国家庭都以大麦茶代替饮用水。一年四季均可饮用，是适宜各种年龄的保健饮品。

小米：全身都是宝，养颜不可少

小米是中国老百姓的传统食品，在北方有些地方小米粥更是每天饭桌上必不可少的。小米粥被中医称为"代参汤"。还有说"粥油营养，赛过参汤"。

小米粥熬好后，上面浮着一层细腻、黏稠、形如膏油的物质，中医里叫作"米油"，俗称粥油。很多人对它不以为意。其实，米油具有很强的滋补作用，可以和参汤媲美。

另外，熬小米粥时，淘米的水千万不能浪费掉，我们可以用它洗脸，嫩肤还美白，此外还可以用它来洗头，这样可以使头发充分吸收里面的营养，更加柔顺亮泽；在水里加一点醋也有很好的效果。

（1）《本草纲目》中说："小米能除湿、健脾、镇静、安眠。"中医认为小米有和胃温中的作用，小米味甘咸，有清热解渴、健脾除湿、和胃安眠等功效，内热者及脾胃虚弱者更适合食用它。有的人胃口不好，吃小米能开胃又能养胃，具有健胃消食、防止反胃、呕吐的功效

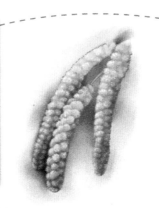

（2）在所有健胃食品中，小米是最绿色也最没有副作用的，它营养价值高。对于老弱病人和产妇来说，小米是最理想的滋补品。我国北方许多妇女在生育后，用小米加红糖来调养身体。小米之所以受到产妇的青睐，皆因同等重量的小米中含铁量比大米高一倍。其含铁量高，所以对于产妇产后滋阴养血大有功效，可以使产妇虚寒的体质得到调养

（3）小米因富含维生素 B_1、维生素 B_2 等，还具有防止消化不良及口角生疮的功能。小米粥是健康食品，可单独熬煮，亦可添加大枣、红豆、红薯、莲子、百合等，熬成风味各异的营养粥。对脾胃虚弱，或者在夏季经常腹泻的人来说，小米有很好的补益作用。小米与山药熬粥，可强健脾胃；加莲子同熬，可温中止泻；食欲不振的，可将小米加糯米与猪肚同煮而食，方法是将小米和糯米浸泡半小时后，装到猪肚内，炖熟后吃肉喝汤，内装的小米和糯米取出晾干，分次食用。小米磨成粉，可制糕点，美味可口

芝麻：美丽秀发吃出来

古人称黑芝麻为仙药，久服人不老；《本草纲目》称"服（黑芝麻）至百日，能除一切痼疾。一年身面光泽不饥，二年白发返黑，三年齿落更生"；当代医药学研究表明，黑芝麻有益肝、补肾、养血、润燥、乌发、美容之功用，是极佳的保健食品。

黑芝麻的益处

含有大量的脂肪和蛋白质，还有糖类、维生素A、维生素E、卵磷脂、钙、铁、铬等营养成分。黑芝麻含有的多种人体必需的氨基酸在维生素E、维生素 B_1 的作用参与下，能加强人体的代谢功能；黑芝麻中的铁和维生素E是预防贫血、活化脑细胞、消除血管胆固醇的重要成分；黑芝麻含有的脂肪大多为不饱和脂肪酸，有延年益寿的作用；黑芝麻所含有的卵磷脂是胆汁中的成分之一，可分解、减少胆固醇，防止胆结石的形成。凡肝肾不足、虚风眩晕、耳鸣、头痛、大便秘结、病后虚弱、须发早白、血虚风痹麻木、妇人乳少等症，常吃黑芝麻就会有所改善

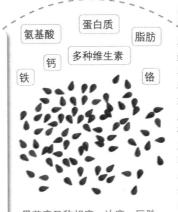

蛋白质 氨基酸 脂肪 多种维生素 钙 铁 铬

黑芝麻又称胡麻、油麻、巨胜、脂麻等，其味甘、性平，入肝、肾、大肠经，具有补肝肾、益精血、润肠燥的功效

美容方面的功效

黑芝麻中的维生素E可维护皮肤的柔嫩与光泽；黑芝麻能滑肠，治疗便秘，有滋润皮肤的作用；芝麻中含有防止人体发胖的物质如卵磷脂、胆碱、肌糖，吃多了也不会发胖，有利于减肥；黑芝麻中的"亚麻仁油酸"成分，可去除附在血管壁上的胆固醇，完美腿型；常吃黑芝麻还有乌发的作用，但不宜大量摄取，春夏二季每天半小匙，秋冬二季每天一大匙即可，否则过犹不及，还可能导致脱发

花生：名副其实的"长生果"

　　花生又名长生果、落花生，被誉为"田园之肉""素中之荤"。《本草纲目》中记载："花生悦脾和胃润肺化痰、滋养补气、清咽止痒。"而中医认为，脾胃是人的后天之本，脾胃功能非常重要，花生可以调理脾胃，增强脾胃功能，对人体健康非常有利，能延缓衰老，益寿延年。所以，民间把花生称为长生果。

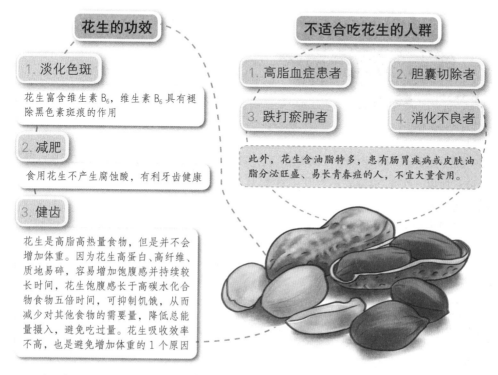

花生的功效

1. 淡化色斑

花生富含维生素 B₆，维生素 B₆ 具有褪除黑色素斑痕的作用

2. 减肥

食用花生不产生腐蚀酸，有利牙齿健康

3. 健齿

花生是高脂高热量食物，但是并不会增加体重。因为花生高蛋白、高纤维、质地易碎，容易增加饱腹感并持续较长时间，花生饱腹感长于高碳水化合物食物五倍时间，可抑制饥饿，从而减少对其他食物的需要量，降低总能量摄入，避免吃过量。花生吸收效率不高，也是避免增加体重的 1 个原因

不适合吃花生的人群

1. 高脂血症患者　**2. 胆囊切除者**

3. 跌打瘀肿者　**4. 消化不良者**

此外，花生含油脂特多，患有肠胃疾病或皮肤油脂分泌旺盛、易长青春痘的人，不宜大量食用。

　　另据《中国医药报》报道，花生中的 β 谷固醇可抑制口腔细菌的生长，并具有一定的抗癌作用。中医临床有时也会用花生治疗慢性胃炎、支气管炎等消化和呼吸道疾病。因此，口气不好的人每天少量、反复咀嚼花生一次，可以有效抑制口臭。

　　很多人都喜欢吃油炸花生米或爆炒花生米，其实这种烹饪方式对花生米中的维生素 E 和其他营养成分破坏非常严重，而且花生本身就含有大量的植物油，高温烹制后，其甘平之性就会变成燥热之性，经常食用容易上火。所以，吃花生的最好方式是煮着吃，既能保住营养，又好吸收。还有些人经常把花生仁（油炸的、椒盐及带壳的花生果）和拌黄瓜用作下酒菜，这种吃法是错误的，会造成腹泻，甚至食物中毒。

花生养胃益智粥

【材料】花生米、山药、粳米、冰糖。

【做法】山药切丁，花生米开水烫泡 1 ~ 2 分钟去皮晾干，捣碎粳米与花生，山药加水熬煮，快熟时放入冰糖即可。

【功效】益气养胃，健脑益智。

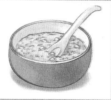

红豆：小食物大功效

红豆具有"利小便、消胀、除肿、止吐"的功效。它富含淀粉，因此又被人们称为"饭豆"，是人们生活中不可缺少的高营养、多功能的杂粮。李时珍称红豆为"心之谷"，可见其食疗功效。

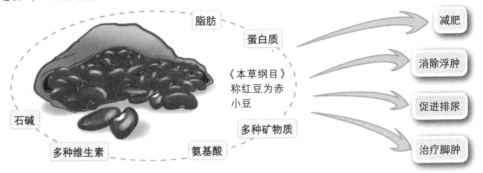

红豆虽好，却不宜多食。因为红豆含有较多的淀粉，吃得过多会导致腹胀，肠胃不适，所以一次吃50克左右为宜。另外，《本草纲目》中说"赤小豆，其性下行，久服则降令太过，津液渗泄，所以令肌瘦身重也"，所以尿多的人忌食。

古籍中记载，用红豆与鲤鱼烂煮食用，对于改善孕妇怀孕后期产生的水肿脚气很有帮助，但是这两种食物同时食用，利水作用太强，正常人应避免同时食用。

这里为大家介绍几款与红豆有关的美食。

红绿百合羹

【做法】绿豆、红豆、百合各20克浸半小时，以大火煮滚后改用慢火至豆熟，加入适量的糖或盐，咸食甜食皆可。

【功效】绿豆所含的维生素能帮助我们淡化黑色素；红豆能清热排毒；而百合则能滋润肌肤。

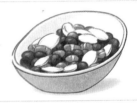

莲子百合红豆沙

【材料】红豆500克，白莲子30克，百合10克，陈皮适量，冰糖约500克。

【做法】把红豆、莲子、百合先洗干净，用清水泡浸两小时；煮开水，把红豆、陈皮、莲子、百合放入锅中，泡豆子的水也倒入；煮开后用中慢火煲两小时，最后才用大火煲大概半小时；煲至红豆起沙和还有适量水分，就可以加糖调味，甜度根据各人所爱调节。

【功效】清心养神，健脾益肾，固精益气，止血，强健筋骨。

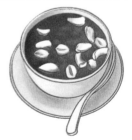

祛水消肿汤

【做法】将生薏仁20克、红豆30克洗净浸约半日，沥干备用。薏仁加水煮至半软，加入红豆煮熟，再加入冰糖，待溶解后熄火，放凉后即可食用。

【功效】此汤水有助于养颜美容，益气养血，利水消肿。红豆可益气补血，利水消肿；薏仁可健脾利水，清热排脓。

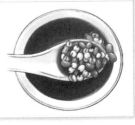

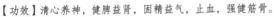

黑米红豆粥

【材料】红豆、黑米、白砂糖适量

【做法】红豆和黑米洗净，清水浸泡 5 小时以上；将浸泡的水倒掉，将黑米及红豆和适量冷水放入锅里，大火煮沸，转至小火煮至熟透加糖即可。

【功效】气血双补，滋阴暖肝。

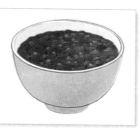

黑豆：养颜嫩肤尽丝滑

黑豆是豆科一年生草本植物大豆的黑色种子。中医学认为，黑豆味甘，性平，有滋补肝肾、活血补血、丰肌泽肤等功效。《本草纲目》说黑豆："每晨水吞黑豆二七枚，谓之五脏谷，到老不衰。"

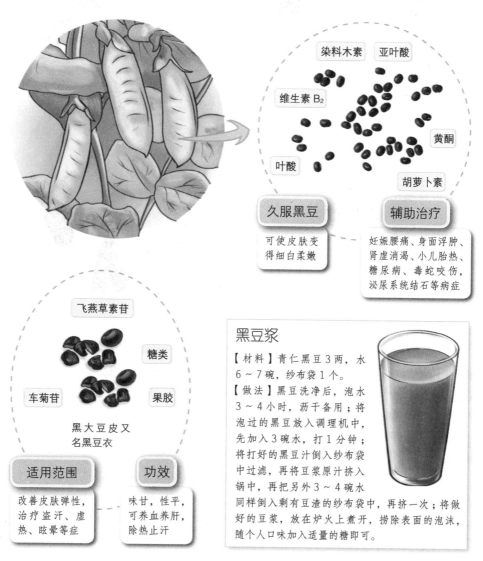

染料木素　亚叶酸

维生素 B₂

叶酸　　黄酮

胡萝卜素

久服黑豆

可使皮肤变得细白柔嫩

辅助治疗

妊娠腰痛、身面浮肿、肾虚消渴、小儿胎热、糖尿病、毒蛇咬伤、泌尿系统结石等病症

飞燕草素苷

糖类

车菊苷　果胶

黑大豆皮又名黑豆衣

适用范围

改善皮肤弹性，治疗盗汗、虚热、眩晕等症

功效

味甘，性平，可养血养肝，除热止汗

黑豆浆

【材料】青仁黑豆 3 两，水 6 ～ 7 碗，纱布袋 1 个。

【做法】黑豆洗净后，泡水 3 ～ 4 小时，沥干备用；将泡过的黑豆放入调理机中，先加入 3 碗水，打 1 分钟；将打好的黑豆汁倒入纱布袋中过滤，再将豆浆原汁挤入锅中，再把另外 3 ～ 4 碗水同样倒入剩有豆渣的纱布袋中，再挤一次；将做好的豆浆，放在炉火上煮开，捞除表面的泡沫，随个人口味加入适量的糖即可。

《本草纲目》——菜部养颜秘方

胡萝卜：国际营养专家力荐的"光明天使"

《本草纲目》里说胡萝卜"下气补中，利胸膈肠胃，安五脏，令人健食，有益无损"。无数研究实践证实，胡萝卜有淡化雀斑的功效。用鲜胡萝卜捣烂挤汁，早晚擦脸数次，待干后，再用涂有植物油的手帕轻拍打面部，并每天喝一杯胡萝卜汁，可淡化脸上的雀斑，使皮肤变的光润。

此外，胡萝卜还有美白功效，具体操作方法如下：

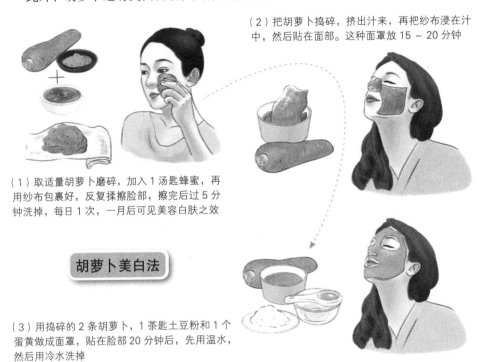

（2）把胡萝卜捣碎，挤出汁来，再把纱布浸在汁中，然后贴在面部。这种面罩放 15 ~ 20 分钟

（1）取适量胡萝卜磨碎，加入 1 汤匙蜂蜜，再用纱布包裹好，反复揉擦脸部，擦完后过 5 分钟洗掉，每日 1 次，一月后可见美容白肤之效

胡萝卜美白法

（3）用捣碎的 2 条胡萝卜，1 茶匙土豆粉和 1 个蛋黄做成面罩，贴在脸部 20 分钟后，先用温水，然后用冷水洗掉

胡萝卜素是维生素 A 和视紫质的前身，胡萝卜素被摄入人体后，会转化为维生素 A，可维护眼睛和皮肤的健康，所以，胡萝卜又有"光明天使""皮肤食品"的美誉。正因为胡萝卜如此多的美容保健功效，它吸引了全世界人的目光。国际营养学会议上专家力荐的第一个菜就是胡萝卜。美国人认为胡萝卜是美容菜，养头发、养皮肤、养黏膜。常吃胡萝卜的人确实从里往外都健康美丽。美国很注意这个，他们老吃胡萝卜，就连吃饺子都爱吃胡萝卜馅的，还给它们起名叫俄罗斯饺子。现在，欧洲已经有胡萝卜糕点了。

胡萝卜是营养价值较高的食物，女性朋友长期吃胡萝及其制品，既可获得较好的强身健体的效果，又可使皮肤处于健康状态，变得光泽、红润、细嫩。

不过需要提醒大家的是，胡萝卜烹调不当或搭配不当，可影响其营养素的吸收。胡萝卜中含有大量的胡萝卜素。胡萝卜素是脂溶性物质，只有溶解在油脂中，才能在人体的小肠黏膜作用下转变为维生素 A 而被吸收。因此，我们在做胡萝卜菜时，要多放油，最好同肉类一起炒。另外，不要生吃胡萝卜，生吃胡萝卜不易消化吸收，90%胡萝卜素因不被人体吸收而直接排泄掉。烹制胡萝卜的时间要短，以减少维生素 C 的损失。只要合理烹调和搭配得当，胡萝卜是较好的维生素 A 的来源。

海带：清肠、排毒、美发三管齐下

海带含碘极丰富，能促进甲状腺素的形成，使头发焕发光泽。海带还能清肠排毒。中医认为海带味甘、微咸，性温，可润肠通便，祛火清热。《本草纲目》称海带能"催生，治妇人病，及疗风下水。治水病瘿瘤，功同海藻，昆布下气，久服瘦人"。

（1）海带所含营养物质特别丰富，其中包括大量的褐藻胶，即海带中的黏性物质。它是一种可溶性膳食纤维，能够与食物中的胆固醇结合，将其排出体外。它还具有降糖、降脂、抗饥饿、减肥、通便、防毒解毒、增强抗病能力等作用。除此之外，褐藻胶还能清除致癌物质和放射性污染物。海带是急性肾功能衰退、脑水肿、乙型脑炎、急性青光眼患者的理想食疗菜品

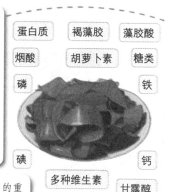

蛋白质　褐藻胶　藻胶酸
烟酸　胡萝卜素　糖类
磷　　　　　　铁
碘
多种维生素　　钙
　　　　　　甘露醇

（3）从美容方面来说，甲状腺素还可影响头发的光泽度。另外，海带中含有的铁、钠、镁、钾、钴、磷、甘露醇和维生素 B_1、维生素 B_2、维生素 C 等多种物质都对美发大有好处。因此，常吃海带，对头发的生长、润泽、乌黑、光亮都具有特殊的功效

（2）海带中含有矿物质碘。碘是人体中的重要激素——甲状腺素的主要成分。甲状腺素可调节人体的生物氧化速率，影响生长发育和各种营养素的代谢。胎儿、青少年的器官、组织分化和脑发育也都需要充足的碘

（4）海带中的矿物质也极为丰富，常食用能预防骨质疏松症和贫血症，使人骨骼挺拔壮实，牙齿坚固洁白，容颜红润娇嫩，变得更健美

鉴此，这里为大家提供几款有关海带的食谱：

海带炖肉

【材料】瘦猪肉 300 克，水发海带 600 克，酱油两匙，料酒、精盐、白糖、葱段、姜片、香油、味精少许，大料 2 粒。

【做法】将肉洗净，切成 1.5 厘米见方、0.5 厘米厚的块；葱择洗干净，切成段；姜切片；海带择洗干净，用开水煮 10 分钟，切成小块待用。将香油放入锅内，下入白糖炒成糖色，投入肉块、大料、葱段、姜片煸炒，等肉上色，再加入酱油、精盐、料酒，略炒一下，加入水（以漫过肉为度），用大火烧开后，转微火炖至八成熟，投入海带，再炖 10 分钟左右，海带入味即成。

【功效】可促进儿童骨骼和牙齿生长。

海带绿豆汤

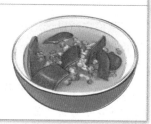

【材料】海带、绿豆各 15 克，甜杏仁 9 克，玫瑰花 6 克（用布包好），红糖适量。

【做法】将海带、绿豆、甜杏仁、玫瑰花加水同煮后，去玫瑰花，加红糖调味，连汤服食。

【功效】祛痘、美容。

菠菜：营养的宝库

菠菜是一种极为普通的蔬菜，但它所含的营养不仅种类众多，且大部分营养的含量要比其他蔬菜多好几倍，因而被称为"营养的宝库"。

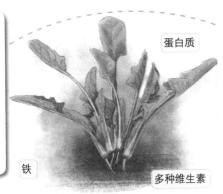

蛋白质

铁

多种维生素

（1）菠菜含有人体造血原料之一铁，常吃菠菜，令人面色红润，光彩照人，且不易患缺铁性贫血。营养学家已测定出菠菜的含铁量为每100克含铁1.6～2.9毫克，在蔬菜中名列前茅

（2）菠菜可以清理人体肠胃的热毒，《本草纲目》中说，菠菜可以"通血脉，开胸膈，调中气，止饮渴，解酒毒，调肠燥"

（3）菠菜性甘凉，能养血、止血、敛阴、润燥，因而可防治便秘，使人容光焕发。菠菜还富含酶，能刺激肠胃、胰腺的分泌，既助消化，又润肠道，有利于大便顺利排出体外，避免毒素进入血液循环而影响面容，使全身皮肤显得红润、光泽

（4）菠菜含有十分可观的蛋白质，B族维生素，维生素A、维生素C、维生素K。每100克菠菜含蛋白质2.4克（500克菠菜的蛋白质含量相当于2个鸡蛋）、维生素A3毫克（比胡萝卜多）、维生素$B_1$0.06毫克、维生素$B_2$0.16毫克、维生素C31.4毫克（为番茄的3倍）。人体日常生活中摄入的蛋白质充足，则生长发育快，气血旺盛，精力充沛。而乌亮的头发、有神的双眼、光泽的面容、白净的皮肤，则依赖日常膳食摄入足量的B族维生素、维生素A、维生素C、维生素K。菠菜的赤根还含有一般蔬果缺乏的维生素K，有助于遏制皮肤、内脏的出血倾向

菠菜是美容保健的佳品，但是需要注意的是菠菜中含有较多的草酸。草酸不是人体需要的营养素，人体摄入过多的草酸，会妨碍人体对钙质的吸收，并形成不溶性草酸钙沉淀，所以食前先将菠菜用开水焯一下，以除掉大部分草酸，又不会损失其中的胡萝卜素。这里为大家介绍一款香油拌菠菜。

拌菠菜

【做法】将新鲜菠菜洗净，放入煮沸的水内，焯约2分钟，捞出，控干水后，放入凉开水中浸约2分钟，捞出后，用手挤去水，切段，加入食盐、香油，拌匀即可。

【功效】菠菜可以内服，也可以外用。菠菜中含有丰富的维生素C、维生素E和叶酸，菠菜的提取物能抑制黑色素在皮肤内沉着，可防治妇女面部的蝴蝶斑。

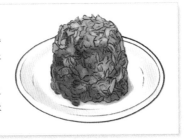

拌菠菜之所以选用香油，是因为香油有润燥通便作用，能解肠内热，不仅能增强菠菜的润肠效果，还可增添菠菜鲜香滑嫩的风味。但应注意的是，菠菜每次食量不宜大，以100～150克为佳；且菠菜性寒，可能导致腹痛和泄泻，脾胃虚弱者不宜吃。

爱美的女士可以用菠菜汁洗脸。这里有一个小方法，把洗净的菠菜放入滚水中，加盖煮5～7分钟，盛出冷却后，取其汤汁洗脸，可以润泽肌肤。

丝瓜：风靡日本的美容佳品

丝瓜汁液中所含的多种营养成分，具有活血消炎、清热解毒、利水润肤、通经达络、防日晒等功能。目前，在日本，丝瓜已成为风靡一时的天然美容品。

李时珍说："丝瓜，唐宋以前无闻，今南北皆有之，以为常蔬。"丝瓜性寒凉，味甘甜，有消暑利肠、去风化痰、凉血解毒、通经活络、行气化瘀等作用，还可治疗大小便带血，帮助产妇下乳。

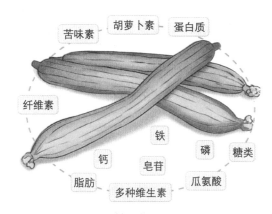

丝瓜的美容作用已为世人所注目。丝瓜营养丰富，在瓜类蔬菜中，其蛋白质、淀粉、钙、磷、铁及各种维生素如维生素A、维生素C的含量都比较高，所提供的热量仅次于南瓜。每100克鲜嫩果含蛋白质1.46克，糖类4.3克，脂肪0.1克，纤维素0.5克，维生素A0.32毫克，维生素$B_1$0.04毫克，维生素$B_2$0.06毫克，维生素C8毫克，钙28毫克，磷45毫克，铁0.8毫克。其蛋白质含量比冬瓜和黄瓜高2～3倍。丝瓜还含有皂苷、丝瓜苦味素、多量的黏液、瓜氨酸、脂肪等，种子含有脂肪油和磷脂等。这些营养元素对机体的生理活动十分重要，对美容是十分有益的

丝瓜是增白、去皱的天然美容品。医学家通过实验证明，长期食用丝瓜或用丝瓜液擦脸，可以让肌肤柔嫩、光滑，并可预防和消除痤疮和黑色素沉着。丝瓜中含有丰富的维生素、矿物质、植物黏液和木糖胶，因此许多精华液中都加入了丝瓜水提取物，在日本化妆品市场，这类精华液是许多女性的美容必备品。当然，你也可以用自制的丝瓜水来护肤：把丝瓜茎在高出地面60厘米处拦腰切断，使其下部弯曲，切口朝下，然后取一小口玻璃瓶套在切口上，以便丝瓜水能通畅地流入瓶内；丝瓜水放置一夜后，用纱布过滤一下，再加点甘油和酒精就可以使用了。这样就再也不怕皱纹爬上你的脸了。

此外，爱美的女性们还可用丝瓜制成有不同功效的面膜使用：

嫩肤增白——丝瓜汁面膜

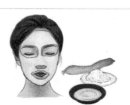

【做法】在新鲜丝瓜汁中，加适量小麦淀粉及冷开水，调成糊状，即成"丝瓜汁面膜"。睡觉前先用此面膜涂于脸上，15～20分钟后用清水洗净。每周可用2～3次，连续用1个月以上。

【功效】可调节面部皮脂分泌，使皮肤更加白皙细嫩。

除皱——丝瓜＋药用酒精＋蜂蜜

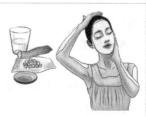

【做法】丝瓜也是美容上品。将新鲜肥嫩的丝瓜洗净擦干切碎，用洁净的纱布包好挤出汁液，然后加入等量的药用酒精和优质蜂蜜，混合调匀，均匀地涂抹于面部、手臂上，20分钟后用清水洗去。

【功效】据说每天早晚涂搽1次，连续1个月左右，可改善皮肤皱纹情况，使皮肤光润而富于弹性。

缩小毛孔——丝瓜汁除油洗液

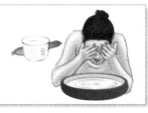

【做法】将丝瓜榨汁，放少许入水中，然后用其洗脸，每天 1～2
次，连续 1 个月。

【功效】可去除肌肤上多余的油脂，使脸部粗大毛孔变得细小平整，
皮肤细腻而有光泽。

山药：红楼美女也用的滋补食品

山药是女性美容不可多得的养颜美容的滋补食品。红楼梦里，就出现过山药制作
的小点心。除此之外，中医认为，山药味甘性平，入脾、肺、肾经，是药疗、食疗的
常用品。《本草纲目》记载山药能"润皮毛"，对滋养皮肤，健美养颜有独特疗效。

另外，山药含有足够的纤维，食用后就会产生饱胀感，从而控制进食欲望，可以
帮助女士们减肥塑身。

下面介绍几道山药食谱。

山药汤圆

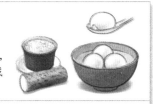

【材料】山药 150 克，糯米粉 500 克，白糖 90 克，胡椒粉适量。

【做法】先将山药洗净，剁成碎末，用碗装好，放锅中隔水蒸熟，
加入白糖、胡椒粉搅匀成馅，备用。将水磨糯米粉揉成面团，做成
汤圆坯子，放入山药馅包成汤圆，煮熟，随量食用。

山药莲藕桂花汤

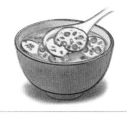

【材料】山药 200 克，莲藕 150 克，桂花 10 克，冰糖 50 克，水
1500 毫升。

【做法】莲藕和山药去皮，然后斜切成薄片；将山药片、莲藕片、
桂花、冰糖一同放入锅中，注入清水，先用大火烧沸，再转为小火
慢慢熬煮 30 分钟即可。

自制山药面膜

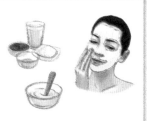

【材料】牛奶 10 克，蛋白 1 个，蜂蜜 5 克，山药粉 10 克。

【做法】将山药粉加入牛奶中调匀，再加入蛋白及蜂蜜充分搅拌均
匀后涂于脸部（眼睛与嘴巴周围除外），停留约 20 分钟后以清水洗
净即可。

【功效】山药主要含有糖、蛋白质、钙、铁、淀粉酶等成分，可改
善肌肤干燥现象，有深层滋养的功效。

香菜：美味、美丽一品行

香菜是不少亚洲人非常喜欢的一种调味蔬菜，很多菜肴由于它的加入而更美味。

香菜不但味道爽口，营养功效也非常显著。中医认为，香菜性温味甘，入肺、胃
经，能健胃消食、发汗透疹、利尿通便、祛风解毒，对麻疹初期透出不畅、食物积滞、
胃口不开也有一定的食疗作用。

香菜中含有许多挥发油，其特殊的香气就是挥发油散发出来的。它能祛除肉类的腥膻味，因此在一些菜肴中加些香菜，能起到除腥膻、增味道的独特功效。香菜提取液具有显著的发汗、清热、透疹的功能，其特殊香味能刺激汗腺分泌，促使机体发汗、透疹。香菜还具有和胃调中的功效，因为香菜辛香升散，能促进胃肠蠕动，具有开胃醒脾的作用。

香菜肉丝

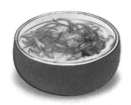

【材料】瘦猪肉 200 克，香菜 300 克，鸡蛋 1 个，淀粉适量，盐 3 克，料酒 5 克，大葱 5 克，姜 5 克，香油 8 克，植物油 15 克。

【做法】将肉洗净，切成丝，加入鸡蛋、淀粉抓匀；将洗净的香菜切成长 3 厘米左右的段；在锅内倒入植物油，油热后放进肉丝翻炒，起锅；锅内留底油，放葱、姜、香菜煸炒后放肉丝，再放盐、料酒迅速炒匀，熟后淋上香油即成。

【功效】美容瘦身。

香菜萝卜汤

【材料】香菜 50 克，胡萝卜 75 克，猪油 35 克，葱、姜末各 3 克，清汤 750 克，盐 5 克，料酒 10 克，味精 3 克，胡椒粉少许，香油 5 克。

【做法】将香菜择洗干净，切成段备用；胡萝卜去皮，洗净后切成丝，用冷水浸泡后捞出沥水。汤锅置火上，放入猪油烧热，用葱姜末炝锅后加清汤烧沸，放入胡萝卜丝和盐、料酒烧熟，再加上香菜段、味精、胡椒粉烧开，装入汤碗淋入香油即可。

【功效】健胃，增进食欲，冬季食用尤为适宜。

芹菜：美丽盛宴就此开始

芹菜中含有丰富的纤维，可以像提纯装置一样，过滤体内的废物。《本草纲目》中说芹菜"旱芹，其性滑利"，就是说芹菜清肝利水，可帮助有毒物质通过尿液排出体外。

对于爱美的女性来说，芹菜更是养颜圣品：

1. 抗衰老

将芹菜的根和叶洗净，切碎，放到锅中，加入少许水煮 15～20 分钟，过滤后用汁液擦洗脸部，每天早晚各擦一次。这有很好的润肤效果，经常使用能有效去除面部皱纹

2. 清洁皮肤

将芹菜洗净切段，放到榨汁机中榨取汁液，在汁液中加入蜂蜜，充分搅拌，每天晚上用其涂抹温水洗净的脸部，第二天早晨洗净即可。这款面膜有很好的清洁肌肤作用，能令容颜清爽嫩滑

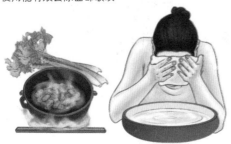

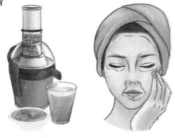

芹菜的食疗功效	
1. 降压	芹菜含酸性的降压成分，有明显降压作用，临床上对于原发性、妊娠性及更年期高血压均有效，所以血压偏高的人不妨常食芹菜。
2. 镇静安神	从芹菜子中分离出的一种碱性成分，对动物有镇静作用，对人体能起安定作用。
3. 防癌抗癌	芹菜是高纤维食物，它经肠内消化作用，会产生一种木质素或肠内脂。这类物质是一种抗氧化剂，浓度高时可抑制肠内细菌产生的致癌物质。它还可以加快粪便在肠内的运转时间，减少致癌物与结肠黏膜的接触，达到预防结肠癌的目的。
4. 养血补虚	芹菜含铁量较高，能补充妇女经血的损失，经常食用能避免皮肤苍白、干燥、面色无华，而且可使目光有神，头发黑亮。

下面介绍几款芹菜食谱。

芹菜粥

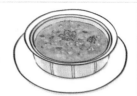

【材料】芹菜 40 克，粳米 50 克。

【做法】把芹菜洗净去根备用；倒入花生油烧热，爆葱，添米、水、盐，煮成粥，再加入芹菜稍煮，用味精调味即可。

【功效】清热利水，可作为高血压、水肿患者的辅助食疗品。

芹菜拌干丝

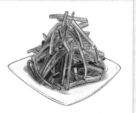

【材料】芹菜 250 克，豆干 300 克。

【做法】芹菜洗净切去根头，切段；豆干切细丝，备用；下锅煸炒姜葱，加盐，倒入豆干丝再炒 5 分钟，再加入芹菜翻炒，味精调水泼入，炒熟起锅即成。

【功效】降压平肝，通便。

如果你实在难以接受芹菜的味道，那还有如下方法来帮你利用它的美容价值。将芹菜的根和叶粉碎，加 2 杯水煮 15 ~ 20 分钟，过滤后备用。早晚各擦一次脸和手。有很好的润肤效果。

莲藕：被列为贡品的养颜尤物

藕在唐代就被列为贡品，唐代著名诗人韩愈曾有"冷比霜雪甘比蜜，一片入口沉疴痊"之赞。

需要提醒大家的是，藕性偏凉，产妇不宜过早食用，一般在产后 1 ~ 2 周后再吃藕可以逐瘀。另外，在烹制莲藕时忌用铁器，以免引起食物发黑。

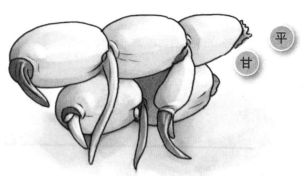

《本草纲目》记载："藕，甘平，主治热渴、散留血、生肌。"现代医学研究发现，莲藕的藕皮破血，藕节止血，藕身养血

山楂炖鲜藕

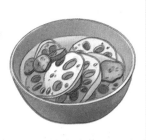

【材料】山楂20克，鲜藕300克，料酒10毫升，精盐3克，葱10克，姜5克，味精2克，植物油15毫升。

【做法】将山楂去皮，去核，切薄片，鲜藕切片，姜切片，葱切段，将山楂、鲜藕、料酒、葱、姜同放锅内；加清水1500毫升，先用武火烧沸，再用文火炖40分钟，加精盐、味精、植物油调味即冬瓜成。

【功效】健脾开胃，清热解暑，减肥美容。

卷心菜：怀孕女性的福星

卷心菜，又名球甘蓝，别名圆白菜或洋白菜，还叫莲花白。《本草纲目》中记载，卷心菜"补骨髓，利五脏六腑，利关节，通经络中结气，明耳目，健人，少睡，益心力，壮筋骨。"中医认为，卷心菜性平、味甘，可入脾经、胃经，有健脾养胃、行气止痛之功，适用于治疗脾胃不和、脘腹胀满或拘急疼痛等症。

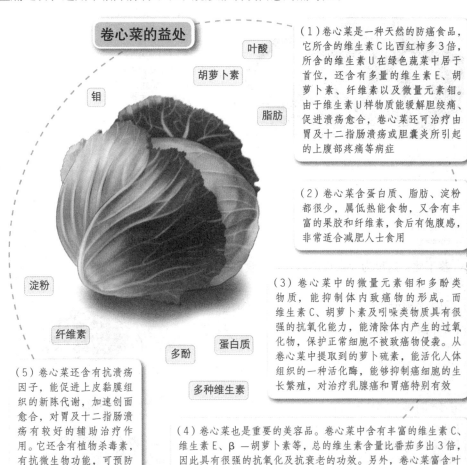

卷心菜的益处

叶酸　胡萝卜素　钼　脂肪　淀粉　纤维素　多酚　蛋白质　多种维生素

（1）卷心菜是一种天然的防癌食品，它所含的维生素C比西红柿多3倍，所含的维生素U在绿色蔬菜中居于首位，还含有多量的维生素E、胡萝卜素、纤维素以及微量元素钼。由于维生素U样物质能缓解胆绞痛、促进溃疡愈合，卷心菜还可治疗由胃及十二指肠溃疡或胆囊炎所引起的上腹部疼痛等病症

（2）卷心菜含蛋白质、脂肪、淀粉都很少，属低热能食物，又含有丰富的果胶和纤维素，食后有饱腹感，非常适合减肥人士食用

（3）卷心菜中的微量元素钼和多酚类物质，能抑制体内致癌物的形成。而维生素C、胡萝卜素及吲哚类物质具有很强的抗氧化能力，能清除体内产生的过氧化物，保护正常细胞不被致癌物侵袭。从卷心菜中提取到的萝卜硫素，能活化人体组织的一种活化酶，能够抑制癌细胞的生长繁殖，对治疗乳腺癌和胃癌特别有效

（4）卷心菜也是重要的美容品。卷心菜中含有丰富的维生素C、维生素E、β—胡萝卜素等，总的维生素含量比番茄多出3倍，因此具有很强的抗氧化及抗衰老的功效。另外，卷心菜富含叶酸，所以，怀孕的妇女及贫血患者应当多吃些卷心菜

（5）卷心菜还含有抗溃疡因子，能促进上皮黏膜组织的新陈代谢，加速创面愈合，对胃及十二指肠溃疡有较好的辅助治疗作用。它还含有植物杀毒素，有抗微生物功能，可预防治疗咽喉疼痛及尿路感染

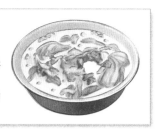

羊肉卷心菜汤

【材料】羊肉、卷心菜、调味品各适量。

【做法】羊肉洗净后切成小块，放入锅中；用清水将羊肉煮熟，然后放入洗净且切碎的卷心菜稍煮即可。

【功效】温中暖胃，适合脾肾阳虚所致的脘腹冷痛且胀满不适、纳差食少等症。

香菇：让女性挺直腰板的养颜食品

香菇，有"蘑菇皇后"的称誉，是人们喜食的一种佳品。香菇的营养成分非常丰富。香菇含有多种营养成分，对人体健美和营养皮肤都十分有益。常食这种高蛋白的食用菌，可源源不断地补充人体组织的"建筑材料"，使皮肤得到营养而滑润细腻，毛发得到营养而乌黑亮泽。

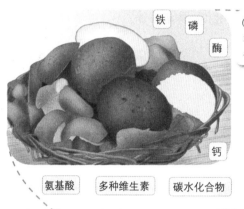

铁　磷　酶　钙　氨基酸　多种维生素　碳水化合物

（1）香菇中所含的微量元素及丰富的维生素 B_2、维生素 D 及维生素 A 原，都是容颜悦色、护发养发的好材料。因此，香菇不愧是美肤佳品

（2）食用香菇可防治脑溢血、动脉硬化、心脏病、肥胖症、糖尿病等病症。香菇性平，味甘。有益气补虚、利肝益胃、健体益智、降脂防癌之功效。更含有丰富的蛋白质、碳水化合物、脂肪、钙、铁、磷以及多种维生素，以及 30 多种酶和十几种氨基酸，对人体健康非常有益

（3）香菇还有一大功效不可不提，那就是防治小儿佝偻。因为香菇中的麦角甾醇，在日光照射下，可以很快地转变为维生素 D，维生素 D 可以防治佝偻，所以成长发育期的孩子，多吃香菇可以保持好的体型。另外，贫血、免疫力低下及年老体弱者食用香菇也很适宜

鉴于此，这里为大家提供两款香菇食谱：

刀豆炒香菇

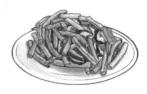

【材料】鲜刀豆 250 克，水发香菇 50 克。

【做法】将刀豆洗净，切段，用温水浸泡香菇，切成丝；将处理好的刀豆和香菇倒入烧热的素油锅内，翻炒至熟，加适量清水、细盐、味精即可。

香菇粥

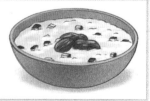

【材料】陈香菇、红枣、冰糖各 40 克，鸡蛋两个。

【做法】将香菇发好后切丁，红枣洗净去核备用；碗中倒入适量清水，加入处理好的香菇、红枣、冰糖，然后打两个鸡蛋在上面，搅拌均匀后蒸熟即可。

莴笋：防止贫血的"千金菜"

莴笋又名莴苣，营养丰富，常吃可以防止贫血，是蔬中美食，古人称之为"千金菜"。

莴笋的药用价值很高。中医认为，莴笋能够利五脏、通血脉；在《本草纲目》中记载，当年李时珍就曾用莴笋加酒煎水服来治疗产后乳汁不通。现代医学表明，莴笋中含有的大量纤维素，能够促进人体的肠壁蠕动，可以治疗便秘；另外，莴笋中还含有铁、钙，儿童经常吃莴笋，对换牙、长牙是很有好处的。还有，在这我要提醒大家注意的就是，在吃莴笋的时候，千万不要扔掉莴笋叶，因为莴笋叶子里的维生素含量要比莴笋茎高出 5 到 6 倍，而其中维生素 C 的含量更是高出 15 倍之多。

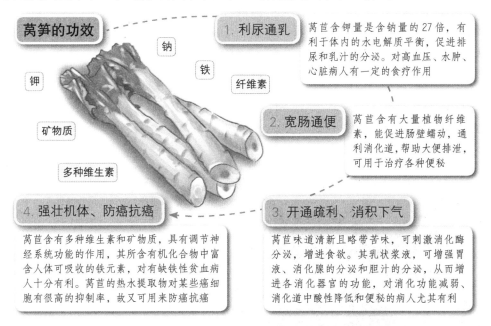

莴笋的功效

钠　铁　纤维素　钾　矿物质　多种维生素

1. 利尿通乳
莴苣含钾量是含钠量的 27 倍，有利于体内的水电解质平衡，促进排尿和乳汁的分泌。对高血压、水肿、心脏病人有一定的食疗作用

2. 宽肠通便
莴苣含有大量植物纤维素，能促进肠壁蠕动，通利消化道，帮助大便排泄，可用于治疗各种便秘

4. 强壮机体、防癌抗癌
莴苣含有多种维生素和矿物质，具有调节神经系统功能的作用，其所含有机化合物中富含人体可吸收的铁元素，对有缺铁性贫血病人十分有利。莴苣的热水提取物对某些癌细胞有很高的抑制率，故又可用来防癌抗癌

3. 开通疏利、消积下气
莴苣味道清新且略带苦味，可刺激消化酶分泌，增进食欲。其乳状浆液，可增强胃液、消化腺的分泌和胆汁的分泌，从而增进各消化器官的功能，对消化功能减弱、消化道中酸性降低和便秘的病人尤其有利

需要注意的是：有眼疾特别是夜盲症的人应少食莴笋；莴苣性寒，产后妇人应慎食。另外，莴苣与蜂蜜不宜同食，否则会导致胃寒，引起消化不良、腹泻。

莴笋香菇

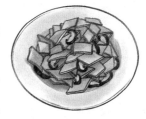

【材料】嫩莴笋 150 克，新鲜香菇 100 克，胡萝卜 10 克，大蒜 10 克，盐 5 克，味精 2 克，白糖 1 克，蚝油 3 克，湿淀粉适量，熟鸡油 1 克。

【做法】嫩莴笋去皮切菱形片，香菇去蒂洗净，胡萝卜去皮切菱形片，大蒜切片；烧锅加水，待水开时，投入鲜香菇，调入蚝油，用小火煨透，倒出待用；另烧锅下油，放入蒜片炝锅，加入莴笋片、胡萝卜片炒至快熟，加入香菇，调入盐、味精、白糖，用中火炒透入味，再用湿淀粉勾芡，淋入熟鸡油即可。

【功效】莴笋含丰富的维生素 E，有延缓皮肤衰老的作用，香菇益气健身，能提高人体免疫力。此菜能软化老化的角质层，改善暴晒引起的皮肤老化。

《本草纲目》——草果部养颜秘方

猕猴桃：美容中的奇果

相传在 2000 多年前，黄山就生长着许多像棠梨一样的野果，黄褐色，果皮上有许多棕色小点，果肉里有密密麻麻的细小种子，果汁甜中带酸，黄山的猕猴很喜欢吃，故称"猕猴桃"。猕猴桃种子虽小，生命力却极强，随猕猴的粪便四处传布，因而五百里黄山猕猴桃牵藤挂蔓，遍地皆是。明代医学家李时珍来黄山考察时，对猕猴桃作了一番研究。他说："其形如梨，其色如桃，而猕猴喜食，故有诸名。"

猕猴桃是一种美容保健水果。其丰富的维生素 C 含量，使很多水果都望尘莫及。曾有皮肤科学家指出，人类是一种不能于体内自行制造维生素 C 的动物。想得到维生素 C 别无他法，只有不断补给，最直接的方法就是食用含有维生素 C 的食物，而猕猴桃应该是你首选的水果。平均 500 克猕猴桃的维生素 C 含量高达 95.7 毫克，而 500 克苹果的维生素 C 含量只有 2.2 毫克。

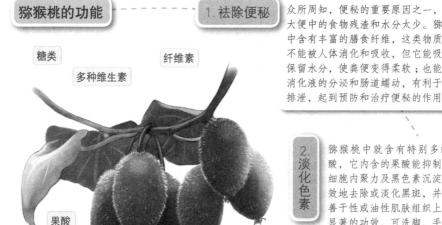

猕猴桃的功能

糖类　纤维素　多种维生素　果酸　酶　类脂　蛋白质　矿物质

1. 祛除便秘 众所周知，便秘的重要原因之一，就是大便中的食物残渣和水分太少。猕猴桃中含有丰富的膳食纤维，这类物质虽然不能被人体消化和吸收，但它能吸收和保留水分，使粪便变得柔软；也能刺激消化液的分泌和肠道蠕动，有利于大便排泄，起到预防和治疗便秘的作用

2. 淡化色素 猕猴桃中就含有特别多的果酸，它内含的果酸能抑制角质细胞内聚力及黑色素沉淀，有效地去除或淡化黑斑，并在改善干性或油性肌肤组织上也有显著的功效，可洗脚、手等身体的各个有皮肤病的部位

3. 减缓衰老 猕猴桃的维生素 C 和维生素 E 具有抗氧化作用，能够抑制体内过氧化脂质的增加。每天吃两个猕猴桃，摄入的维生素 C 是体内所需维生素 C 的两倍。脂溶性的维生素 E 和维生素 C 一样，都是抗氧化、防衰老的主要功臣，维生素 E 还具有抗心脏病的作用

4. 消除抑郁 猕猕猴桃含有大量的天然糖醇类物质肌醇，能有效地调节糖代谢，调节细胞内的激素和神经的传导效应，对防止糖尿病和抑郁症有独特功效

5. 燃烧脂肪 猕猴桃是国际营养学界公认的"脂肪杀手"，水果瘦身风云榜上的佼佼者！中医认为，它是辅治肥胖症的果类。这不仅是因为猕猴桃是一种低脂水果，每 100 克猕猴桃中含糖 11 克，蛋白质 1.1 克，类脂 0.3 克，还因为猕猴桃中丰富的纤维可以增加分解脂肪的速度，避免腿部积聚过多的脂肪

荔枝：杨贵妃的最爱

荔枝，自古就和美人联系在一起，昔日杨贵妃一笑倾城，荔枝的美名从此远播。

苏东坡写诗"日啖荔枝三百颗，不辞长做岭南人"，中国古代四美人之一杨玉环喜爱荔枝，不惜以轻骑千里传送等故事，都令这红艳艳、甜蜜蜜的果实多了几分传奇色彩。

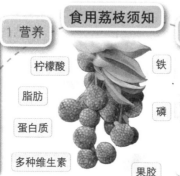

食用荔枝须知

荔枝的营养价值很高，是果中佳品，含有丰富的糖分、蛋白质、多种维生素、脂肪、柠檬酸、磷、铁以及果胶等营养成分。是有益人体健康的水果。属于营养密度高的水果

1. 营养

柠檬酸

脂肪

蛋白质

多种维生素

铁

磷

果胶

2. 功效

荔枝非常适合产后体虚的女性食用，有很好的滋补功效。常食荔枝能补脑健身，开胃益脾，有促进食欲之功效。荔枝拥有丰富的维生素，可促进微细血管的血液循环，防止雀斑的发生，令皮肤更加光滑。荔枝还具有"通神益智"的功能，可以帮助患神经衰弱、失眠健忘的人士远离病痛的困扰

3. 宜忌

①一定要记住，荔枝性热，吃多了容易"上火"，因此每周不可吃3次或3次以上。小孩一定不能多吃荔枝，否则可能会出现流鼻血的症状。对于成人来说，每天吃10粒荔枝便可以满足对维生素的需要，女士每次吃10粒荔枝，能显著改善皮肤状况。正在长青春痘、生疮、患伤风感冒或有急性炎症的人也不适宜吃荔枝，否则会加重病症；身体虚寒、胃寒的人则适宜多吃

②如果不注意，吃荔枝过多，则可能会导致荔枝病。荔枝病通常表现为：头晕心悸、疲乏无力、面色苍白、皮肤湿冷，有些患者还可出现口渴和饥饿感，若只是轻度症状，可以服葡萄糖水或白糖水。喜食荔枝但又怕燥热的人，在吃荔枝的同时，喝些盐水，或用生地煲瘦肉或猪骨汤喝，或与蜜枣一起煲水喝，可以起到预防荔枝病的作用

荔枝小偏方	
1. 治妇女贫血	荔枝干、大枣各7枚，用水煎服，每日1剂。
2. 治妇女血气刺痛	荔枝核15克煅烧存性，与炒香附子30研为末，每次服6克，用盐汤或米汤送服。
3. 治妇女崩漏	荔枝干(连壳)30克，捶破，用水煎服，每日1剂。
4. 治哮喘	荔枝干肉12克，炖服，每日2次。或荔枝树枝90克，用水煎后代茶饮，尤对老年哮喘效果好。
5. 治脾虚泄泻	荔枝干肉15克，大枣3.5枚，用水煎，常服。

蜂蜜荔枝膏

【材料】荔枝1000克，蜂蜜适量。

【做法】取新鲜荔枝榨出果浆，入锅内，加入蜂蜜搅匀，煮熟后置于瓷瓶中，封口1月余，浆蜜结成香膏，放入冰箱中保存。

【功效】益气养阴，通神健脑，适用于贫血、心悸、失眠、口渴、气喘、咳嗽、食欲不振、消化不良、神经衰弱、便秘等病症。健康人食用更能益智健脑、泽肤健美、延年益寿。

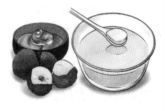

大枣：百果之王

大枣不仅是保健佳品，更是美容养颜的良药。民间谚语中的"要使皮肤好，粥里加红枣"就说明了这一点。

李时珍在《本草纲目》中说：枣味甘、性温，能补中益气、养血生津，用于治疗"脾虚弱、食少便溏、气血亏虚"等疾病。常食大枣可治疗身体虚弱、神经衰弱、脾胃不和、消化不良、劳伤咳嗽、贫血消瘦，养肝防癌功能尤为突出。

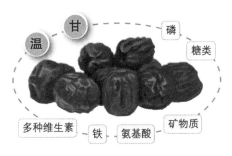

红枣是一种营养佳品，有"百果之王"之美誉。它含有丰富的维生素 A、维生素 B、维生素 C 等人体必需的维生素和 18 种氨基酸、矿物质。红枣中含有的维生素 B，可促进皮下血液循环，使皮肤和毛发光润，面部皱纹平整；所含的维生素 C，是一种活性很强的还原性抗氧化物质，参与体内的生理氧气还原过程，防止黑色素在体内慢性沉淀，可有效地减少色素老年斑的产生。所以，爱美的朋友可以取红枣十粒，粳米适量，同煮成粥，早晚温热饮用，这会让皮肤更加健美

另外，红枣还具有"补血"之效。血液是生命之本，也是女人美丽的根本，所以女人要注意补血，而大枣就是最好的选择。

红枣粥

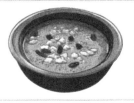

【材料】红枣、糯米（小米）

【做法】取红枣十几枚，洗净，去核；加糯米（小米）100 克，再加入适量清水，煮沸后改用小火煮成粥状，不可加糖。

【功效】养颜调经。

红枣鸡蛋汤

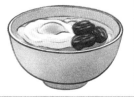

【材料】鸡蛋两个，红枣 60 克，红糖、水适量。

【做法】红枣泡软，去核，放入锅中；锅中加水 500 毫升煮沸 30 分钟；将鸡蛋轻轻打入汤中，勿搅拌，煮熟后加入红糖即成。

【功效】补养气血，美容养颜。

木瓜：选美王国——委内瑞拉美女通用的养颜方

在选美王国委内瑞拉，美女们的肌肤总是那么清新有活力，据专家考证，这皆因她们非常懂得善用营养丰富的热带水果——木瓜来保养肌肤。

那么我们该怎么利用木瓜来美容呢？现在就给大家介绍几种方法。

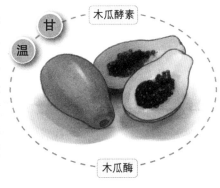

李时珍在《本草纲目》中记载木瓜性温味酸，平肝和胃。现代医学研究证明，木瓜所含的木瓜酵素能促进肌肤代谢，帮助溶解毛孔中堆积的皮脂及老化角质，让肌肤显得更明亮、清新。而木瓜中含有的木瓜酶，能帮助润滑肌肤，尽快排出体内毒素

木瓜牛奶面膜

【材料】木瓜1个，鲜奶2汤匙，蜂蜜2茶匙。

【做法】把木瓜果肉用汤匙挖出，放在碗中，捣成泥状。再慢慢地加入鲜奶和蜂蜜，并均匀搅拌，直至成糊状。洗完脸后，涂于脸上，敷10～15分钟。再用清水洗净即可。

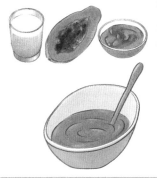

木瓜酸奶面膜

【材料】木瓜1/4个（约60克），酸奶5茶匙（约5克）。

【做法】将木瓜对剖成两半，用匙挖掉木瓜子，放在碗中，捣成泥状，再加入酸奶，并均匀，直至成糊状。洗完脸后，涂于脸上，敷10～15分钟。再用清水洗净即可。

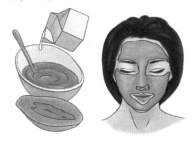

外敷面膜类

内服汤饮类

冰糖炖木瓜

【材料】木瓜1只，姜2片，冰糖适量。

【做法】将木瓜去皮切块，姜2片，冰糖适量，加水适量煲30分钟饮用。

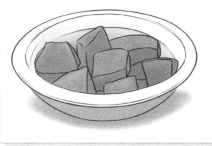

红枣木瓜羹

【材料】木瓜、红枣、蜂蜜、冰糖。

【做法】红枣、莲子加适量冰糖，煮熟待用。将木瓜剖开去籽，放入红枣、莲子、蜂蜜，上笼蒸透即可。

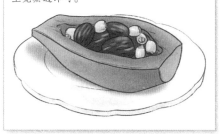

其实，我们在用木瓜美容的时候可以随心所欲，可以直接食用，也可以搭配其他食物一起食用，只要摄入木瓜的精华就可以了，就能达到美容的效果。

莲子：水嫩女人靠内调

莲子，有很好的滋补作用。《本草纲目》中有"莲子性平，味甘、涩；益心补肾、健脾止泻、固精安神"的记载。中医认为，莲子具有养心安神、健脾补肾、固精止遗、涩肠止泻之功效。可以治疗脾虚泄泻、肾亏遗精、妇女崩漏与白带过多、心肾不交之心悸失眠、虚烦消渴及尿血等症。

莲子的保健功效，早就被人们意识到了。民间相传古时有一位夫人，因失眠日久而求治于一个道姑，道姑随手一指水中荷花，称那可治不眠之症。于是，失眠者在荷花中找到莲蓬，剥出莲子食之，终得安睡。《红楼梦》五十二回中提到的建莲红枣汤中的建莲，便是指福建建宁县出产的莲子，在当时是贡品。在挖掘湖南长沙马王堆汉墓时，也发现过用以食用的莲子。

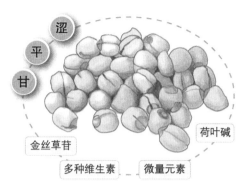

研究证明，莲子除含有多种维生素、微量元素外，还含有荷叶碱、金丝草苷等物质，对治疗神经衰弱、慢性胃炎、消化不良、高血压等病症有效

养颜要从调内开始，下面为大家介绍两款莲子的做法：

莲子薏米羹

【材料】莲子30克，芡实30克，薏仁米50克，桂圆肉10克，蜂蜜适量。

【做法】先将莲子、芡实、薏仁米用清水浸泡30分钟，再将桂圆肉一同放入锅内，加入适量清水，用文火煮至烂熟，加蜂蜜调味食用。

【功效】此羹是较理想的美容药膳，经常食用有消除皱纹、白嫩肌肤的作用。

子粳米粥

【材料】嫩莲子、粳米。

【做法】将嫩莲子泡水待其发胀后，在水中用刷子擦去表层，抽去莲心，冲洗干净后放入锅中，加清水煮得烂熟，备用；将粳米淘洗干净，放入锅中加清水煮成薄粥，粥热后掺入莲子，搅匀，趁热食用。

【功效】健脾补肾。适用于脾虚食少、便溏、乏力、肾虚带下、尿频、遗精、心虚失眠、健忘、心悸等症。可为病后体弱者之保健膳食。

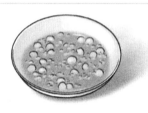

桃花：肤如凝脂你也可以

李时珍在《本草纲目》中记载："服三树桃花尽，面色红润悦泽如桃花。"可见桃花之于女人美容确实功不可没。

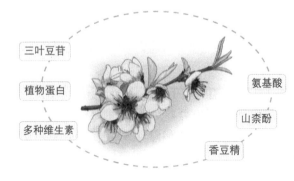

桃花的美容作用，主要是源于花中含有丰富的山柰酚、香豆精、三叶豆苷和维生素等物质，这些物质能疏通脉络、改善血液循环、促进皮肤营养和氧供给，使人体衰老的脂褐质素加快排泄，防止黑色素在皮肤内慢性沉积，迅速恢复和活化肌肤细胞；山桃花中还富含植物蛋白和呈游离状态的氨基酸，容易被皮肤吸收，对防治皮肤干燥、粗糙及皱纹等效果明显，使肌肤细腻娇艳、富有弹性

爱美的女性们可以取桃花粉、白芷粉各适量，调匀后敷于面部，对黄褐斑、黑斑、面色晦暗等面部色素性疾病有较好效果。当然你也可以在洗澡时，在浴缸中撒入50克桃花粉，这可以起到收缩全身皮肤、香身美体的作用。

李时珍在《本草纲目》中又告诫人们："桃花，性走泄下降，利大肠甚快…若久服即耗人阴血，损元气。"所以，欲用内服桃花美容的女性，还要根据自己的身体状况理智选择。

下面介绍两款桃花美容方。

桃花粥

【做法】取桃花（干品）2克，粳米100克，红糖30克。将桃花置于砂锅中，用水浸泡30分钟，加入粳米，文火煨粥，粥成时加入红糖，拌匀。

【功效】此粥既有美容作用，又可以活血化瘀。

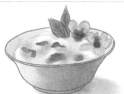

桃花茶

【做法】取桃花（干品）4克，冬瓜仁5克，白杨树皮3克。于每年农历三月初三日采集桃花，晒干，保管。天天取桃花干品与冬瓜仁、白杨树皮置杯中，沸水冲泡，加盖，10分钟后可饮。可重复冲泡3～4次，当茶水饮用，每天一剂。

【适用】有面部黑斑、妊娠色素斑、老的年斑者，以及日照较强地域的皮肤较黑者。孕妇及月经量过多者忌服。

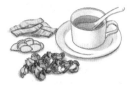

草莓：水果皇后

草莓，在水果中所含肌肤营养素较为丰富，有"水果皇后"之美誉。据测定，草莓所含有的维生素C是梨的9倍、苹果的7倍。草莓营养成分容易被人体消化、吸收，多吃也不会受凉或上火，是老少皆宜的健康食品。

（1）《本草纲目》中说草莓有解暑、清热、生津止渴、消炎、止痛、润肺、助消化等功效。草莓具有去敏增白、降血压、抗衰老的作用，爱美的女性朋友可以用草莓敷面，这可以收到令人满意的效果哦

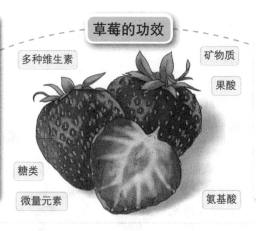

草莓的功效

多种维生素　矿物质　果酸　糖类　微量元素　氨基酸

（2）草莓中的多种果酸、维生素及矿物质等，还可增强皮肤弹性，具有增白和滋润保湿的功效。女性常吃草莓，对皮肤、头发也都有保健作用。草莓还可以减肥，因为它含有一种叫天冬氨酸的物质，可以自然而平缓地除去体内的"矿渣"

（3）草莓比较适合于油性皮肤，具有去油、洁肤的作用，将草莓挤汁可作为美容品敷面。现在的很多清洁和营养面膜中也加入了草莓的成分，适合于任何肤质。经常使用草莓美容，可令皮肤清新、平滑，避免色素沉着。入睡前饮一杯草莓汁还能令神经松弛，治疗失眠的效果不错

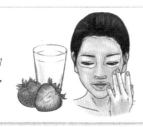

草莓滋润防皱护肤液

【材料】草莓50克，鲜奶1杯。

【做法】将草莓捣碎，用双层纱布过滤，将汁液混入鲜奶；拌均匀后，将草莓奶液涂于皮肤上加以按摩；保留奶液于皮肤上15分钟，以清水清洗干净。

【功效】能滋润、清洁皮肤，更具温和的收敛作用及防皱功能。

菊花：养肝明目非它莫属

菊花，自古就是一种既有观赏价值，又可食用的花卉。《本草纲目》中说菊花"性甘、味寒，具有散风热、平肝明目之功效"。《本草纲目拾遗》也说它能"益血润容"。女性朋友可以用它泡茶饮。

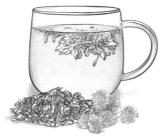

泡饮菊花茶时，最好用透明的玻璃杯，每次放上四五朵，再用沸水冲泡即可。当然你也可以在茶杯中放入几颗冰糖，这样喝起来味道更甘甜

菊花除了可以做成茶外，还可以与猪肝、粳米一起做成美食：

菊花猪肝汤

【材料】猪肝100克，鲜菊花12克，料酒、精盐、油各适量。

【做法】猪肝洗净，去筋膜，切成薄片，用油和料酒腌10分钟。鲜菊花洗净，取花瓣；锅上火，加适量清水，放入菊花瓣煮片刻，再放入猪肝煮20分钟，用精盐调味即可。

【功效】菊花具有散风清热、平肝明目、调理血脉的作用。菊花与猪肝相配成汤菜，有滋养肝血，养颜明目的功效。

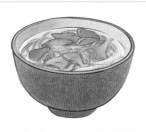

菊花粥

【做法】将菊花去蒂，晒干，研成细粉备用，粳米50～100克煮粥，待粥将成时调入菊花10～15克，再煮一两分钟即可。

【功效】菊花气味清香，凉爽舒适，以粳米为粥，借米谷之性而助药力，久服美容颜体，抗老防衰。

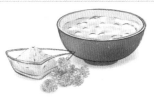

茉莉：总有不易察觉的幽香

茉莉花也是古代常用的美容花，人们常用它的浸液做香水，芬芳宜人。茉莉花能收缩毛孔，清爽肌肤，使肌肤光洁细嫩。当茉莉花开时，摘取没有完全开放的花朵浸入冷水中，密封浸放几日后，兑入少许可食用的纯酒精，每天早晚洗脸后轻轻拍在脸上，即可收到美容效果。

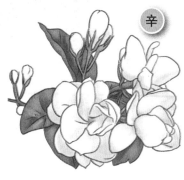

辛

《本草纲目》中记载："花气味辛热，无毒，蒸油取液，作面脂，光泽长发，润燥香肌。"将茉莉花蒸熟，挤出其中的汁液，可代替蔷薇露，用作面脂，润泽皮肤，香留不去，可谓纯天然的高级化妆品

茉莉花的成分和特殊香味对人体内分泌系统有很多调节作用。取茉莉花干 15 克（茉莉鲜花更好）洗净后与豆腐 100 克同煮。先煮豆腐，水沸后下茉莉花、叶，再沸即起锅，不放调料。每日吃一两次，有芳香化湿、解油腻、减肥的功效。茉莉花芳香能化油脂，豆腐能调节老年妇女内分泌，对老年妇女有减肥健美的功效。豆腐含有丰富的钙，还可防治老年妇女因缺钙而发生的骨质疏松症。

有皮肤易过敏情况的姐妹们，吃下面这款茉莉花粥是最适合不过的了。

茉莉花粥

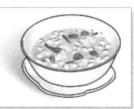

【方法】取干茉莉花 30 克（鲜品 60 克），粳米 50 克，加适量水煮粥，待粥将熟有浮油时离火，一定要趁热喝。

【功效】茉莉花能清虚火，去寒积，抗菌消炎。常喝茉莉花粥，不但可以美容，还可以缓解痛经，因此经期也可以食用。

核桃：美容圣品

中医认为，核桃有"润肌肤、乌须发"的作用。因为"发者血之余"，血旺则发黑，而且核桃中富含多种维生素，可以提高人体皮肤的生理活性，所以对女性而言是美容佳品。

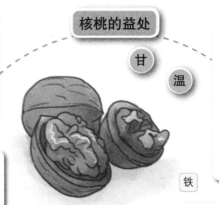

核桃的益处

甘 温

铁

微量元素　氨基酸

多种维生素　脂肪

（1）现代营养学认为，核桃中含有的多种维生素可以提高皮肤的生理活性，平时常喝点容易消化吸收的核桃粥，能让皮肤更加细嫩，面色更加润泽

（2）核桃仁的药用价值很高，中医应用广泛。祖国医学认为核桃仁性温、味甘、无毒，有健胃、补血、润肺、养神等功效。《本草纲目》中记述，核桃仁有"补气养血，润燥化痰，益命门，处三焦，温肺润肠，治虚寒喘咳，腰脚重疼，心腹疝痛，血痢肠风"等功效

（3）核桃最适合脑力工作者，尤其是白领女性吃，因为这部分人往往用脑过度，很耗伤心血，常吃核桃能够补脑，改善脑循环，增强脑力

（4）核桃仁是食疗佳品。无论是配药用，还是单独生吃、水煮、做糖蘸、烧菜，都有补血养气、补肾填精、止咳平喘、润燥通便等良好功效

（5）核桃仁的食法很多，将核桃仁加适量盐水煮，喝水吃渣可治肾虚腰痛、遗精、健忘、耳鸣、尿频等症；核桃与薏仁、栗子等同煮做粥吃，能治尿频、遗精、大便溏泻、五更泻等病症；核桃与芝麻、莲子同做糖蘸，能补心健脑，还能治盗汗；生吃核桃与桂圆肉、山楂，能改善心脏功能；核桃还广泛用于治疗神经衰弱、高血压、冠心病、肺气肿、胃痛等症

（6）核桃仁还是一味乌发养颜、润肤防衰的美容佳品。"发为血之余"，"肾主发"，核桃仁具有强肾养血的作用，所以，久服核桃可以令头发乌黑亮泽，对头发早白、发枯不荣具有良好的疗效。将核桃仁碾碎与黑芝麻糊混合在一起服食，长期坚持可令须发不白，乌黑亮泽。把核桃仁当作零食，每天细嚼慢咽吃上两个，几个月以后也会收到意想不到的美容效果

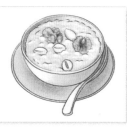

核桃莲子粥

【材料】粳米 50 克，莲子 50 克，核桃仁 50 克。

【做法】将莲子洗净，去心，与粳米一起放入锅内，加水适量，煮粥；将核桃仁切细，在粥将熟时，放入核桃仁，继续用文火煮，粥熟即可，食用时可放适量白糖。

【功效】补肾固精，润肺止咳，养心安神。

当归：女人补血的好材料

现代科学研究显示，当归能有效避免维生素 E 不足的问题，可有效防衰老。此外，当归还有以下众多功效：

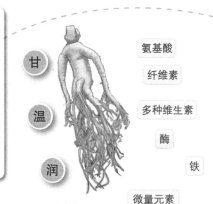

（1）当归甘温质润，为补血要药，可治血虚引起的头昏、眼花、心慌、疲倦、面少血色、脉细无力等。著名的当归补血汤，就由当归和黄芪组成。如果再加入党参、红枣，补养气血的功效更强

甘

温

润

氨基酸

纤维素

多种维生素

酶

铁

微量元素

（2）当归能活血，最宜用于妇女月经不调。由当归与熟地黄、白芍、川芎配伍而成的四物汤，就是妇科调经的基本方。经行腹痛，可加香附、延胡索；经闭不通，可加桃仁、红花

（3）当归也宜用于疼痛病证。因为当归有温通经脉、活血止痛的功效。无论虚寒腹痛，或风湿关节疼痛，或跌打损伤瘀血阻滞疼痛，都可使用当归

（4）当归也常用于痈疽疮疡，因为当归活血化瘀，能消肿止痛，有排脓生肌的功效。治疗疮疡的名方仙方活命饮，就以当归与赤芍、金银花、炮山甲等同用

（5）当归还宜用于血虚肠燥引起的大便秘结，因为当归有养血润肠的功效。当归常与肉苁蓉、生首乌、火麻仁等润肠药配伍同用

既然当归有如此多的美容保健功效，这里就给大家介绍两款当归的食用方法：

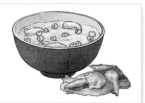

当归荸荠薏米粥

【功效】清热解毒，活血止痛，健脾利湿，适于咽喉肿痛、痰热咳嗽、心烦口渴等症。

【做法】当归切片，入锅煮半小时，去渣后加入荸荠和薏米煮成粥，出锅后加蜂蜜食用。

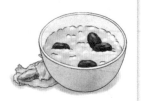

当归米粥

【功效】补血调经，活血止痛，润肠通便。

【做法】取当归 15 克，用温水浸泡片刻，加水 200 毫升，先煎浓汁约 100 毫升，去渣取汁，入粳米 50 克，红枣 5 枚，砂糖适量，再加水 300 毫升左右，煮至米开汤稠。每日早晚餐空腹，温热顿服，10 天为一疗程。

《本草纲目》——兽、禽、虫等部养颜秘方

蜂蜜：甜蜜的关照

蜂蜜，含有大量的纯天然成分，不仅是营养丰富的食品，还是女性的护肤佳品。蜂蜜中所含的营养成分对我们的皮肤非常有益，这些营养成分被皮肤吸收后，会起到滋润、美白、抗老化、祛痘、护唇的作用。此外，蜂蜜对于护理头发和减肥都有帮助。

既然蜂蜜有这么好的养颜作用，当我们的皮肤暗淡、粗糙、没有弹性、长痘痘时，可以试着用蜂蜜来调养皮肤。坚持有效地使用，它就会对皮肤慢慢地起到"内外兼修"的调养效果。

1. 喝蜂蜜水

蜂蜜有很强的抗氧化作用，姐妹们每天早、晚喝一杯蜂蜜水，就可起到增强体质、美容养颜的作用，让你更健康、更美丽。提醒大家，最好是用天然成熟蜂蜜 20～30 克，冲温开水服用

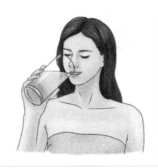

3. 蜂蜜浴

将蜂蜜直接加入温水中，配成 1% 左右的蜂蜜水溶液，用它洗脸或洗澡，特别是进行"蜂蜜浴"，既可以消除疲劳，又可以使皮肤变得光洁润滑。也可以在沐浴前，用蜂蜜涂抹全身，尤其是脚底、膝盖、手肘等部位要多涂一点，10 分钟后，进入浴缸浸泡，然后用香皂洗一遍。洗完澡后，会觉得全身滑腻如凝脂

2. 将蜂蜜涂脸上

蜂蜜涂在脸上可以使蜂蜜中的葡萄糖、果糖、蛋白质、氨基酸、维生素、矿物质等直接作用于表皮和真皮，为细胞提供养分，促使它们分裂、生长。蜂蜜面膜有很多种制作方法，制成的蜂蜜面膜可以将蜂蜜与其他添加物的功能相结合，增强其美容功效

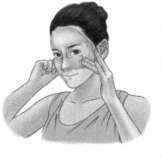

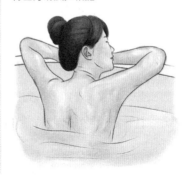

蜂蜜的美容效果很好，而且无毒副作用。女士们要想美容养颜，千万不要把蜂蜜忘到脑后。

鸡蛋：众多美女都推崇的美容妙品

鸡蛋味甘性和，蛋清能滋润、拉紧皮肤；蛋黄可补血，蛋壳捣碎可敷方。李时珍在《本草纲目》中曾这样概括："鸡子白，酒或醋浸，敷疵黯面疱。"

鸡蛋是不错的美容护肤品，很多明星、美女都深受其益。著名影星张曼玉认为，皮肤的好坏除了先天赋予的之外，更重要的在于后天的保养。因此虽然日忙夜忙，她仍花了许多时间护理自己的肌肤。她认为如果皮肤不好，样子再美也不及相貌普通但皮肤白皙嫩滑的人抢镜。在试用了各种各样的皮肤护理方法之后，张曼玉现在推崇的

是自然有效的鸡蛋美容法。

其实，不只是张曼玉，埃及艳后、慈禧太后平时也喜欢用鸡蛋美容。简单的方法每个人都可以效仿，那么一起来吧！

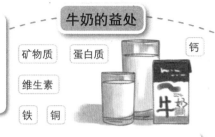

鸡蛋美容小方法

钙　铁　钾
卵磷脂

蛋白质　卵黄素
脂肪　多种维生素

（1）取新鲜鸡蛋一枚，洗净揩干，加入500毫升优质醋中浸泡1个月。蛋壳溶解于醋液中之后，取一小汤匙溶液掺入一杯开水，搅拌后服用，每天一杯。长期服用醋蛋液，能使皮肤光滑细腻，扫除面部所有黑斑

（2）蜂蜜蛋白膜：新鲜鸡蛋一枚，蜂蜜一小汤匙，将两者搅和均匀，临睡前用干净软刷子将此膜涂刷在面部，其间可进行按摩，刺激皮肤细胞，促进血液循环。待风干后，用清水洗净，每周两次为宜。这种面膜还可以用水稀释后搓手，冬季可防治皲裂

（3）杏仁膏：将90克浸水去皮杏仁捣烂如膏，掺入鸡蛋清调匀，每夜涂面，翌日早晨用米泔水洗净

（4）白雪膜：鸡蛋三枚浸入白酒，密封四五日，用来涂面，能使面黑渐白，皱纹减少。但皮肤过敏者慎用

（5）用牛奶掺入鸡蛋清，或配用鸡蛋黄调匀，涂面15分钟，对中性皮肤的保养效果尤佳。只需坚持三个月，你的容颜便会焕然一新

（6）做菜时，将蛋壳内的软薄膜粘贴在面部皱纹处以及脸颊、下巴部位，任其风干后再揭下来，用软海绵擦去油性皮肤的死皮；如果是干性皮肤，应涂些植物油再擦去死皮，最后洗净

（7）为除去面部死皮，打一只鸡蛋加一小匙细盐，用毛巾蘸之在皮肤上来回轻轻擦磨，犹如使用磨砂膏一般。找回美丽，简单而快捷

（8）用蛋黄加入蜂蜜和面粉调成浓浆，均匀涂敷面部，不但能治粉刺，而且可预防秋冬皮肤干燥。如果是油性皮肤，应加入一匙柠檬汁混合搅匀，用棉签涂于脸上，15～20分钟后以温水洗去

牛奶：让欧洲美女趋之若鹜的"护肤品"

牛奶是美容养颜的上品。李时珍对牛奶延缓衰老的作用十分重视，称："清晨能饮一升余，返老还童天地久。"

牛奶的益处

矿物质　蛋白质　钙
维生素
铁　铜

（1）牛奶营养丰富，含有各种蛋白质、维生素、矿物质，特别是含有较多B族维生素，它们能滋润肌肤，使皮肤光滑、白嫩；使头发乌黑，减少脱落，从而起到护肤美容的作用

（3）牛奶含钙丰富，且易被人体吸收，每天从中摄入足够量的钙，可以抑制那种使人发胖的激素的释放，有助于抑制脂肪堆积。此外，喝牛奶易产生饱腹感，有助于抑制食欲、控制食量，对减肥也有利

（2）牛奶中所含的铁、铜和维生素A，有美容养颜作用，可使皮肤保持光滑滋润。牛奶中的乳清对面部皱纹有消除作用。牛奶还能为皮肤提供封闭性油脂，形成薄膜以防皮肤水分蒸发，另外，还能暂时提供水分，所以牛奶、山羊奶及奶制品是天然的护肤品，也是"绿色护肤品"

鸡肉：白领精英的滋补佳品

《本草纲目》禽部，记载了鸡肉的众多疗效。其中提到这样一个方子："脾胃弱乏，人瘦黄瘦。同黄雌鸡肉五两，白面七两，作民馄饨，下五味煮熟，空腹吃。每天一次。"也就是说鸡肉可以温中益气、补精填髓、益五脏、补虚损。中医认为鸡肉可以治疗由身体虚弱引起的乏力、头晕等症状。对于男性来说，由肾精不足所导致的小便频繁、耳聋、精少精冷等症状，也可以通过吃鸡肉得到一定的缓解。

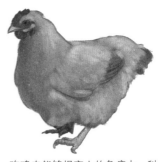

吃鸡肉能够提高人的免疫力。科学研究表明，鸡及其萃取物具有显著提高免疫功能的效果

营养学上一直有"红肉"和"白肉"之分，我们可以简单地从颜色上来区别，所谓"红肉"就是指猪、牛、羊等带血色的肉类；而"白肉"则指的是禽类和海鲜等。鸡肉就是白肉中的代表，具有很好的滋补作用，又比红肉更健康。这种可以培育正气的食物，一些常处于亚健康状态下的人更应该多吃。比如工作强度大、精神长期紧张的都市白领们，多吃鸡肉，可以增强免疫力，减少患病率。

这里介绍一款人参鸡汤，适合气虚、失眠的人群食用。

人参鸡汤

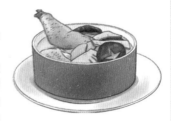

【材料】人参、水发香菇各15克，母鸡1只，火腿、水发玉兰片各10克，精盐、料酒、味精、葱、生姜、鸡汤各适量。

【做法】将母鸡宰杀后，退净毛，取出内脏，放入开水锅里烫一下，用凉水洗净。将火腿、玉兰片、香菇、葱、生姜均切成片。将人参用开水泡开，上蒸笼蒸30分钟，取出。将母鸡洗净，放在盆内，加入人参、火腿、玉兰片、香菇、葱、生姜、精盐、料酒、味精，添入鸡汤淹没过鸡，上笼，在武火上蒸烂熟。将蒸烂熟的鸡放在大碗内。将人参（切碎）、火腿、玉兰片、香菇摆在鸡肉上，除去葱、生姜，将蒸鸡的汤倒在勺里，置火上烧开，撇去沫子，调好口味，浇在鸡肉上即成。

【功效】补气安神。

鸡肉虽然是一种营养佳品，但不是所有人都适合吃鸡肉进补。因为它有丰富的蛋白质，会加重肾脏负担，因此有肾病的人应尽量少吃，尤其是尿毒症患者，应该禁食。

西红柿鸡肉汤

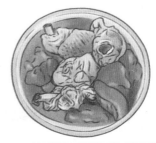

【材料】番茄500克，鸡肉300克，红花10克，莴笋10克，大蒜5克。

【做法】先将300克西红柿切成6块，其余打汁；莴笋择洗干净，切片；大蒜去皮洗净；鸡肉切成块，放进锅内，用6杯水煮滚，去除浮油；将西红柿和汁放入鸡肉锅内，红花同时放入，煮熟后加莴笋、大蒜调味即成。

【功效】此汤具有补血和消除雀斑，活血、止痛、消肿的作用。

羊肉：冬季进补好选择

　　羊肉性温热、补气滋阴、暖中补虚、开胃健力，被称为"人类的保健性功能食品"，也被当作冬季进补的重要食品之一。《本草纲目》认为其为补元阳益血气的温热补品。羊肉含美容必需的维生素 B_1、维生素 B_2，能温补气血，驻颜，悦白皮肤。

　　与其他肉类相比，羊肉具有以下特点：

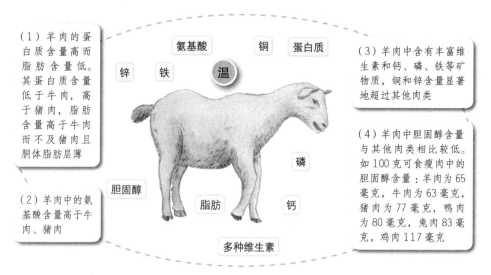

（1）羊肉的蛋白质含量高而脂肪含量低。其蛋白质含量低于牛肉，高于猪肉，脂肪含量高于牛肉而不及猪肉且胴体脂肪层薄

氨基酸　铜　蛋白质

锌　铁　温

（3）羊肉中含有丰富维生素和钙、磷、铁等矿物质，铜和锌含量显著地超过其他肉类

（4）羊肉中胆固醇含量与其他肉类相比较低。如100克可食瘦肉中的胆固醇含量：羊肉为65毫克，牛肉为63毫克，猪肉为77毫克，鸭肉为80毫克，兔肉83毫克，鸡肉117毫克

胆固醇

磷

（2）羊肉中的氨基酸含量高于牛肉、猪肉

脂肪　钙

多种维生素

　　羊肉食法众多，蒸、煮、炒、涮等无一不可。冬季是吃羊肉进补的最佳季节，如果将羊肉与某些药物合并制成药膳，则健身治病的功效更好。

悦白皮肤——美容鸡子羊肉面

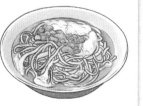

【原料】白面120克，鸡蛋4个，羊肉120克。

【做法】先将羊肉剁细做羹，取鸡蛋清和白面做成面条，加适量的鸡清面条于沸水中，煮面令熟，再加调料及羊肉羹。

调经——羊肉粳米粥

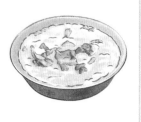

【原料】羊肉150克，粳米100克，生姜5片。

【做法】共煮粥，加油、食盐调味。

驱寒——羊肉山药粥

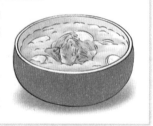

【原料】羊肉250克，鲜山药500克，糯米250克。

【做法】先把羊肉煮烂，再加入山药和糯米，煮成粥。早晚各食1次。

补血——当归生姜羊肉汤

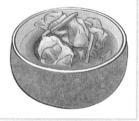

【原料】当归10克，生姜30克，羊肉250克。

【做法】水煎取汁，羊肉炖烂，汤肉同服。

牡蛎：神赐魔食

提到牡蛎，很多人都知道它具有美容保健作用。但是，牡蛎的美容保健作用具体有哪些，可能很多人都说不上来。

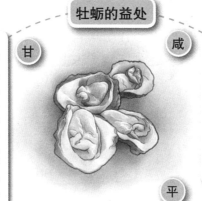

牡蛎的益处

1. 营养丰富

牡蛎为牡蛎科海产品，又名海蛎子、蚝。牡蛎肉富含蛋白质、糖原、牛磺酸、岩藻糖、谷胱氨酸等10种必需氨基酸，及维生素A、维生素B_1、维生素B_2、维生素D、维生素E、锌、铜、铁、钡、锰、镁、钙。牡蛎壳含碳酸钙、磷酸钙、氧化铁、有机质、镁等。用牡蛎制成的油为蚝油，营养非常丰富

2. 功效

《本草纲目》说牡蛎"肉，治虚损，解酒后烦热……滑皮肤"。中医药学认为，牡蛎肉味甘、咸，性平，有调中补虚、除烦化郁、丰肌泽肤、益智镇静等功效；牡蛎壳味咸、涩，微寒，有潜阳平肝、重镇安神、散结软坚、制酸止痛等功用

3. 美肤

（1）牡蛎为营养全面的美肤佳品。牡蛎中的这些营养素如维生素A、维生素E、锌、必需氨基酸等都是美容的物质。而牡蛎中富含的核酸，能延缓皮肤老化，减少皱纹的形成

（2）牡蛎肉鲜味美，营养丰富，且有"细肌肤，美容颜"及降血压和滋阴养血、健身壮体等多种作用，因而被视为美味海珍和保健强身食品。欧洲人称牡蛎是"海洋的玛娜""海洋的牛奶"，古罗马人誉它为"海上美味——圣鱼"，西方称其为"神赐魔食"，日本人则誉牡蛎为"根之源""海洋之超米"，还有"天上地下牡蛎独尊"的等诗句。因此，建议爱美的女士多吃牡蛎

紫薇花牡蛎火腿汤

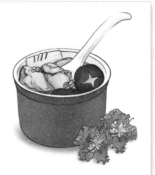

【材料】紫薇花4朵，牡蛎净肉500克，火腿末5克，水发冬菇10克，玉兰片10克，胡椒粉、盐、料酒、酱油、味精、鸡汤、姜片各适量。

【做法】紫薇花去萼和杂质，洗净，切成细丝，牡蛎肉拣洗干净，沥干水分，切碎。火腿肉、玉兰片、冬菇分别洗净，都切成片。将牡蛎、冬菇、玉兰片各用开水焯一下。锅烧热放入鸡汤、料酒、酱油、姜片、盐，大火煮沸，下入火腿、冬菇；玉兰片、牡蛎烧沸，下入味精、紫薇花细丝，调好口味，撒点胡椒粉即成。作佐餐食用。

【功效】滋阴养血止血，健脾开胃解毒。用于虚损、烦热、产后血崩、带下、疮毒、失眠、心悸、健忘等症。

鲫鱼：孕妇生奶养颜好选择

鲫鱼又名鲋鱼，另称喜头，为鲤科动物，产于全国各地。《吕氏春秋》载："鱼火之美者，有洞庭之鲋。"可知鲫鱼自古为人们所崇尚。鲫鱼肉嫩味鲜，尤其适于做汤，具有较强的滋补作用。冬季是吃鲫鱼的最佳季节，自然是看好其温补之功。明代著名的医学家李时珍赞美冬鲫曰："冬月肉厚子多，其味尤美"，民谚也有"冬鲫夏鲤"之说。

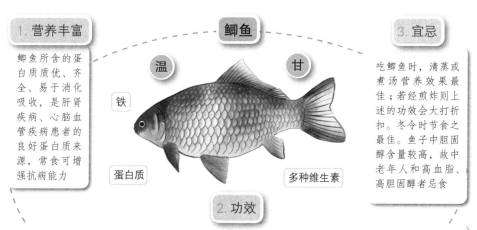

1. 营养丰富

鲫鱼所含的蛋白质质优、齐全、易于消化吸收，是肝肾疾病、心脑血管疾病患者的良好蛋白质来源，常食可增强抗病能力

鲫鱼

温　甘

铁

蛋白质　多种维生素

3. 宜忌

吃鲫鱼时，清蒸或煮汤营养效果最佳；若经煎炸则上述的功效会大打折扣。冬令时节食之最佳。鱼子中胆固醇含量较高，故中老年人和高血脂、高胆固醇者忌食

2. 功效

《本草纲目》中记载：鲫鱼"性温，味甘；健脾利湿、和中开胃、活血通络、温中下气"。鲫鱼对脾胃虚弱、水肿、溃疡、气管炎、哮喘、糖尿病有很好的滋补食疗作用；产后妇女炖食鲫鱼汤，可补虚通乳。先天不足，后天失调，以及手术后、病后体虚形弱者，经常吃一些鲫鱼都很有益。肝炎、肾炎、高血压、心脏病、慢性支气管炎等疾病的患者也可以经常食用鲫鱼，以补营养，增强抗病能力。另外，鲫鱼子能补肝养目，鲫鱼脑有健脑益智的作用

蛋奶鲫鱼汤

【材料】鲫鱼一条，胡椒粒 5 颗，蛋奶（或牛奶）20 克，姜 10 克，葱 10 克，盐适量，鸡精适量。

【做法】将鲫鱼剖腹后，清洗干净待用；把鲫鱼放入成热的油中过油，以去除鲫鱼的腥味。加入适量水和调料，小火清炖 40 分钟，起锅时加入蛋奶。

【功效】健脾利湿，美容除皱。

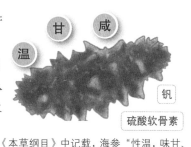

海参：皇家宫廷的御膳

海参又名刺参、海鼠、海瓜，是一种名贵海产动物，因补益作用类似人参而得名。海参肉质软嫩，营养丰富，是典型的高蛋白、低脂肪食物，滋味腴美，风味高雅，是久负盛名的名馔佳肴，是海味"八珍"之一，与燕窝、鲍鱼、鱼翅齐名，在大雅之堂上往往扮演着"压台轴"的角色。

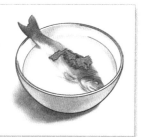

甘　咸

温

钒

硫酸软骨素

中国食用海参有着悠久的历史，有资料记载，早在两千多年前，秦始皇就已食用海参进补养生；明朝时海参进入皇家宫廷的御膳，开国皇帝朱元璋就是位喜食海参的人。

《本草纲目》中记载，海参"性温，味甘、咸；补肾益精、除湿壮阳、养血润燥、通便利尿"。中医认为，海参堪称补肾壮阳之佳品。对男子肾虚引起的羸弱消瘦、梦遗阳痿、小便频数、腰膝酸软、遗精遗尿、性功能减退，经常食用海参，能起到较好的食疗效果

海参的胆固醇含量很少，脂肪含量相对少，是典型的高蛋白、低脂肪、低胆固醇食物，对高血压、冠心病、肝炎等病患者及老年人堪称食疗佳品，常食对治病强身很有益处；海参含有硫酸软骨素，有助于人体生长发

育，能够延缓肌肉衰老，增强机体的免疫力；海参微量元素钒的含量居各种食物之首，可以参与血液中铁的输送，增强造血功能；美国的研究人员从海参中萃取出一种特殊物质——海参毒素，这种化合物能够有效抑制多种霉菌及某些人类癌细胞的生长和转移；经常食用海参对再生障碍性贫血、糖尿病、胃溃疡等均有良效。

要提醒的是：患急性肠炎、菌痢、感冒、咳痰、气喘及大便溏薄、出血兼有瘀滞及湿邪阻滞的人忌食海参。另外，海参不宜与甘草、醋同食。

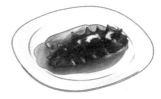

葱烧海参

【材料】大葱白100克，水发海参500克，植物油、酱油、黄酒、白糖、味精、淀粉、各适量。

【做法】将海参洗净，切成两条，下沸水锅中烫透沥干；大葱白切成4厘米长、1厘米宽的段；锅上火烧热，加适量底油，下葱段煸炒出香味至金黄色，烹入黄酒，加酱油、鲜汤、白糖、味精，放入焯过的海参，武火烧沸，除沫，转用文火烧至入味；见汤汁稠浓时，武火勾芡，淋明油，翻炒均匀，出锅装盘上桌即可。

【功效】滋肺补肾，益精壮阳。

猪骨：丰肌养颜效果好

猪骨（包括骨髓）含有大量有防止皮肤老化作用的类黏蛋白、骨胶原、钙、磷、铁等。其护肤、美肤功能比瘦猪肉效果好。

中医药学认为，猪骨汤味甘、咸，性平，有补髓、益血、养阴、丰肌、泽颜等功效。《本草纲目》说猪骨汤："补骨髓，益虚劳，丰肌，泽颜。"《随息居饮食谱》说猪骨髓："甘、咸二平……补髓，养阴，治骨蒸劳热，带浊遗精，宜为衰老之馔。"

在我国民间，有一道美汤——猪骨甲鱼汤，具有滋阴补肾，填精丰肌作用，常食之，有延缓皮肤衰老、丰肌、美肤等功效。

其制法为：取猪脊骨250克，甲鱼1只（以0.5千克者为宜），葱、料酒、生姜、细盐、味精、胡椒面各适量。将甲鱼用开水烫死，揭去鳖甲，去内脏、头爪；将猪脊骨洗净，剁碎，放入碗内，备用。另取砂锅，将甲鱼、猪脊骨一起置于砂锅内，加清水、生姜，葱、胡椒面、细盐，旺火煮沸，撇去浮沫，用文火再炖1小时，加少量味精，吃肉喝汤。

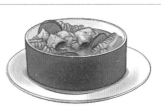

玉米炖猪骨

【材料】猪骨500克，玉米棒150克，胡萝卜100克，生姜10克，红枣10克，盐5克，味精1克，鸡精粉2克，绍酒2克，清汤适量。

【做法】猪骨砍成块，玉米棒切成段，胡萝卜去皮切成块，生姜去皮切片，红枣洗净；锅内加水，待水开时，投入猪骨、胡萝卜，用中火煮透冲净；用瓦煲1个，加入猪骨、胡萝卜、玉米棒、生姜、红枣，注入清汤、绍酒、用小火煲1小时后，去掉姜，调入盐、味精、鸡精粉，再煲20分钟即可。

【功效】滋补肾脏，益脑补精，对肾功能不足引起的体倦力乏、怕冷畏寒等有特效。

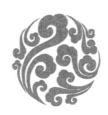